Hausrezepte
gegen alle Krankheiten

Die besten Rezepte aus dem Schatzkästlein unserer Großeltern

von Franziska von Au

Südwest

Hausmittel für die Schönheit 296

Viele Substanzen können Ihrer
Schönheit dienen, wenn Sie sie nur
richtig einsetzen. Das zeigt Ihnen
dieser Überblick.

Bewährte Schönheitsrezepte 310

Hier geht es um die Praxis der
hausgemachten, natürlichen Schönheitspflege – mit Rezepten, die Sie
auf Ihren Hauttyp und Ihre Bedürfnisse abstimmen können.

Großmütter haben meist viel erlebt und wissen sich aufgrund ihrer reichhaltigen Erfahrung in fast jeder Lage selbst zu helfen. Gerade im Bereich der Gesundheit kennen sie heute noch so manche Hausmittel gegen allerlei Beschwerden. Zu ihren Zeiten ging man ja nicht sofort zum Arzt, wenn man sich einmal nicht ganz gesund fühlte. Einen Besuch beim Doktor oder beim Bader, der im dörflichen Leben meist auch die Funktion des Arztes innehatte, konnte sich damals nicht jeder leisten. Deshalb mußte man sich selbst helfen können: bei kleineren Verletzungen genauso wie bei Krankheiten, bei Unpäßlichkeiten ebenso wie beim Zipperlein, das manchen jedes Jahr aufs neue plagte.

Alte Überlieferung

Das Wissen um die Kraft der Pflanzen, um die Wirkung der Heilkräuter und Gewürze lag meist in der Hand der Frauen: Sie waren es ja, die Haus und Hof hüteten, die in der Küche mit Gewürzen und Kräutern hantierten und die ihre geheimnisvollen Rezepte oft seit Jahrhunderten, manchmal schon seit Jahrtausenden bewahrt hatten – bis auf den heutigen Tag.

Nicht nur wir selbst entdecken zunehmend, daß unsere Altvorderen doch eine ganze Menge an Kenntnissen um natürliche Heilweisen hatten; auch die Wissenschaft erkannte in den vergangenen Jahren, daß manches Hausmittel besser, schneller und vor allem schonender auf den menschlichen Körper wirkt als eine »chemische Keule« der Pharmaindustrie.

Zwar überstehen nicht alle Hausmittel unserer Großeltern eine wissenschaftliche Prüfung. Doch selbst wenn die Wirkung eines Rezepts aus Großmutters Tagen einer gründlichen Nachforschung nicht standhält – was macht's, wenn es trotzdem, wider besseres Forscherwissen, hilft? Es mag ja auch Einbildung eine Rolle bei der Heilung mancher Krankheiten spielen. Doch je weiter die Wissenschaft fortschreitet, desto öfter müssen die Forscher zugeben: Es ist durchaus etwas dran an der überraschenden Wirksamkeit alter, überlieferter Hausmittel.

Unsere Großmütter wußten sich mit einfachen Mitteln zu helfen. Sie fanden ihre Arzneien im Garten, auf dem Feld oder im Wald. Sie wußten um die geheimnisvollen Kräfte der Pflanzen, und sie wußten auch, wann und wie man diese Kräfte anzuwenden hatte: ob als Wickel oder Umschlag, als Tee oder Saft, als Gewürz oder Bad. Bewährtes hat sich im Schatzkästlein unserer Großmütter nämlich schon immer erhalten, untaugliche Rezepte dagegen gerieten schnell wieder in Vergessenheit. Der große Erfahrungsschatz unserer Vorfahren findet sich in diesem Buch wieder.

Sie, liebe Leserin, lieber Leser, werden ganz einfache Heilmittel entdecken, die Sie sich ohne größere Zutaten aus den Gewürzen in Ihrer Küche »brauen« können. Für manches Rezept müssen Sie vielleicht in die Apotheke oder ins Reformhaus gehen, um die nötigen Ingredienzen zu finden. Wenn Sie Freude an der Natur haben, machen Sie sich vielleicht die Mühe und sammeln künftig so manches Kraut selbst oder pflanzen es im Garten oder auf dem Balkon an.

Im zweiten Kapitel finden Sie über 150 Heil- und Gewürzpflanzen aufgelistet. Viele davon sind recht einfach selbst zu ziehen; das haben wir jeweils im »Pflanzensteckbrief« vermerkt.

Wenn Sie selbst alte Hausmittel herstellen wollen, müssen Sie Bescheid wissen, wie man sie richtig sammelt, trocknet, aufbewahrt und anwendet. Alles Wissenswerte dazu finden Sie im dritten Kapitel dieses Buches.

Im vierten Kapitel sind Krankheiten und Beschwerden von A bis Z aufgelistet – und dazu jeweils das Hausmittel aus dem alten Rezeptschatz unserer Großeltern.

Bitte bedenken Sie in jedem Fall, daß Hausmittel – so bewährt sie auch sein mögen – bei einer langwierigen oder schwierigen Krankheit den Arzt nicht

zu ersetzen vermögen. Aber wenn Sie einen guten Hausarzt haben, wird er in den allermeisten Fällen Ihr Bestreben unterstützen, den Körper mit möglichst natürlichen Mitteln zu kurieren. Beachten Sie bitte auch ganz genau die vorschriftsmäßige Anwendung jedes Heilmittels, halten Sie sich immer an die Dosierungsangaben. Ein Zuviel der richtigen Heilpflanze oder ihre falsche Anwendung kann nämlich durchaus schädliche Wirkungen hervorrufen.

Manche Beschwerden und Krankheiten müssen aber gar nicht erst auftreten. Man kann ihnen vorbeugen – indem man sich um eine gesunde und natürliche Körperpflege bemüht. Deshalb finden Sie in diesem Buch noch zwei weitere Kapitel, die sich weniger mit Krankheiten und Beschwerden befassen; vielmehr beschäftigen wir uns mit altbewährten Schönheitsmitteln.

Altbewährtes und Überliefertes, Hausmittel und traditionelle Heilpflanzen können uns geheimnisvolle Kräfte erschließen, gerade in unserer allzu technisierten, allzu hektischen, schnelllebigen Zeit. Vielleicht helfen sie uns auch beim Wiederentdecken unseres Körpers und seiner Selbstheilungskräfte – die man mit einfachsten Mitteln unterstützen kann. Dazu möchte dieses Buch ein Anreiz sein, dabei möchte es Hilfestellungen geben.

Wie Hausmittel helfen können

Sicherlich verwenden Sie in der Küche schon Kräuter als Gewürze. Da ist es nur ein kleiner Schritt, bei dem einen oder anderen Gewürzkraut auch an seine heilenden Kräfte zu denken und sie bei den täglichen Speisen gezielt einzusetzen. Auch Tees sind im Haushalt meist eine Selbstverständlichkeit. Damit haben Sie bereits eine große Zahl von Hausmitteln an der Hand. Es gibt auch kompliziertere Methoden, die Kräfte der Natur zu nutzen, in vielfältigen Zubereitungen. Auch über sie sollen Sie hier einiges erfahren.

Safran (siehe Seite 105)

Schnittlauch (siehe Seite 110)

Kamille (siehe Seite 75)

Melisse (siehe Seite 93)

Berberitze (siehe Seite 44)

Schwarzer Senf (siehe Seite 111)

So wirken Heilpflanzen und Gewürze

Früher hat man sich nur auf die Wirkung von Hausmitteln verlassen, ohne lange darüber nachzudenken, worauf die Wirkung von Heil- und Gewürzpflanzen eigentlich beruht.

Man wußte nur: Bestimmte Pflanzen lindern und heilen bestimmte Krankheiten und Beschwerden. Man wußte dies aus Überlieferungen und aus der praktischen Erfahrung.

Moderne Wirkstoffanalysen

Heute dagegen müssen wir uns nicht mehr nur mit den Überlieferungen unserer Großeltern zufriedengeben, heute wissen wir genau, warum Heilpflanzen so wertvolle Arzneimittel sind. Die moderne Wissenschaft hat uns dabei geholfen: Die Inhaltsstoffe jeder einzelnen Pflanze wurden analysiert und auf ihre Wirkung hin überprüft. Dabei sind in den vergangenen Jahrzehnten unendlich viele Stoffe entdeckt worden: wirksame und weniger wirksame, große Mengen und manchmal nur winzige Spuren. Nach und nach konnte man genau feststellen, welche Pflanzen für die Gesundheit des Menschen heilsam und welche eher ungeeignet als Arzneimittel sind.

Doch nicht allein die Menge der Wirkstoffe entscheidet, ob man eine Pflanze zur Heilung einsetzt: Die ganze Pflanze ist dafür wichtig, nicht nur die einzelnen Inhaltsstoffe.

Zusammensetzung aus vielen Stoffen

✳ **Wirkstoffe** der Heilpflanzen nennt man all jene Stoffe, die eine Pflanze während ihres gesamten Wachstums in sich bildet und speichert.

✳ **Indifferente Stoffe** sind dagegen diejenigen, die man für die Heilung und Linderung von Beschwerden und Krankheiten nicht benötigt. Sie sind jedoch trotzdem wichtig – sie steuern oftmals die Wirksamkeit des Heilmittels in der Pflanze. Manchmal beschleunigen sie die Aufnahme des Wirkstoffs im menschlichen Körper, manchmal verlangsamen sie diese auch.

✳ **Bitterstoffe** kommen in vielen Heilpflanzen vor. Sie regen besonders die Magensaftsekretion an und haben darüber hinaus auch eine allgemein kräftigende Wirkung.

✳ **Ätherische Öle** heißen diejenigen pflanzlichen Inhaltsstoffe, die leicht flüchtig sind, die man aber in Wasser kaum oder nur schlecht lösen kann. Ätherische Öle riechen meist sehr stark, überwiegend angenehm. Ätherische Öle kommen praktisch in jeder Pflanze vor – nicht immer jedoch verwendet man sie zur Heilung.

✱ Gerbstoffe nennt man solche Pflanzeninhaltsstoffe, die Eiweißstoffe der Haut und der Schleimhaut binden können. Sie überführen diese in widerstandsfähige, unlösliche Stoffe – und genau darauf beruht auch ihre Heilwirkung: Sie entziehen so den Bakterien, die sich auf Haut oder Schleimhaut befinden, den Nährboden.
Heilpflanzen mit Gerbstoffen verwendet man oft als Gurgelmittel, als Umschlag und als Arznei gegen Durchfälle. Auch für Badezusätze werden sie genommen. Manche dieser Heilpflanzen reizen den Magen, deshalb bereitet man aus ihnen einen Tee auf kaltem Weg, um den Magen nicht unnötig zu beanspruchen.

✱ Kieselsäure nehmen manche Pflanzen über den Boden auf. Der menschliche Körper braucht Kieselsäure vor allem im Bindegewebe, in Haut, Haar und Nägeln.

✱ Schleim nennt man in der Pflanzenkunde die kohlenhydrathaltigen Stoffe, die mit Wasser aufquellen und eine fadenziehende Flüssigkeit bilden. Schleim kommt in vielen Pflanzen vor, aber meist nur in sehr geringen Mengen, die man kaum nutzen kann. Doch Schleim beeinflußt die Wirkung anderer pflanzlicher Wirkstoffe, er mildert bestimmte Reizungen: Vor allem bei Entzündungen der Schleimhäute verwendet man Heilpflanzen, die Schleim enthalten (z. B. Eibisch bei Husten).

✱ Vitamine, Mineralien, Spurenelemente finden sich ebenfalls in allen Pflanzen. Sie sind für den menschlichen Körper unentbehrlich. Mit ihnen kann er Bindegewebe, Knochen und Zähne genauso aufbauen wie Zellstrukturen, körpereigene Enzyme und Hormone. Vitamine, Mineralien und Spurenelemente besorgen auch eine Aktivierung des Stoffwechsels, sie erhalten und beeinflussen den Wasserhaushalt.

Die größtmögliche Wirksamkeit

Wenn man mit Heilpflanzen umzugehen lernt, wie unsere Vorfahren das durch alle Generationen gewohnt waren, so merkt man schnell, daß die heilenden Wirkstoffe in der Pflanze nicht gleichmäßig verteilt sind.
Es gibt Pflanzen, bei denen man sie vor allem in den Blättern und Blüten findet; bei anderen sammelt man Samen und Früchte, bei manchen schält man die Rinde ab oder gräbt die Wur-

zeln aus, um an die heilenden Wirkstoffe zu gelangen. Es kommt auch darauf an, wo die Pflanze steht, zu welcher Jahreszeit man sie erntet und schließlich auch, wie man sie trocknet. Wenn Sie nicht selbst sammeln, sind Sie mit den Heilpflanzen, die Sie in der Apotheke bekommen können, gut bedient: Das sind immer korrekt vorbereitete Arzneipflanzen, die richtig gelagert wurden und die deshalb durch das Trocknen ihre Wirkstoffe nur in äußerst geringem Maße verloren haben.

Zubereitung und Anwendung von Kräutertees

Die meisten Hausmittel nimmt man in Form von Tees zu sich. Das klingt ganz harmlos, doch Kräutertees sind – und das darf man nie vergessen – ein Medikament. Sie entfalten die bestmögliche Wirkung nur, wenn man sie gezielt anwendet und richtig dosiert.

Auch wie man den Tee zubereitet, ist von entscheidender Bedeutung. Viele verschiedene Faktoren sind für die Wirkung des Tees bestimmend:
- Die verwendete Menge (an den Rezepturen sollten Sie auf keinen Fall etwas verändern!)
- Die Wassertemperatur (man kann Tees mit kaltem, warmem, heißem oder kochendem Wasser übergießen)
- Die Dauer des Ziehens (ob nur einige Minuten oder mehrere Stunden)
- Die Art des Teetrinkens (ob heiß, kalt oder warm, ob schluckweise, ob über den Tag verteilt)

All das ist von Wichtigkeit für die Heilwirkung der Kräutertees. Sie sollten sich genau an die Rezepte in Kapitel vier halten, wenn Sie einen guten Erfolg bei Heilung und Linderung von Krankheiten und Beschwerden erzielen wollen.

Kräutertees bekommen Sie in der Apotheke. Wenn Sie selbst Ihre Mischungen zusammenstellen wollen, so halten Sie sich bitte ebenfalls genau an die Angaben der erprobten und fein abgestimmten Rezepturen im vierten Kapitel.

Wichtig für die Heilwirkung ist außerdem, ob Sie den Tee ungesüßt oder gesüßt trinken. Halten Sie sich bitte auch hier an die Angaben, denn das ist oft nicht nur eine Geschmackssache. Erst wenn alles zusammenstimmt, kann ein Kräutertee seine gesamte Heilwirkung entfalten.

Innerliche und äußerliche Anwendung von Kräutertees

Kräutertees für die innerliche Anwendung

werden in den meisten Fällen so zubereitet:

- 2 gehäufte Teelöffel (Einzeltee oder Teemischung) mit 1/4 Liter siedendem Wasser übergießen
- Zugedeckt 10 Minuten ziehen lassen
- Durch ein Sieb abseihen

Man trinkt normalerweise zwei bis drei Tassen schluckweise und nicht allzu warm zwischen den Mahlzeiten. Sie können den Tee in den meisten Fällen mit Honig (nicht mit Zucker oder Süßstoff!) süßen.

✳ ACHTUNG: Wenn Sie Diabetiker sind, dürfen Sie Ihren Tee nicht süßen.

Kräutertees für die äußerliche Anwendung

Ungemischte Tees wendet man an für

Ansteigende Fußbäder

Sie sind ein wichtiges Mittel, um beginnende Erkältungskrankheiten abzuwehren. Ansteigende Fußbäder erwärmen den ganzen Körper und sorgen damit für eine bessere Durchblutung. In eine hohe Fußwanne gibt man zur Teemischung heißes Wasser (zunächst etwa 37 °C), dessen Temperatur man langsam steigert (solange es für den Patienten erträglich ist). Nach etwa 10 bis 15 Minuten beendet man das Fußbad, trocknet die Füße ab und zieht sich warme Socken an.

✳ ACHTUNG: Heiße Fußbäder sind für all jene Patienten verboten, die kranke Venen haben oder unter Herz- und Kreislaufstörungen leiden. Auf jeden Fall den Arzt befragen!

Augenwaschungen

Auch dafür nimmt man natürlich ungesüßten Kräutertee: Man wäscht die Augen mit einem Wattebausch (oder Mulläppchen) aus, das man vorher in Tee getränkt hat. Jedes Auge wird etwa drei Minuten lang behandelt. Man sollte darauf achten, immer von außen nach innen, also von der Schläfe zur Nase hin, zu waschen. Für Augenspülungen kann man in der Apotheke eine Augenbadewanne kaufen. Dafür sollte der Kräutertee allerdings unbedingt gefiltert werden. Die gefilterte Flüssigkeit noch ein zweites Mal kurz aufkochen.

Dampfbäder

Beim Dampfbad läßt man die Dämpfe auf die Haut wirken. Steigen nach kurzer Zeit schon keine Dämpfe mehr auf, muß man den Kräuteransatz noch einmal erhitzen – die gesamte Dauer sollte nicht viel länger als fünf bis zehn Minuten betragen.

Gurgellösungen und Mundspülungen

Dafür verwendet man – natürlich ungesüßten – Kräutertee. Man muß darauf achten, daß man lange genug gurgelt: mindestens eine Minute lang. Mundspülungen sollten fünf Minuten lang durchgeführt werden.

Inhalationen

Dafür braucht man eine kleine Handvoll Teekräuter. Man gibt sie in einen Topf und übergießt sie mit einem halben bis einem Liter siedendem Wasser. Bei der Inhalation beugt man nun den Kopf über den Topf, deckt ein Tuch darüber und atmet die Kräuterdämpfe langsam und tief durch Nase und Mund ein.

Kräutersäckchen

Sie helfen dabei, Geschwüre zu erweichen, zu reifen oder zu zerteilen. Die Wärme einer Kräutersäckchens wirkt außerdem schmerzlindernd. Man sollte es sehr warm oder heiß auflegen (so, wie der Patient es verträgt). Die Teemischung wird für das Kräutersäckchen in einen Leinenbeutel gefüllt, der etwa zehn Minuten in kochendem Wasser liegen muß. Danach einfach nur abtropfen und abkühlen lassen und auf die erkrankte Stelle legen.

Teilbäder

Sie sind meist bei verletzten Gliedmaßen anzuwenden. Die Herstellung ist einfach: Man bereitet einen Tee (35 bis 40 °C) und badet darin die erkrankten Körperteile (etwa zehn Minuten lang). Für einen Liter Bad rechnet man einen Eßlöffel Tee oder Teemischung. Diese übergießt man mit kaltem Wasser, kocht sie auf und läßt sie zehn Minuten ziehen. Danach abseihen und auf die angegebene Temperatur abkühlen lassen.

Umschläge

Feuchte Verbände oder Wundumschläge macht man mit einem Wattebausch oder Mulltupfer. Man tränkt ihn mit dem Kräutertee, drückt ihn leicht aus und legt ihn auf die zu behandelnde Stelle. Der Wundumschlag sollte mehrere Stunden aufliegen, der feuchte Verband lediglich so lange, bis er trocken ist. Man kann ihn allerdings mehrmals mit Tee nachfeuchten.

Vollbäder

Bei Temperaturen zwischen 35 und 38 °C badet man etwa zehn Minuten.

Danach sollte man Bettruhe halten, weil dies die heilende Wirkung des Bades verstärkt.
In der Apotheke bekommen Sie medizinische Badeextrakte auf pflanzlicher Basis.

Waschungen

Sie empfehlen sich vor allem bei Hautunreinheiten. Man taucht ein sauberes Tuch (oder Mulläppchen) in lauwarmen Kräutertee und wäscht dann die Hautstellen mit kreisenden Bewegungen. Will man Krusten aus Blut, Sekreten oder Eiter entfernen, drückt man zunächst ein mit Tee getränktes Mulläppchen auf die verkrusteten Stellen (so heiß wie nur möglich). Erst nach etwa zehn Minuten beginnt man dann mit der Waschung. Die Krusten sind in dieser Zeit normalerweise aufgeweicht und lassen sich schmerzlos abwaschen.

Andere Hausmittel

Innerlich angewendet werden

Ätherische Öle

In der Apotheke oder im Reformhaus kann man ätherische Öle kaufen. Auf der Packung sind die Höhe der Dosis und ihre Anwendungsdauer angegeben.

Geiste

Darunter versteht man die Auflösung ätherischer Öle in Weingeist. Das bekannteste Beispiel dafür ist der Melissengeist, der als probates Hausmittel wohl jedem bekannt ist. Geiste erhält man in Apotheken, im Reformhaus und in Drogerien. Auch hier sind die Höhe der Dosis sowie ihre Anwendungsdauer stets angegeben.
✻ ACHTUNG: In Geisten ist immer Alkohol enthalten!

Homöopathische Hausmittel

Sie sind ebenfalls in der Apotheke zu bekommen. Man kann sie als Streukügelchen (Globuli) oder in Tropfenform erhalten.
✻ ACHTUNG: In homöopathischen Tropfen ist Alkohol enthalten!

Säfte

Es lohnt sich meist nicht, selbst Säfte aus Heilpflanzen herzustellen. Man bekommt sie im Reformhaus, in der Drogerie und in der Apotheke. Frische Fruchtsäfte dagegen kann man leicht selbst zubereiten: Ein Haushaltsentsafter (ob elektrisch oder »von Hand«) ist dabei hilfreich.
✻ ACHTUNG: Auch hier gilt: Gesüßte Fruchtsäfte sind für Diabetiker verboten!

Tropfen und Tinkturen

Einzeln oder gemischt sind diese beiden Darreichungsformen in der Apotheke erhältlich. Auch hier gilt: Die Höhe der Dosis und die Anwendungsdauer sind jeweils angegeben.
✳ ACHTUNG: In Tropfen und Tinkturen ist immer Alkohol enthalten!

Äußerlich angewendet werden neben Tees und Teemischungen auch noch andere pflanzliche Heilmittel. Dazu gehören

Ätherische Öle

Sie eignen sich – äußerlich angewendet – für Dampfbäder, für Einreibungen und für Inhalationen (ausgenommen sind Säuglinge und Kinder unter fünf Jahren). Ätherische Öle bekommt man in Apotheken und Reformhäusern. Die Zubereitung der äußerlichen Anwendung, die Höhe der Dosierung und auch die Anwendungsdauer sind immer angegeben.
✳ ACHTUNG: Auf ätherische Öle reagieren manche Menschen allergisch mit Hautjucken. Dann muß das Öl sofort abgesetzt werden.

Badeextrakte und Badeöle

Man kann aus Heilpflanzen beides herstellen. Badeextrakte wie auch Badeöle eignen sich für alle Arten von Bädern: für Voll-, Teil- und Sitzbäder. Man bekommt sie im Reformhaus oder in der Apotheke, man kann sie aber auch selbst zubereiten. Genaue Rezepturen finden Sie in Kapitel vier. Auch hier gilt: genau auf Dosierung, Badetemperatur und Dauer der Anwendung achten.

Emulsionen und Salben

Sie sind besonders gut für Einreibungen und Auflagen geeignet. Salben und Emulsionen bekommt man in Apotheken und Reformhäusern. Es lohnt sich kaum, sie selbst herzustellen.

Fluide, Geiste und Spiritus

Alle drei sind alkoholische Lösungen mit verschiedenartigen Wirkstoffen. Man verwendet sie für Einreibungen, Auflagen und Umschläge. Fluide, Geiste und Spiritus bekommt man in Apotheken, Reformhäusern und Drogerien. Zubereitung, Höhe der Dosis sowie Anwendungsdauer sind hier ebenfalls genau vorgeschrieben.

Packungen, Umschläge und Wickel

sind beliebte und bewährte Heilmittel unserer Großeltern. Wer kennt nicht den probaten Wadenwickel gegen Fieber oder den Halswickel gegen Husten und Heiserkeit.
Unser Körper hat normalerweise eine Temperatur von etwa 36 °C. Wickel,

die mit Wasser gemacht werden, liegen etwa 10 bis 15 °C darunter und wirken direkt auf die feinen Kapillargefäße und damit auf das Blut, das den entsprechenden Körperteil durchströmt. Durch diese Kühlung der Hautoberfläche erreicht man einen Kältereiz – und damit eine gesteigerte Hautdurchblutung.

Mit der Haut erwärmen sich auch die für den Umschlag oder Wickel verwendeten Tücher – es entsteht eine feuchte Stauwärme. Krankheitserreger und die Fremdstoffe, von denen sich der Körper befreien will, werden durch den Einfluß der feuchten Wärme gelockert und aufgelöst. Durch die Hautporen dringen sie nach außen. Manchmal kann man dann feststellen, daß Wickel beim Abnehmen einen starken Geruch ausströmen, oder daß beim Waschen der Tücher das Wasser trüb wird.

Vor allem Umschläge für einzelne Körperteile werden in kalter oder kühlender Form verwendet.

Anregende Umschläge

- Das Tuch 2-, 4- oder 6fach zusammenfalten
- In kühles (16–22 °C) Wasser eintauchen
- Gut auswringen
- Auf den zu behandelnden Körperteil legen
- Diesen dann mit einem Wolltuch umhüllen

- Liegen lassen, bis der Wickel trocken geworden ist

Kühlende Umschläge

- Das Tuch 4- bis 8mal zusammenfalten, damit genügend Wasser gespeichert werden kann
- Das Tuch in kaltes Wasser (also unter 16 °C) legen
- Dann nicht auswringen, sondern naßfeucht auflegen
- Nicht abdecken
- Ein kalter Wickel sollte möglichst oft erneuert werden

Kühlende Umschläge verwendet man z. B. gegen Nasenbluten. Dabei wird die kalte und nasse Auflage in die Nackengegend gelegt.

Es gibt viele unterschiedliche Packungen und Wickel, die bei verschiedenen Beschwerden sehr wirksam sind.

Armpackungen

Man macht sie bei akuten Krankheiten, z. B. der Lunge, des Brust- und des Rippenfells, der Atmungsorgane. Es muß immer auch das Handgelenk mit eingewickelt werden. Die Armpackung wird in der üblichen Form durchgeführt: zunächst ein feuchtes Tuch, dann ein trockenes, zuletzt ein Wollwickel. Die Armpackung sollte man jede halbe Stunde wechseln.

Beinpackungen

Sie wirken ableitend und werden bei chronischen Leiden (Blutandrang im Kopf, Kopfschmerzen, Schwindel, Hals- und Lungenbeschwerden, Gicht- und rheumatische Beschwerden, Blutstauungen in den Beinen) eingesetzt. Beinpackungen sollte man mit einer Wassertemperatur von 18 bis 20 °C durchführen.

Das ganze Bein wird bis zur Mitte des Oberschenkels eingepackt, die Füße jedoch nicht. Zuerst kommt die feuchte, dann die trockene Unterlage und darüber schließlich die Wollumhüllung. Man hat darauf zu achten, daß immer beide Beine eingepackt werden müssen – wenn nur ein Bein erkrankt ist, muß also auch das gesunde Bein der gleichen Behandlung unterzogen werden.

Fußpackungen

Sie werden bei Gehörstörungen und bei Augen- und Kopfschmerzen (die auf Blutmangel im Gehirn zurückzuführen sind) angelegt.

Man nimmt zur Fußpackung am besten baumwollene, nasse Socken, die man mehr oder weniger stark auswringt und dann anzieht; darüber zieht man noch ein oder zwei weitere Paar wollene Strümpfe. Fußpackungen legt man am besten während der Nacht an. Man kann sie (wenn sie nicht vorher lästig werden) bis zum nächsten Morgen tragen.

Fußwickel

Ungesunde Ablagerungen, besonders im Bereich der Beine, werden durch den Fußwickel ausgeleitet. Sie sollen auch bei Beingeschwüren helfen. Fußwickel kann man kalt oder warm anlegen. Dabei wird ein serviettengroßes Tuch 1- bis 2mal um den Fuß bis zur Höhe des Knöchels gewickelt. Das Tuch sollte sehr feucht sein, jedoch nicht tropfen. Anschließend wird es mit einem wollenen Tuch umhüllt und gut abgedeckt. Fußwickel werden ein bis zwei Stunden am Fuß gelassen.

Halswickel

Man verordnet Halswickel bei Husten und Heiserkeit, bei entzündeten Mandeln sowie Rachen- und Kehlkopfaffektionen.

Für Halswickel faltet man ein Tuch 2-, 4- oder 6mal und taucht es in Wasser von 19 bis 22 °C. Das ausgewrungene Tuch wird um den Hals gelegt, ein trockenes Tuch sowie ein Wollschal kommen darüber.

Handpackungen

Sie haben einen anregenden oder beruhigenden Einfluß und wirken sich besonders auf die Durchblutung aus. Man kann die Handpackung mit der Fußpackung vergleichen. Sie wird ebenfalls warm oder kalt angelegt. Bei einer kalten Packung sollte es jedoch Voraussetzung sein, daß die

Hände warm sind. Sind sie dagegen kalt, wird man immer eine warme Packung anlegen. Auch bei der Handpackung gilt: Immer werden beide Hände eingewickelt, niemals nur eine Hand.

Kopfpackungen

Besonders bei Kopfschmerzen, bei Migräne, bei allen Zuständen, die auf eine krankhafte Verengung der Blutgefäße zurückzuführen sind, ist der Kopfwickel ein leider sehr in Vergessenheit geratenes Hausmittel.
Die Kopfpackung sollte mit einer Wassertemperatur von 18 bis 20 °C durchgeführt werden.
Vor dem Schlafengehen legt man ein nasses, gut ausgewrungenes Handtuch auf Stirn und Kopf und wickelt einen dicken, wollenen Turban darüber. Die Kopfpackung bleibt bis zum nächsten Morgen angelegt.

Schulter- und Brustpackungen

Speziell bei Beschwerden an den inneren Brustorganen (Lunge, Luftröhre, Bronchien) können diese Packungen helfen und lindern.
Zur Schulterpackung wird ein langes, nicht zu nasses Handtuch wie ein Schal über Schultern und über der Brust gekreuzt. Dann legt man die Brustpackung (18 bis 20 °C Wassertemperatur) an. Die Schalenden des Schulterwickels reichen dabei unter

den Brustwickel. Es gilt die übliche Regel: feuchter Unterwickel, trockener Leibwickel und Wollabdeckung. Bei dieser Packung sind Bettruhe und eine gute Zudecke besonders wichtig. Nach etwa einer Stunde kann man den Schulter- und Brustwickel abnehmen, sollte aber noch mindestens eine Stunde Bettruhe folgen lassen.

Wadenwickel

Er hilft ganz besonders gut bei fieberhaften Zuständen und dient zur Ableitung von übermäßigem Fieber. Beim Wadenwickel wird nur die Wade eingepackt, der Fuß bleibt frei. Das Wasser für den Wickel sollte 18 bis 20 °C haben.
Beim Wadenwickel ist es wichtig, daß die Füße warm bleiben; deshalb sollte man warme Socken anziehen oder eine Wärmflasche unter die Füße legen. Besonders gut hilft ein Wadenwickel, wenn er zusammen mit einer Brust- oder Halspackung – und dann über Nacht – gemacht wird.
✳ ACHTUNG: Fieberstillende Wickel und Packungen sollte man nicht mit allzu kaltem Wasser anlegen. Bei fieberhaften Schüben und einer zu kalten Ganzpackung etwa kann es zu erheblichen Kreislaufbeschwerden kommen. Je höher das Fieber ist, je empfindlicher und erregter der Patient ist, desto höher sollte das Wasser temperiert sein.

Man kann Wickel natürlich nicht nur mit Wasser machen, sondern dafür bestimmte Pflanzen verwenden – Pflanzen, die wir aus der Küche gut kennen und die unsere Großmütter als ganz natürliche Heilmittel ansahen.

Kartoffelpackungen

bereitete man für entzündete Hautstellen und schlecht heilende Wunden und wandte sie bei Gelenkrheumatismus, Geschwülsten und Quetschungen an.
Je nach Größe des zu behandelnden Gebiets nimmt man bis zu 250 Gramm gewaschene und geschälte Kartoffeln, kocht sie und rührt sie danach zu Mus. Diesen Brei streicht man auf eine Leinen- oder Mullunterlage und legt sie dann so heiß wie nur möglich auf die kranke Körperstelle. Anschließend sollte man die behandelte Hautpartie gut mit Johannisöl abreiben und abdecken.

Kohlwickel

setzte man überall dort ein, wo die Durchblutung gestört war: bei schlecht durchbluteten Beinen, bei Geschwüren, bei rheumatischen Gelenkerkrankungen, aber auch bei Schmerzen im Bereich der Lendenwirbelsäule (Hexenschuß).
Verwenden kann man für den Kohlwickel alle Kohlarten, besonders gut ist jedoch der Weißkohl. Dieser läßt

sich wegen seiner großen und festen Blätter auch besonders leicht zur Herstellung der Wickel verwenden.
Die dicken Blätter werden abgenommen und gewaschen. Man entfernt die harten Rippen und walzt das Blatt mit einer Nudelrolle suppig (ohne daß jedoch seine Struktur zerstört wird). Diese feuchten Blätter legt man dann jeweils auf Gelenke, Beine, Brust, Bauch oder Schulter oder auf die Lendenwirbelsäule und fixiert sie mit einem Verband.
Am besten macht man Kohlwickel abends vor dem Zubettgehen und beläßt sie über Nacht am Körper.

Leinsamenumschläge

verwendeten unsere Großmütter bei Entzündungen aller Art, bei Furunkeln, Eiterherden und ganz allgemein zur Schmerzstillung.
Gemahlenen Leinsamen gibt man in einen Beutel aus Gaze, der groß genug ist, um die entzündete Fläche zu bedecken. Der Stoffsack wird in Wasser aufgekocht. Dann legt man ihn so heiß wie möglich auf die betreffende Stelle, bis er abgekühlt ist. Danach wird er entfernt, die Stelle wird aber weiterhin warm gehalten.

Milchwickel

Dieses Rezept stammt aus Rußland. Dort wird es gezielt bei einem bestimmten Krankheitsbild eingesetzt:

Es soll bei Entzündungen der Gallenblase helfen.

Ein Tuch (groß genug, um den Raum zwischen Brustbein und rechter Körperhälfte zu bedecken) wird in frische, kalte Milch getaucht. Es soll gut feucht sein, aber nicht tropfen. Dieses Tuch wird dann so auf den rechten Rippenbogen gelegt, daß dieser etwa zwei Zentimeter überlappt wird. Der Milchwickel wird erneuert, wenn er warm geworden ist.

Senfwickel

Bei Bronchialkatarrh, bei Erkältungskrankheiten, Lungenentzündungen und Lungenstauungen, bei Kreislaufstörungen oder bei Zuständen von Atemnot empfahlen unsere Großmütter einen Senfwickel.

Er wird auf Rücken oder Brust aufgelegt. Man nimmt gemahlene Senfkörner und rührt sie mit lauwarmem Wasser an. Diesen Brei streicht man direkt auf die Haut und deckt ihn dann mit einem Handtuch und dieses wiederum mit einem Wolltuch ab. Der Wickel bleibt so lange auf der Haut, bis eine leichte Rötung entsteht (etwa fünf bis zehn Minuten).

✷ ACHTUNG: Empfindliche Menschen können von einem Senfwickel Bläschen bekommen. Auf jeden Fall müssen Sie die Haut nach dem Wickel mit kaltem Wasser abwaschen. Danach sollten Sie sofort warme Kleidung anziehen oder den Körper gut abdecken.

Man kann dem Senfwickel ein Drittel Leinsamenmehl beifügen, dann wirkt er nicht so stark.

Zwiebelwickel

Bei allen entzündlichen Zuständen (außer Nierenentzündungen und Zuckerkrankheit) wandten unsere Großmütter häufig den Zwiebelwickel an. Er soll auch gegen Bronchialkatarrh, chronischen Husten, Lungenentzündung, Blasenentzündungen, Ohrenentzündungen sowie gegen Stirnhöhlen- und Nasennebenhöhlenkatarrh helfen.

Für diesen Wickel schneidet man frische Zwiebeln in dünne Scheiben und legt sie in ein Säckchen aus porösem Stoff (z. B. Gaze). Über einem Wasserbad wird es stark erhitzt; das Säckchen sollte aber zum Erhitzen nur über dem Topf hängen und nicht mit Wasser in Berührung kommen. Das erhitzte Zwiebelsäckchen legt man sofort auf die entzündete Stelle und deckt sie mit einem Wolltuch gut ab. Damit es nicht verrutscht, sollte man es mit Verbandmull oder Binden fixieren.

Zwiebelwickel sind besonders empfehlenswert, wenn man erst im Anfangsstadium einer Krankheit ist, denn sie ziehen Giftstoffe aus dem Körper heraus. Der Zwiebelwickel wird etwa 15 bis 20 Minuten angelegt. Wenn die Zwiebeln kalt geworden sind, wird er abgenommen.

Heilende Kräuter und Gewürze von A bis Z

Das Wissen über die Kräuter in unseren Wiesen und Gärten ist heute gar nicht mehr so selbstverständlich. Früher kannten die Menschen all ihre Namen und wußten oft geheimnisvolle Geschichten über die Pflanzen. Sie wußten auch, wo die Heilkräfte in den einzelnen Kräutern zu finden waren, ob in Kraut und Blättern, Wurzeln oder Blüten.

Erdrauch (siehe Seite 57)

Odermennig (siehe Seite 95)

Bibernelle (siehe Seite 45)

Hauhechel (siehe Seite 67)

Huflattich (siehe Seite 72)

Römische Kamille (siehe Seite 102)

Grüne Apotheke

»Grüne Apotheke« – das hat nichts mit Politik zu tun, sondern so nennt man Küchenkräuter und Gewürze.

Die »Küchenmedizin« ist eine sehr alte Wissenschaft. Wissenschaftler meinen, daß schon der Urmensch mit Kräutern hantiert hat. Die Erkenntnisse wurden von Generation zu Generation weitergereicht – bis in unsere moderne Zeit. Für viele Jahre allerdings sind sie beinahe in Vergessenheit geraten und wurden nur im geheimen weitergegeben. Das Wissen um die Heilkraft der Küchenkräuter wurde bei staatlicher und kirchlicher Obrigkeit mit Mißtrauen betrachtet: Die weisen Frauen im Mittelalter wurden wegen ihrer Kenntnisse auf diesem Gebiet verfolgt und als Hexen verbrannt.

Küchenkräuter verleihen unserem Essen nicht nur Geschmack; sie sorgen auch dafür, daß wir gesund bleiben (oder werden).
Wer mit Kräutern kocht, kann Salz sparen. Denn sie unterstützen den Eigengeschmack der Speisen, ohne ihn gravierend zu verändern.

- Sie sollten – wenn möglich – immer frische Kräuter verwenden. Am besten aus »eigener Zucht«.

Besser als getrocknete Kräuter sind auf jeden Fall solche aus der Tiefkühltruhe.

- Frische Kräuter halten sich im Kühlschrank zwei bis drei Tage. Dazu einfach waschen, trockenschütteln und die Blättchen locker in einen Frischhaltebeutel geben. Gut verschließen und dann ins Gemüsefach legen.
- Wenn Sie selbst einfrieren, nehmen Sie gehackte Kräuter, füllen diese in den Eiswürfelbehälter, geben etwas kaltes Wasser oder kalte Brühe hinzu und frieren sie dann ein. So haben Sie immer passende Portionen parat.
- Kräuter werden stets mit einem scharfen Messer zerkleinert und sofort zu den Speisen gegeben. Meist kocht man sie nicht mit, denn sie enthalten viel Vitamin C – und das ist bekanntlich hitzeempfindlich. Auch die ätherischen Öle, die in Gewürzkräutern enthalten sind, verfliegen beim Kochen.

Eine kleine Übersicht zeigt Ihnen, welche Kräuter wofür gut sind (eine ausführliche Tabelle finden Sie weiter unten):

- Basilikum ist appetitanregend, magenberuhigend, fördert Verdauung und Stoffwechsel.
- Bohnenkraut hilft bei Magen- und

Darmverstimmung und ist verdauungsfördernd.
- Borretsch wirkt antidepressiv, ist blutreinigend und gut für den Stoffwechsel.
- Kresse stärkt den Magen, regt Galle, Nieren und Leber an und wirkt Blutarmut und Arteriosklerose entgegen.
- Dill hilft bei Blähungen und ist ein gutes Nervenmittel; es soll auch gegen Schlafstörungen wirken.
- Estragon gilt als appetitanregend, magenberuhigend, entkrampfend und entwässernd.
- Kerbel wirkt blutbildend, blutreinigend, stoffwechselfördernd und entwässernd.
- Majoran ist appetitanregend, beruhigend und kurbelt den Fettabbau an. Er macht fette Mahlzeiten leichter verdaulich.
- Petersilie ist ein Allroundgewürz. Sie wirkt stark entwässernd.
- Pfefferminze ist erfrischend-kühlend und magenberuhigend; es lindert Kopfweh.
- Pimpernell hilft bei Erkältungen und regt Galle, Leber und Nieren an.
- Rosmarin ist beruhigend, lindert Kopfweh, stärkt Herz und Kreislauf und die Nerven.
- Salbei ist entzündungshemmend, verdauungsfördernd und magenberuhigend.
- Schnittlauch wirkt harntreibend und fördert die Verdauung.
- Thymian ist beruhigend, entwässernd, fiebersenkend und macht

Fettes bekömmlicher. Er fördert die Verdauung.
- Zitronenmelisse – so wird die Melisse auch oft genannt – ist belebend, entspannend, appetitanregend und magenberuhigend.

Küchenkräuter kauft man heute meist getrocknet im Supermarkt. Sie sollten jedoch – wenn Sie auch nur ein bißchen Spaß am Gärtnern haben – Ihre eigenen Kräuter auf der Fensterbank, auf dem Balkon oder im Garten ziehen. Das ist wirklich keine Kunst – und Sie haben zum Kochen ständig frischen Nachschub.
Außerdem haben Sie dann immer auch das passende »Kräutlein« parat, wenn Sie selbst oder ein Familienmitglied sich nicht wohl fühlen, wenn jemand unter bestimmten Beschwerden leidet. Denn Gewürze und Kräuter helfen bei vielerlei Problemen:

- Sie sind appetitanregend
- Sie machen manches bekömmlicher
- Sie regen die Verdauung an
- Sie unterstützen den Kreislauf
- Sie wirken gegen zu hohen Blutdruck
- Sie beugen Arteriosklerose vor
- Sie erleichtern die Atmung
- Sie lindern (durch Einreibungen) rheumatische und neuralgische Schmerzen
- Sie beruhigen, entspannen oder regen an
- Sie pflegen unseren Körper

Kräuter selbst ziehen

Viele Kräuter und Gewürze können Sie auf dem Balkon oder sogar auf der Fensterbank in der Küche selbst ziehen. Schauen Sie sich im Frühjahr einmal in einer Gärtnerei um und lassen Sie sich dort beraten, welche Gewürze sich am besten für Balkon und Küche eignen. Pflanzen Sie stets jedes Gewürz in ein eigenes Tontöpfchen. Man kann diese dann in einen größeren Behälter stellen und so »gesammelt« alles zur Hand haben. Der Vorteil: So fällt es leichter, einzelne Sorten auszutauschen oder nach der Ernte zu ersetzen, wenn es sich um einjährige Pflanzen handelt. Beachten Sie, daß Ihre Gewürzpflanzen Licht und Luft brauchen: Wer eine dunkle Küche ohne Fenster und Durchzug hat, sollte auf die Fensterbank im Wohnzimmer oder auf den Balkon ausweichen.

Heil- und Gewürzkräuter benötigen genausoviel Pflege wie jede andere Pflanze:

• Sie müssen regelmäßig gegossen werden, dürfen aber ihre Wurzeln nicht in Staunässe haben
• Sie brauchen Licht, vertragen aber in manchen Fällen keine pralle Sonne

Und: Hin und wieder sollte man sie – vor allem wenn es sich um mehrjährige Pflanzen handelt – düngen. Natürlich nicht mit Kunstdünger, sondern mit organischen Düngestoffen wie z. B. Brennesseljauche. Hier gilt: wenig düngen, sonst »schießen« die Kräuter und enthalten kaum mehr Heilkräfte.

Wer einen Garten hat, kann sich für seine »Kräuterabteilung« sicher mehr Platz nehmen. Dann liegt es selbstverständlich auch nahe, nicht nur für den ständigen Gebrauch in der Küche anzupflanzen, sondern Kräuter richtig zu ernten und sie dann zu trocknen bzw. sie einzufrieren. Wer es sich etwas einfacher machen will (oder nicht viel vom Gärtnern versteht), kann selbstverständlich Jungpflanzen kaufen. Sie werden dann ins Beet eingesetzt. Wer dagegen einen »grünen Daumen« hat, kann sich selbst an die Aufzucht wagen: Manche Sorten werden im Frühbeet vorgezogen, andere sät man ab April/Mai direkt ins Freie. Auch hier erkundigen Sie sich am besten beim Gärtner, welche Sorten sich wofür eignen.

Gegen Schädlinge gehen Sie natürlich nicht mit der Giftspritze vor. Wer Kräuter im Garten und auf dem Balkon hat, wird sich ohnehin kaum mit Schädlingen herumschlagen müssen. Denn gegen vieles – sogar gegen Krankheiten – sind Kräuter gewachsen. Probieren Sie es selbst aus:

• Lavendel, Feldsalat, Rainfarn helfen gegen Ameisen.
• Kapuzinerkresse hilft gegen Blattläuse.
• Rainfarn hilft gegen Blattwespen.

- Wermut, Pfefferminze, Zwiebeln, Knoblauch und Salat helfen gegen Erdflöhe.
- Pfefferminze, Salbei, Tomaten, Thymian und Beifuß helfen gegen Kohlweißlinge.
- Knoblauch, Kaiserkrone, Hundszunge und Steinklee helfen gegen Mäuse.
- Knoblauch, Schnittlauch und Basilikum helfen gegen Mehltau.
- Zwiebeln und Salbei helfen gegen Möhrenfliegen.
- Himbeeren helfen gegen Milben.

- Schnittlauch und Zinnkraut helfen gegen Pilzkrankheiten.
- Zwiebelgewächse helfen gegen Schimmel.

In der Küche sollten Sie, wenn möglich, immer frische Kräuter gebrauchen. Am besten eben aus »eigener Zucht«. Doch auch wenn Sie Ihre Kräuter selbst ziehen, werden Sie Kräuter trocknen oder einfrieren müssen, um sie immer verfügbar zu haben. Besser als getrocknete Kräuter sind auf jeden Fall solche aus der Tiefkühltruhe.

Unsere Tabelle zeigt Ihnen an, welche Kräuter wofür gut sind und wie man sie am besten im Garten oder auf dem Balkon zieht:

Name	Wirkung	Extrainfo	Anbau
Anis *(Pimpinella anisum)*	Gegen Schlaflosigkeit und gegen Blähungen; außerdem gegen Husten	Kann man in süßen und pikanten Speisen verwenden	Einjährige Pflanze (Doldenblütler). Steht gerne warm und sonnig. Kalkhaltiger Boden, nur wenig düngen
Baldrian *(Valeriana officinalis)*	Beruhigend. Verstärkt aber auch die Sinneseindrücke	Wer Baldrian als Mittel vor Prüfungen etc. anwenden will, muß die Wirkung auf den Organismus unbedingt vor dem »Ernstfall« probieren: Es kann zu Rauschzuständen kommen	Baldriangewächs und ausdauernde Pflanze. Idealer Standort: neben dem Gartenteich oder an anderen feuchten Stellen, im Halbschatten oder in der Sonne

Name	Wirkung	Extrainfo	Anbau
Barbarakraut *(Barbarea officinalis)*	Zur Vorbeugung gegen Erkältungen	Enthält viel Vitamin C; man verwendet das frische Kraut. Wird auch Winterkresse genannt, denn man kann sie im August aussäen und im Dezember ernten	Kreuzblütler; Aussaat im Frühling oder August im lockeren, nahrhaften Gartenboden
Basilikum *(Ocimum basilicum)*	Appetitanregend, magenberuhigend, fördert Verdauung und Stoffwechsel	Empfindlich! Blättchen erst kurz vor Gebrauch zupfen. Nicht mitkochen, nur erwärmen!	Lippenblütler, einjährige Pflanze. Sehr kälteempfindlich, deshalb an geschütztem Standort ziehen. Leichter Gartenboden oder im Topf auf der südlichen Fensterbank
Beifuß *(Artemisia vulgaris)*	Magenstärkend und galleanregend	Kann Allergien auslösen! Beifuß wird stets mitgekocht	Korbblütler, ausdauernde Pflanze. Liebt sonnige, trockene Plätze
Bohnenkraut *(Satureia hortensis)*	Bei Magen- und Darmverstimmung; verdauungsfördernd	Läßt sich gut trocknen. Gegen unreine Haut: 1 EL Kraut auf 1/4 l heißes Wasser, ziehen lassen, auf Kompressen träufeln und Haut damit betupfen	Lippenblütler, einjährige Pflanze. Braucht lockeren, warmen Boden, viel Sonne und wenig Wasser

Name	Wirkung	Extrainfo	Anbau
Borretsch *(Borrago officinalis)*	Antidepressiv; blut-reinigend, gut für den Stoffwechsel	Nicht mitkochen, nur kurz erwärmen; kann in Essig oder Öl eingelegt wer-den	Rauhblattgewächs, einjährige Pflanze. Braucht durchlässi-gen, nahrhaften Boden, viel Wasser und Sonne. Borretsch vermehrt sich nach einmali-ger Aussaat im Garten selbst
Brennessel *(Urtica dioica)*	Harntreibend, blut-reinigend	Kleingewiegte Blät-ter, ins Tierfutter gemischt, sorgen für glänzendes Fell bei Hund und Katze	Wächst praktisch überall im Garten; man sollte neben dem Kompost stets ein paar Pflanzen dulden
Brunnenkresse *(Nasturtium officinale)*	Stärkt den Magen, regt Galle, Nieren und Leber an; ge-gen Blutarmut und Arteriosklerose	Frischer Saft soll gegen Pickel hel-fen. Gegen Alters-flecken: Saft mit Honig mischen, auf-tragen, 1 Stunde einwirken lassen	Kreuzblütler, aus-dauernde Pflanze. Braucht sehr nasse, kalkreiche Erde. Gut im Topf oder Con-tainer zu ziehen
Dill *(Anethum graveolens)*	Gegen Blähungen; gutes Nervenmittel, gegen Schlafstörun-gen	Nie mitkochen! Roh gekaut hilft Dill gegen Knoblauch-atem. Gut einzufrie-ren	Doldenblütler, ein-jährige Pflanze. Feucht halten, aber sonniger Standplatz in lockerem Boden. Besonders gut zur Mischkultur mit Zwiebeln, Gurken oder Salat geeig-net

Name	Wirkung	Extrainfo	Anbau
Dost *(Origanum vulgare)*	Gegen Blähungen, Durchfall, aber auch zur Vorbeugung von Erkältungskrankheiten	Frisch oder getrocknet zu verwenden. Bei Erkältung: 100 g getrockneten Oregano mit 1 l Wasser aufkochen, 15 Minuten ziehen lassen, dann dem Badewasser zugeben	Lippenblütler, ausdauernde Pflanze. Warm und sonnig
Estragon *(Artemisia dracunculus)*	Appetitanregend, magenberuhigend, entkrampfend, entwässernd	Immer frisch verwenden, welkt schnell. Stiele mitkochen, Blätter nur kurz erwärmen. Russischer Estragon hat ein relativ schwaches Aroma	Es gibt zwei Sorten dieses Korbblütlers: den robusten Russischen Estragon und den kälteempfindlichen Französischen. Beide mögen feuchte Standorte, lassen sich gut im Topf ziehen und sollten nicht austrocknen
Fenchel *(Foeniculum vulgare)*	Gegen Blähungen und Erkältungen. »Kindertee« aus Fenchel hilft gegen Husten	Blätter lassen sich frisch gut einfrieren. Die Früchte vor Gebrauch anquetschen	Doldenblütler, zwei- oder mehrjährige Pflanze. Braucht viel Platz im Garten
Johanniskraut *(Hypericum perforatum)*	Gegen Depressionen, Streß, Herzbeschwerden	Achtung: Johanniskraut und Sonnenbäder vertragen sich nicht!	Hartheugewächs, ausdauernde Pflanze. Ideal in ungedüngter Gartenwiese oder im Steingarten

Name	Wirkung	Extrainfo	Anbau
Kamille (*Matricaria chamomilla*)	Entzündungshemmend, krampflösend, beruhigend	Zum Inhalieren und für Umschläge, zum Trinken bei Magenbeschwerden. Wirkt sehr stark, deshalb vorsichtig anwenden!	Korbblütler, einjährige Pflanze. Fühlt sich in der Sonne wohl und wächst auch in nährstoffarmem Boden
Kerbel (*Chaerefolium cerefolium*)	Blutbildend, blutreinigend, stoffwechselfördernd, entwässernd	Welkt schnell, rasch verwenden; nicht mitkochen, verliert sonst das Aroma!	Doldenblütler, einjährige Pflanze. Kälteunempfindlich; kann schon 6 bis 8 Wochen nach der Aussaat geschnitten werden
Knoblauch (*Allium sativum*)	Blutdrucksenkend, kreislaufverbessernd, senkt auch Cholesterin- und Blutfettspiegel; desinfizierend, entzündungshemmend	Stets frischen Knoblauch verwenden – er hat die beste Wirkung!	Liliengewächs, einjährige Pflanze. Braucht ein warmes Beet, Mischkultur mit Erdbeeren, Petersilie oder Möhren ist optimal
Koriander (*Coriandrum sativum*)	Gegen Magen-Darm-Störungen und Völlegefühl, auch zur Schleimlösung bei Bronchialhusten	Möglichst frisch verwenden (nicht gemahlen), sonst verliert Koriander sein Aroma	Doldenblütler, einjährige Pflanze. Möglichst viel Sonne und lockerer Boden
Kresse (*Lepidium sativum*)	Zur Stärkung der Abwehrkräfte	Kresse sollte man nie erhitzen, nicht einmal hacken: Nur dann bleibt die Würzigkeit erhalten	Kreuzblütler, kurzlebige Pflanze. Gut im Topf zu ziehen. Auf Halbschatten achten

Name	Wirkung	Extrainfo	Anbau
Kümmel (*Carum carvi*)	Gegen Blähungen und Völlegefühl	Kümmelkörner immer ganz aufbewahren, erst kurz vor Gebrauch quetschen oder zerdrücken	Doldenblütler, zweijährige Pflanze. Gedeiht gut im Garten an sonnigen Plätzen. Verträgt sich nicht mit anderen Doldenblütlern
Lavendel (*Lavandula officinalis*)	Reguliert Störungen des vegetativen Nervensystems, hilft bei Herz-Kreislauf-Beschwerden	Blüten und Blätter erntet man am besten vormittags nach dem Abtrocknen des Taus, aber nicht in der prallen Sonne	Lippenblütler, ausdauernde Pflanze. Läßt sich gut auf dem sonnigen Balkon ziehen. Im Winter mit Fichtenreisig schützen
Liebstöckel (*Levisticum officinale*)	Entwässernd, krampflösend, blähungstreibend; außerdem magenstärkend und appetitanregend	Kann man mitkochen – sparsam einsetzen: Sein Aroma ist stark. Gut auch getrocknet zu verwenden	Doldenblütler, ausdauernde Pflanze. Fühlt sich in Sonne oder Halbschatten wohl und gedeiht auch gut im Topf
Lorbeer (*Laurus nobilis*)	Gallefördernd, appetitanregend, auch gegen Druck- und Völlegefühl	Nur helle, grüne Blätter verwenden, mitkochen. Vorrat nur für 1 Jahr, danach verlieren sie an Aroma	Bei uns bestens als Kübelpflanze auf dem Balkon zu ziehen. Lorbeer ist nicht winterhart
Majoran (*Origanum maiorana*)	Appetitanregend, beruhigend, kurbelt den Fettabbau an, macht Fettes leichter verdaulich	Darf mitkochen. Vorsicht: sehr intensiv! Gut einzufrieren und zu trocknen	Lippenblütler, einjährige Pflanze. Läßt sich an sonnigen, warmen Plätzen gut im Topf ziehen

Name	Wirkung	Extrainfo	Anbau
Melisse *(Melissa officinalis)*	Antibakteriell, antidepressiv; auch galletreibend und krampflösend	Sollte man nur frisch verwenden; kann man gut in Essig einlegen	Ausdauernde Pflanze. Sie liebt sonnige Standorte und läßt sich bestens im Topf auf dem Balkon ziehen
Petersilie *(Petroselinum crispum)*	Entwässernd	Galt als magische Pflanze; soll ein Liebeskraut sein	Doldenblütler, ausdauernde Pflanze. Läßt sich gut im Topf ziehen. Petersilie im Garten sollte allein stehen
Pfefferminze *(Mentha piperita)*	Erfrischend-kühlend, magenberuhigend, lindert Kopfweh	Mit 1 Prise Zucker noch aromatischer, kann man mitkochen. Vorsicht: sehr intensiv!	Lippenblütler, ausdauernde Pflanze. Neigt zum Wuchern an sonnigen oder halbschattigen, auf jeden Fall luftigen Plätzen im Garten
Pimpernell *(Pimpinella saxifraga)*	Bei Erkältungen; regt Galle, Leber und Nieren an	Entfaltet das Aroma besonders gut in Weinessig, deshalb darin ziehen lassen!	Doldenblütler, ausdauernde Pflanze, die gut im Steingarten gedeiht
Rosmarin *(Rosmarinus officinalis)*	Beruhigend, lindert Kopfweh, stärkt Herz, Kreislauf und Nerven	Kann mitgekocht, -gebraten und -gegrillt werden	Lippenblütler, ausdauernde, immergrüne Pflanze. In warmen Gegenden winterhart (auch im Topf auf dem Balkon); in ungünstigem Klima hell und kühl überwintern

Name	Wirkung	Extrainfo	Anbau
Salbei (*Salvia officinalis*)	Entzündungshemmend, verdauungsfördernd, magenberuhigend	Aroma entfaltet sich in Fett oder beim Mitkochen. Wenig verwenden – wird bitter!	Lippenblütler, ausdauernde Pflanze mit schöner blauer Blüte. Ideal an trockenen, sonnigen Plätzen im Steingarten oder auch auf dem Balkon im Tontopf
Schnittlauch (*Allium schoenoprasum*)	Harntreibend, fördert die Verdauung	Nicht mitkochen, nur erwärmen. Nicht tiefgefrieren – besser immer frisch von der Fensterbank	Liliengewächs, ausdauernde Pflanze. Auf trockenem Boden (auch gut im Topf) leicht zu ziehen. Wächst nach dem Schneiden schnell wieder nach. Nicht austrocknen lassen!
Thymian (*Thymus vulgaris*)	Beruhigend, entwässernd, fiebersenkend, macht Fettes bekömmlicher, fördert die Verdauung	Mitkochen und mitschmoren. Vorsicht beim Würzen – sehr intensiv! Läßt sich gut trocknen	Lippenblütler, ausdauernde, immergrüne Pflanze. Braucht volle Sonne, kann gut im Topf auf dem Balkon gezogen werden
Ysop (*Hyssopus officinalis*)	Appetitanregend, gallefördernd; auch zur Herz-Kreislauf-Stärkung	Möglichst frisch verwenden, schmeckt schwach nach Minze	Lippenblütler, ausdauernde Pflanze. Mag sonnige Plätze und läßt sich gut im Topf ziehen

Wenn Sie selbst Kräuter im Garten, auf dem Balkon oder auf der Küchenfensterbank ziehen wollen, müssen Sie beachten, daß manche Pflanzen nicht »miteinander können«. Sie sollten deshalb nicht nebeneinander pflanzen oder aufbewahren:
- Kümmel und Koriander
- Salbei und Sellerie
- Beifuß und Liebstöckel

Sie alle sollten stets allein stehen.

Diese Pflanzen vertragen sich ebenfalls nicht und sollten nicht nebeneinander gepflanzt werden:
- Bohnen und Zwiebeln
- Kohl und Zwiebeln
- Kartoffeln und Zwiebeln
- Blaukraut und Tomaten
- Petersilie und Kopfsalat
- Rote Bete und Tomaten
- Tomaten und Erbsen
- Erbsen und Bohnen

Kräuter in Garten, Wald und Fluren

Unsere Großmütter haben die Gewürze und Kräuter selbst angebaut, gesammelt und geerntet, die sie für ihre heilenden Säfte und Tees benötigten. Auf den Feldern sind heute in der Regel nur eine überschaubare Anzahl von Nutzpflanzen anzutreffen, und dem vorschnellen Urteil »Unkraut!« fallen viele Kräuter zum Opfer, die früher Feld und Fluren in bunter Pracht erblühen ließen. Aber es gibt sie noch, die verschwenderische Vielfalt an Formen und Arten in unserer Pflanzenwelt. Von den gedüngten Ackerflächen hat man sie verbannt. Doch die Stärke der natürlich wachsenden Heil- und Gewürzkräuter ist von jeher, daß sie genügsam sind, oft auf kargen Böden gedeihen und gerade dort ihre besonderen Kräfte entfalten. Suchen Sie in freier Natur nach den Nischen, nach den stillen, unberührten Plätzen. Dort finden Sie

die Heilpflanzen und Gewürzkräuter, mit denen unsere Großmütter meist noch ganz selbstverständlich umzugehen wußten.

Achten Sie darauf, daß die Pflanzen, die Sie ernten, nicht in der Nähe von intensiv bearbeiteten landwirtschaftlichen Flächen stehen und nicht mit Spritzmitteln in Berührung kamen.

Wir können heute viele davon in der Apotheke oder im Reformhaus kaufen. Doch man sollte »seine« Pflanzen und ihre Wirkung trotzdem genau kennen. Deshalb finden Sie in diesem Kapitel mehr als 150 Pflanzen von A bis Z aufgelistet, beschrieben und erklärt. Wer einen Balkon oder sogar einen Garten sein eigen nennt, kann so manches selbst anbauen und sich dann nicht nur an der heilenden Wirkung, sondern auch an der Pflanze selbst, an ihrer Blüte und ihrem Duft erfreuen.

Ackergauchheil
(Anagallis arvensis)

wird auch Nebelpflanze, Weinberg-
stern oder Wetterkraut genannt.
Die Pflanze blüht von Juni bis Oktober,
man sammelt das Kraut ohne die Wurzeln.
In der Volksmedizin wurde Ackergauchheil schon von alters her gegen
Warzen, Verstopfung und Epilepsie
angewendet.
✳ ACHTUNG: Die Pflanze ist giftig und
daher zur Selbstmedikation nicht geeignet!

Ackerschachtelhalm
(Equisetum arvense)

wird auch Zinnkraut genannt, da man
das Sommerkraut sehr gut zum Putzen von Zinn verwenden kann. Der
Ackerschachtelhalm ist eine mehrjährige Pflanze ohne Blüten mit unterirdi-
schen, schwarzen Wurzeln, die einen
Frühlings- und einen Sommertrieb
ausbildet. Die unfruchtbaren Sommer-
triebe ergeben den Schachtelhalm-
oder Zinnkrauttee. Die grünen Stengel
werden im Sommer geerntet (Mai bis
September) und an einem schattigen,
luftigen Platz getrocknet, dann zu Tee
geschnitten.
Man kann Schachtelhalm im Garten
selbst anbauen: Ackerboden, eventuell etwas mit Lehm durchsetzt, reicht

der Pflanze aus. Schachtelhalm ist
schon seit der Antike bekannt.
»Hippuris« wurde er in Griechenland
genannt, nach dem Aussehen der unfruchtbaren Triebe, die einem Pferde-
schweif gleichen. Schon um 50 n. Chr.
berichtet der berühmte griechische
Arzt Dioskorides, daß Schachtelhalm
ein beliebtes harntreibendes und blutstillendes Mittel sei. Später hat Pfarrer
Kneipp dies bestätigt, und noch heute
gilt die Pflanze in der Volksmedizin
als blutstillendes Mittel, aber auch
als Blutreinigungsmittel für Frühjahrs-
und Herbstkuren. Schachtelhalmtee
soll außerdem zur Behandlung von
Rheuma und Gicht, als Husten- und
Asthmamittel, gegen Wasserstauungen, bei Hautunreinheiten, brüchigen
Fingernägeln und Haarschäden helfen.
Wissenschaftlich gilt folgende Empfeh-
lung: Schachtelhalmtee dient der Erhöhung des Harnflusses. Er wird also
dann von Nutzen sein, wenn der Arzt
bei Blasen- oder Nierenleiden zur
Durchspülung rät. Für einen Teeaufguß
sollte man etwa 20 Gramm auf einen
Liter Wasser nehmen. Über den Tag
verteilt trinkt man dann zwei bis drei
Tassen schluckweise.
✳ ACHTUNG: Wenn Wasserstauungen
im Körper durch Leistungsminderung
(Insuffizienz) von Herz oder Niere hervorgerufen werden, sollte man keine
harntreibenden Tees verwenden.
In solchen Fällen lieber den Arzt befragen!

Alant

Alant
(Inula helenium)

wird auch Helenenkraut genannt und ist ein ausdauerndes Kraut mit einer großen, verzweigten Wurzel; auf der ganzen Welt wird Alant als Zier- und Heilpflanze gezüchtet. Die Pflanze stammt ursprünglich aus Asien. Alant blüht im Juli und im August, die Wurzeln sammelt man von September bis November. Die Wurzeln der zwei- bis dreijährigen Pflanze werden ausgegraben, von Erde und Grünteilen gesäubert und dann halbiert. Danach trocknet man sie langsam. Alant ist bei allen Stoffwechselvorgängen von großer Bedeutung: In der Volksmedizin

wird Alant gegen Appetitlosigkeit, Verdauungsschwäche, Magen-und Darmbeschwerden, Völlegefühl und Leberstauungen eingesetzt. Aber auch bei Bronchialkatarrh soll Alant helfen. Der in der Wurzel enthaltene Wirkstoff Helenin wirkt gegen Darmparasiten und wurde früher oft gegen Spul- und Madenwürmer verwendet. Für den Tee nimmt man ein bis zwei Teelöffel auf einen halben Liter Wasser. Außerdem wendet man Alant zur Zubereitung von Gurgelmitteln und Bädern bei schlecht heilenden Wunden, bei Hautausschlägen und Flechten an.

Ampferknöterich
(Polygonum lapathfolium)

ist eine einjährige Pflanze, die von Juni bis September blüht. Das Kraut wird im gleichen Zeitraum gesammelt und dann im Schatten getrocknet. In der Heilkunde verwendet man Ampferknöterich gegen Nierenkoliken. Die Pflanze wirkt harntreibend.

Andorn
(Marrubium vulgare)

oder Brustkraut ist ein mehrjähriges Kraut, das in Büscheln wächst. Die Blüten duften nach Äpfeln. Ursprünglich stammt die Pflanze aus Südeuro-

Diesen Tee sollte man täglich (zwei bis drei Tassen) trinken. Tee aus Andorn hilft auch gegen Husten, Schnupfen, Asthma und Bronchialkatarrh. Äußerlich wird Andorn in Kompressen gegen Schmerzen im Rücken und bei entzündeten Wunden angewendet.

Anis
(Pimpinella anisum)

kennen wir heute fast nur noch als Gewürz für Weihnachtsgebäck. Doch die einjährige Pflanze hat durchaus ihren Platz unter den Heilkräutern. Sie blüht von Juli bis August, die Früchte

Andorn

Anis

pa und wurde zur Heilung von Tuberkulose und Malaria eingesetzt. Andorn blüht von Juni bis September, das Kraut wird von Juni bis August gesammelt. Man kann die Ernte mehrmals wiederholen. Das Kraut wird im Schatten an einem luftigen Platz getrocknet und danach zu Tee geschnitten. Andorn war lange in Vergessenheit geraten. Dabei wird er in der Volksmedizin oft gegen Entzündungen im Bereich der Leber und der Gallenblase eingesetzt. Bei Hämorrhoiden soll eine Teekur helfen, ebenso bei schlecht heilenden Wunden.
Bei Rückenschmerzen kann ein Teeaufguß aus zehn Gramm Andorn auf einen Liter Wasser Linderung bringen.

werden im August und im September geerntet.

Die Anispflanze enthält wohlriechende ätherische Öle und ist schon seit alters für ihre Heilkräfte bekannt. In der Volksmedizin wird Anis als krampflösendes Mittel bei Magen- und Darmbeschwerden sowie bei Bronchialkatarrh verwendet. Vor allem Kindern gibt man bei Blähungen und Husten Anistee. Man mischt ihn auch vielen Tees und Medikamenten bei, um den Geschmack zu verbessern.

Arnika

Arnika
(Arnica montana)

wird auch Bergwohlverleih, Fallkraut, Gemsblume, Kraftwurz oder Wolfsblume genannt. Sie wächst wild auf Bergwiesen und Heideflächen, ist aber inzwischen eher selten geworden. Arnika blüht von Juni bis Juli; Blüten, Blätter und Kraut werden in dieser Zeit gesammelt. Die Wurzelstöcke dagegen gräbt man in den Monaten September und Oktober aus.

Pfarrer Kneipp soll täglich mit Arnikatee gegurgelt haben und hatte daher angeblich seine kräftige Stimme.

In der Volksmedizin wurde Arnika innerlich als Anregungsmittel für die Schleimhäute des Magens und des Darms verwendet. Der Spiritusextrakt – eine Tinktur – wird nur äußerlich angewandt. Er desinfiziert Wunden und fördert die Heilung verletzter Stellen. Absud und Auszüge der Pflanze nimmt man auch als Gurgelmittel, in Bädern und Umschlägen. Wissenschaftlich wird von der innerlichen Anwendung von Arnikazubereitungen abgeraten. Es kann nämlich zu Herzschäden, Magen- und Darmentzündungen kommen. Äußerlich dagegen hilft Arnikasalbe bei Zerrungen, Quetschungen, Verstauchungen, Blutergüssen, Muskel- und Gelenkschmerzen.

✳ ACHTUNG: Arnika steht unter Naturschutz, darf also in freier Natur nicht gesammelt werden! Man kann aber – wenn man Arnika im Garten selbst anbauen will – Samen kaufen.

Augentrost
(Euphrasia officinalis)

wird auch Augen- oder Augustinus-
kraut genannt. Das einjährige Kraut
wird während der Blüte von Juli bis
September gesammelt. Man schneidet
den oberen blühenden und blättrigen
Teil der Pflanze ab und beseitigt Ver-
unreinigungen und verholzte Teile.
Beim anschließenden Trocknen der
Pflanzen ist besondere Sorgfalt notwendig. Man breitet alles in dünnen
Schichten aus. Es dürfen nicht zu
viele Pflanzen aufeinanderliegen.
Die Pflanze wurde vor allem bei
Augenkrankheiten verwendet. Im ersten gedruckten Kräuterbuch aus dem
15. Jahrhundert ist Augentrost bereits
erwähnt. In der Volksmedizin verordnet man die Pflanze bei Augenentzün-
dungen, Bindehautentzündung, Über-
anstrengung der Augen, überhaupt
zur Stärkung der Augen, aber genauso
bei Husten. Auch gab man schwäch-
lichen Kindern einen Tee, um sie zu
kräftigen. Dabei wird aus eineinhalb
Eßlöffeln mit einer Tasse Wasser ein
Auszug bereitet, den man 25 Minuten
ziehen lassen sollte.
Spülungen mit diesem Auszug helfen
bei Augentränen, Bindehautentzün-
dungen, Lichtempfindlichkeit und
allgemeiner Müdigkeit der Augen.
Tee aus Augentrost hilft bei Nervenleiden, bei Kopfschmerzen, Schlaflosigkeit und Krämpfen.

Bärentraube
(Arctostaphylos uva-ursi)

wird auch Moosbeere, Mehlbeere oder
Wilder Buchs genannt und gehört zu
den Heidekrautgewächsen. An dem
knorrigen, verholzten Stämmchen des
niedrigen, bodenkriechenden Strau-
ches wachsen immergrüne, eiförmige
und lederartige, glänzende Blätter,
die denen der Preiselbeere ähneln.
Die Bärentraube blüht im April und
im Mai mit rötlichen, in Trauben ge-
ordneten Blüten. Diese werden von
April bis Juni gesammelt. Bärentraube
kann man gut im eigenen Garten anbauen; die Blätter erntet man – nach
der ersten Blüte – das ganze Jahr hindurch.
Erst seit relativ kurzer Zeit, nämlich
seit dem Beginn des 18. Jahrhunderts,
sind die heilenden Kräfte dieser Pflanze bekannt. Aus den Blättern wird ein
wirkungsvoller Tee gewonnen.
Er hilft in der Volksmedizin gegen entzündliche Erkrankungen der Harnwege,
gegen Harngrieß, gegen Blasensteine
und verschiedene Infektionen der
Nieren. Wissenschaftlich erwiesen ist,
daß Bärentraubentee zur unterstützen-
den Behandlung von Nieren- und Blasenleiden geeignet ist. Man sollte ihn
aber nicht über einen längeren Zeitraum hinweg anwenden. Im allgemeinen ist dies auch gar nicht nötig,
denn die Beschwerden klingen nach
dem Genuß des Tees in wenigen
Tagen ab.

✳ **ACHTUNG:** Die Bärentraube gehört zu den geschützen Pflanzen. Deshalb nicht selbst sammeln, sondern in der Apotheke kaufen!

Bärlauch
(Allium ursinum)

wird auch wilder Knoblauch genannt und ist ein naher Verwandter des Knoblauchs. Die schattenliebende Pflanze wächst an feuchten Waldrändern und unter niedrigem Gehölz, in Laubwäldern kommt sie oft in massenhaften Beständen vor. Dann sind

Bärlauch

im Frühjahr die frischen Blätter schon von weitem zu riechen. Die Blätter ähneln sehr denen des Maiglöckchens. Auch im Garten, an einem schattigen Platz, läßt sich die anspruchslose Pflanze leicht ziehen.
Man kann Bärlauch frisch verwenden (dann erntet man die Blätter bis etwa Juni), aber auch gut einfrieren. Die Pflanze enthält zwölfmal mehr Allantoin als der »normale« Knoblauch. Bärlauch wird in der Volksmedizin bei Blähungsbeschwerden, empfindlichem Magen und Darm sowie gegen Arterienverkalkung verwendet.

Baldrian
(Valeriana officinalis)

wird auch Augenwurz, Hexenkraut, Katzenkraut, Stinkwurz, Mondwurz oder Dreifuß genannt. Der Duft des Baldrians lockt Katzen an. Er ist ein uraltes Heilmittel.
Die mehrjährige Pflanze blüht von Juni bis August, die Wurzeln werden von August bis Oktober gesammelt. Man gräbt sie aus, wäscht sie und hängt sie zum Trocknen gebündelt auf. Im Garten oder im Pflanzkübel auf dem Balkon kann man Baldrian gut selbst ziehen. Er mag einen sonnigen oder halbschattigen Platz und sollte immer feucht gehalten werden.
Da man für die medizinische Anwendung nur die Wurzeln braucht, muß

Tab 211.

VALERIANA
SYLVESTRIS off.
Valeriana
officinalis. Bd.
Der gemeine
Baldrian

Baldrian

man die Blühtriebe regelmäßig zurück-
schneiden.

Im alten Griechenland verordnete man
Baldrian hauptsächlich bei Frauenleiden; Hildegard von Bingen gab Baldrian bei Seitenstechen und Gichtschmerzen. Später wurde er auch
bei Sehschwäche, Kopfschmerzen,
Husten und Stichverletzungen verwendet. Die beruhigende Wirkung
der Pflanze entdeckte man erst im
19. Jahrhundert. In der Volksmedizin
gilt Baldrian seither als eines der
besten Schlaf- und Beruhigungsmittel.
Das ist auch wissenschaftlich bestätigt. Baldrian wird daher auch bei
nervösen Erregungszuständen, bei
Einschlafstörungen und bei nervösen,

krampfartigen Schmerzen im Magen-
Darm-Bereich verordnet.

Ein kalter Auszug aus einem halben
bis drei Teelöffeln Baldrian und einer
Tasse Wasser wird über den ganzen
Tag verteilt getrunken. Heute kann
man in allen Apotheken Baldrian-
extrakt kaufen, der ebenfalls als beruhigendes Mittel verwendet wird.

Basilienkraut
(Ocimum basilicum)

kennen wir vor allem als Küchengewürz Basilikum. Es wird auch Suppen-
basil, Herren- oder Königskraut oder
Deutscher Pfeffer genannt. Die einjährige Pflanze duftet auffallend. Man
kann sie im Topf genauso ziehen wie
im Garten an einem sonnigen Platz.
Die Blütezeit dauert von Juni bis September, die Sammelzeit des Krauts
ebenfalls. Man trocknet Basilienkraut
an einem luftigen und schattigen
Platz. Es ist leider nicht bekannt, wo-
her das Basilikum stammt; möglicherweise kommt es aus Südasien. Es ist
heute überall beliebt und wird vor allem im Mittelmeerraum kultiviert. Es
schmeckt und riecht sehr aromatisch.
Für Heilzwecke sammelt man – wie
auch für die Küche – das Kraut. Zur
Zeit der Vollblüte werden die oberen
Stengelteile geschnitten, dann kann
man sogar mehrmals im Jahr ernten.
Die Wirkstoffe des Basilienkrauts

wirken nach der Volksmedizin vor allem gegen chronische Magenkatarrhe und Schmerzen in der Magengegend. Ein Aufguß (zwei Teelöffel getrocknetes Kraut auf eine Tasse Wasser) hilft auch bei Beschwerden der oberen Atemwege, gegen Husten und Keuchhusten und bei Entzündungen der Darmwege. Außerdem wird Basilikum – vor allem sein ätherisches Öl – für Erfrischungsbäder, für Umschläge auf schwer heilende Wunden und als Gurgelmittel verwendet.

Beifuß
(Artemisia vulgaris)

wird auch Besen-, Jungfern- oder Sonnwendkraut genannt. Die mehrjährige Pflanze gilt als Unkraut, obwohl sie heilende Kräfte hat – und dies ist auch schon seit langem bekannt. Beifuß ist dem Wermut sehr ähnlich. Die Pflanze blüht von Juli bis September, das Kraut wird in diesem Zeitraum gesammelt. Dabei erntet man die oberen Triebspitzen der blühenden Pflanze, die dann getrocknet werden. Man kann Beifuß auf dem Balkon und im Garten selbst ziehen. In der Volksmedizin wird Beifuß bei Nervenschäden, bei Schlaflosigkeit und bei Frauenleiden angewendet. Aber auch Magendrücken und Völlegefühl kann Beifuß lindern. Ein Aufguß aus einem Viertelliter kochendem Wasser und einem

Teelöffel Beifuß muß zehn Minuten ziehen und wird dann über den Tag verteilt (zwei bis drei Tassen) getrunken. Bei manchen Gerichten (Gans, Ente, Hammel) gibt man bereits beim Kochen ein Zweiglein Beifuß zu, um sie bekömmlicher zu machen.
✷ ACHTUNG: Bei Beifußtee sollte man Überdosierungen vermeiden.

Beinwell
(Symphytum officinale)

wird auch Beinwurz, Himmelsbrot oder Speckwurz genannt. Die mehrjährige Pflanze blüht von Mai bis September,

Beinwell

die Wurzeln werden im März und von September bis November gesammelt. Die Wurzel wird aufgeschnitten und in der Sonne getrocknet. Man kann Beinwell auch im eigenen Garten pflanzen – im Halb- oder Vollschatten fühlt er sich wohl.

Beinwell ist eine sehr alte Heilpflanze, die fast immer nur äußerlich angewandt wird. Im Mittelalter wurde sie zur Behandlung von Knochenschäden verwendet, eiternde Wunden sollen durch Umschläge mit Beinwell rascher heilen. In der Volksmedizin wird Beinwell auch als Gurgelmittel zur Linderung von Zahnschmerzen und Zahnfleischentzündungen empfohlen. Man trank früher Beinwelltee auch gegen chronische Entzündungen der Atemwege, gegen Magengeschwüre und Tuberkulose. Bäder mit Beinwellzusatz sollen gegen Krampfadern, Geschwürerkrankungen und Ekzeme helfen. ✳ ACHTUNG: Wissenschaftlich ist anzumerken, daß man Beinwell auf gar keinen Fall innerlich anwenden darf! Denn er enthält – wenn auch nur in geringen Mengen – die giftigen Pyrrolizidin-Alkaloide.

Benediktenkraut
(Cnicus benedictus)

wird auch Benediktendistel oder Kardobenediktenkraut, Bitter- oder Heildistel sowie Spinnendistel genannt.

Die Pflanze blüht von Juni bis September, von Juni bis August sammelt man nur die Blätter und trocknet sie im Schatten. In der Volksmedizin setzt man das Kardobenediktenkraut meist in Teegemischen gegen Störungen des Verdauungsapparats und zur Förderung von Magen- und Gallensaft ein. ✳ ACHTUNG: Während der Schwangerschaft ist die Anwendung verboten!

Berberitze
(Berberis vulgaris)

wird auch Sauerdorn genannt. Sie ist ein stattlicher Strauch mit vielen spit-

Berberitze

zen Dornen und kleinen roten, länglichen und säuerlichen Beeren. Sie gehört zwar in jede Hausapotheke, aber man sollte die Pflanze auf gar keinen Fall selbst sammeln. Denn außer ihren Früchten und der Rinde ist sie giftig. Die Berberitze wächst auf sonnigen Hängen überall in Europa bis hin zum Kaukasus. Sie blüht von Mai bis Juni, die Rinde wird in den Monaten März, April und Oktober geerntet, die Früchte nur im Oktober.

Ihre Heilwirkung ist seit langem bekannt: Sie wurde in der Volksmedizin gegen Fieber und zur Behandlung von Magen-, Leber- und Herzleiden verwendet.

In Reformhäusern und Apotheken kann man Berberitzensirup fertig zubereitet kaufen.

✳ ACHTUNG: Die Berberitze ist giftig! Nur ihre Früchte kann man verwenden.

Bertramswurzel
(Anacyclus pyrethrum)

wird auch Römischer Bertram, Speichelwurzel oder Zahnwurzel genannt. In der Heilkunde verwendet man die Wurzel dieser Pflanze.

Schon die heilkundige Hildegard von Bingen hat Bertramswurzel gegen schmerzhafte Zahnerkrankungen oder als Tonikum bei Verdauungsschwäche verordnet.

Berufskraut
(Conyza canadensis)

ist eine ein- bis zweijährige Pflanze, die von Juni bis Oktober blüht. Man sammelt das Kraut von Juni bis September. Die Stengelspitzen werden dabei geschnitten und im Schatten getrocknet. Das Berufskraut gilt als zusammenziehende Pflanze. Nach alter Überlieferung gab man es gegen starke Durchfälle. Ein Tee (fünf Teelöffel der getrockneten Pflanze auf einen Viertelliter Wasser) soll auch gegen Darmparasiten wirken.

Bibernelle
(Pimpinella saxifraga)

oder Pimpernell ist eine mehrjährige Heilpflanze. Sie blüht von Juni bis September, die Wurzeln sammelt man in den Monaten März, April, Oktober und November. Man wäscht die Wurzeln, schneidet sie längs auf und trocknet sie dann im Schatten. Sie riechen stark aromatisch und werden leicht feucht; deshalb muß man sie in geschlossenen Behältern aufbewahren. In der Volksmedizin wurde Bibernelle als schleimlösendes Mittel bei asthmatischen Zuständen und Katarrhen der oberen Atemwege empfohlen. Bibernelle soll außerdem gegen Magenbeschwerden, Blähungen und Durchfälle helfen. Ein Aufguß aus einem

Bibernelle

Teelöffel Bibernelle auf eine Tasse Wasser (zweimal täglich) ist die übliche Dosierung. Außerdem wendet man Bibernelle in Bädern gegen schlecht heilende Wunden und als Gurgelmittel an.

Bingelkraut
(Mercurialis annua und Mercurialis perennis)

gibt es in zwei Sorten: das einjährige Schuttbingelkraut und das mehrjährige Waldbingelkraut. Es wird auch Böser Heinrich genannt. Diesen abschreckenden Namen gaben unsere Vorfahren

dem Bingelkraut, nachdem sie beobachtet hatten, daß Rinder durch mit der Pflanze durchsetztes Futter Durchfälle bekamen. Wegen dieser Wirkung wurde es in geringer Dosierung auch als Abführmittel beim Menschen gebraucht. Die Wissenschaft warnt davor, es als Hausmittel innerlich anzuwenden. Äußerlich ist der Aufguß jedoch ein exzellentes Mittel gegen Fußpilz.
✳ **ACHTUNG:** Bingelkraut enthält giftige Saponine und darf nicht innerlich angewendet werden!

Birke
(Betula pendula)

galt früher als Baum mit Zauberkräften, vor allem im germanischen und slawischen Brauchtum. Als Heilmittel nutzt man in der Volksmedizin die Rinde, die Blätter und den Saft der jungen Hängebirke. Die Blätter werden etwa zwei Monate nach dem Ausschlagen im Schatten getrocknet. Als Blasen- und Nierenmittel ist der Birkenblättertee bekannt; er soll auch gegen rheumatische Beschwerden und als Blutreinigungsmittel helfen.
In vielen Tees gegen solche Beschwerden sind Birkenblätter enthalten. Zusammen mit Lindenblüten haben Birkenblätter eine schweißtreibende Wirkung. Ein Aufguß aus ein bis zwei Teelöffeln Birkenblättern je Tasse Wasser mit einer zugefügten Messerspitze

Speisesoda sollte zweimal täglich getrunken werden, wenn man Nierensteine beseitigen will. Äußerlich wendet man Birkenblätter als Zusatz zu Erfrischungsbädern und zur Behandlung von Rheumatismus an.
✳ ACHTUNG: Bei Wasseransammlungen infolge verminderter Nieren- und Herztätigkeit darf man Birkenblätter nicht anwenden!

Bitterklee
(Menyanthes trifoliata)

wird auch Fieber- oder Sumpfklee genannt. Er ist eine mehrjährige Sumpfpflanze und blüht im Mai und im Juni; die Blätter werden in diesem Zeitraum gesammelt. Dabei werden sie abgeschnitten und nicht -gerissen, denn ein Teil der Blätter muß an der Pflanze bleiben, damit diese nicht abstirbt. Sie werden dann an einer luftigen und schattigen Stelle getrocknet. In der Volksmedizin wird die Heilpflanze bei Appetitlosigkeit verordnet. Sie soll aber auch bei Kopfschmerz und Migräne helfen, außerdem die Verdauung und die Gallentätigkeit anregen. Ein Tee wird aus 15 Gramm Bitterklee und einem halben Liter Wasser zubereitet. Davon sollte man täglich drei Tassen trinken.
✳ ACHTUNG: Bitterklee ist eine geschützte Pflanze!

Blutwurz
(Potentilla erecta)

wird auch Tormentill oder Ruhrwurz genannt. Die mehrjährige Pflanze blüht zwischen Mai und September, die Wurzeln werden im September/ Oktober oder im März gesammelt. Sie werden zerschnitten und dann getrocknet. Blutwurz ist weit verbreitet. Der Name Ruhrwurz weist schon auf die Heilwirkung hin: Die Pflanze wurde in der Volksmedizin vor allem gegen Durchfälle verordnet. Innerlich wendet man Blutwurz als Tee an, äußerlich in Umschlägen und Salben gegen nässende Hautausschläge und Verbrennungen. Absud und Tinktur

Blutwurz

als Gurgelmittel sollen auch gegen Entzündungen der Mandeln und der Mundschleimhaut helfen. Auch wissenschaftlich ist die positive Wirkung von Blutwurz gegen Durchfälle abgesichert.

✳ ACHTUNG: Bei empfindlichen Menschen können nach dem Genuß von Blutwurz gelegentlich Magenreizungen und Erbrechen auftreten.

Bockshornklee
(Trigonella foenum-graecum)

oder Griechisches Heu ist schon seit sehr langer Zeit als einjährige Heilpflanze bekannt. Sie blüht im April und im Mai, die Sammelzeit der Samen dauert von Juli bis August. Ursprünglich stammt Bockshornklee aus dem Mittelmeerraum. Die Samen sind reich an Eiweiß und Schleimstoffen. In der Volksmedizin wird Bockshornklee nur in grob pulverisierter Form verwendet. Den Aufguß, den man aus einem Teelöffel zerstoßener Samen mit einem Viertelliter Wasser zubereitet, kann man zur Kräftigung für Rekonvaleszenten verordnen. Er wird dann zwei- bis dreimal täglich getrunken. Bockshornklee riecht und schmeckt nicht sehr angenehm; deshalb wird dem Aufguß Menthol oder Orangenöl beigemengt.

Er soll außerdem bei Abszessen und Furunkeln, als Umschlag aufgetragen, helfen; ebenso bei offenen Beinen, Neuralgien, Gelenkentzündungen und bei Ischias.

Bohnenkraut
(Satureia hortensis)

wird auch Pfefferkraut oder – niederdeutsch – Kölle genannt. Wir kennen es meist als Gewürz, doch hat es durchaus auch Heilkräfte. Die einjährige Pflanze stammt ursprünglich aus dem Mittelmeerraum; man sagte seiner Würzkraft auch nach, daß sie sexuelle Aktivität unterstütze. Die Blütezeit des Bohnenkrauts dauert von Juli bis August, das Kraut wird zum Würzen von Juni bis September gesammelt und dann getrocknet. Für Heilzwecke sammelt man das Kraut zur Zeit der Blüte.

Bohnenkraut kann man im Garten aussäen und sogar im Topf auf dem Balkon ziehen. Es ersetzt – zusammen mit Rosmarin, Basilikum und Thymian – das Salz. In der Volksmedizin gilt Bohnenkraut als Mittel gegen Magen- und Darmbeschwerden, zur Unterdrückung von Krämpfen, gegen Blähungen und Durchfälle.

Ein Absud aus zwei Eßlöffeln Bohnenkraut mit einem halben Liter Wasser (etwa 15 Minuten ziehen lassen) sollte zwei- bis dreimal täglich getrunken werden. Das regt an und kräftigt.

Bohnenschalen
(Phaseolus vulgaris)

sind einfach nur die Schalen unserer allseits bekannten, einjährigen Gartenbohne. Zwar stammt sie ursprünglich aus dem tropischen Amerika, ist aber heute auf der ganzen Welt verbreitet. Die Bohne blüht von Juni bis August, im August und im September erntet man die Fruchtklappen. Man sollte als Heilmittel nur solche Bohnen verwenden, die strohgelb und ohne bräunliche Flecken sind. Bohnen kann man im Garten und sogar auf dem Balkon anbauen. In der Volksmedizin werden die Fruchthülsen vor allem gegen die Bildung von Harngrieß sowie als Mittel gegen Diabetes verordnet. Letzteres ist jedoch nicht wissenschaftlich erwiesen. Doch als harntreibendes Mittel sind Tees aus Bohnenschalen gut geeignet.
Aus gemahlenen Bohnen bereitet man auch heiße Umschläge für schlecht heilende Wunden und juckende Ekzeme zu.

Boldo
(Boldea fragans)

stammt aus Chile und gedeiht nur in heißen Ländern. Es ist ein niedriger, immergrüner Strauch. Erst seit knapp 100 Jahren wird die Pflanze in der europäischen Heilkunde verwendet.

In der Volksmedizin findet Boldo als Anregungsmittel für die Verdauung Verwendung. Man bekommt Boldo als Extrakt, Pulver, Sirup oder Wein in der Apotheke.

Borretsch
(Borrago officinalis)

wird auch Gurkenkraut, Wohlmutsblume oder Liebäuglein genannt. Die einjährige Pflanze mit den charakteristischen, rauh behaarten Blättern blüht in leuchtendem Blau von Mai bis September. In dieser Zeit sammelt man das Kraut – und zwar am besten mit Handschuhen – und läßt es dann in dünnen Schichten in der Sonne vorwelken und im Schatten völlig austrocknen.
Borretsch kann man gut im Garten und auf dem Balkon selbst ziehen. Auch Borretsch ist uns heute eher als Würzpflanze denn als Heilkraut bekannt; er riecht und schmeckt nach Gurke. Doch in der Volksmedizin weiß man, daß Borretsch eine stark entzündungshemmende Wirkung hat. Auch Erkältungskrankheiten, Husten und Heiserkeit kann man mit einem Aufguß (zwei bis drei Eßlöffel auf zwei Tassen Wasser) lindern.
Äußerlich wird Borretsch bei Ausschlägen und Entzündungen der Haut aufgetragen.

Braunwurz
(Scophularia nodosa)

ist eine mehrjährige Pflanze mit unterirdischem, knotigem Wurzelstock. Deshalb nennt man sie auch Knotiger Braunwurz. Die Blütezeit ist von Juli bis August; die Wurzelstöcke und auch das Kraut sammelt man von Mai bis September. Braunwurz gilt als gute Honigpflanze.

Wurzeln und Kraut werden gesäubert und dann an einem luftigen Standort getrocknet.

In der Heilkunde verwendet man einen Aufguß aus Braunwurz (ein Teelöffel auf eine Tasse Wasser, 20 Minuten ziehen lassen) zur Heilung geschwollener Drüsen, bei Geschwürerkrankungen und eitrigen Wunden. Den Aufguß kann man auch für Umschläge und Wickel (dann drei Eßlöffel auf dieselbe Wassermenge) bei Ohrenschmerzen oder als Badezusatz bei Hämorrhoiden nehmen.

Brennessel

Brennessel
(Urtica dioica)

ist eine mehrjährige Pflanze, von der wir mehrere Arten kennen. Sie gilt als Unkraut, dabei ist sie eine Heilpflanze. Brennesseln blühen von Juli bis September; man kann entweder das gesamte Kraut von Mai bis September ernten oder nur die Blätter. Anschlie-ßend trocknet man sie schonend. Brennesseln muß man nicht extra anbauen – sie wachsen praktisch überall. Für Heilzwecke verwendet man in der Volksmedizin Blätter und Wurzeln. Sie sollen Harnwege und Atemorgane heilen, gegen Magen- und Darmkatarrhe helfen. Auch zur Blutreinigung, gegen Hautunreinheiten und sogar gegen Rheuma werden Brennesseln eingesetzt. Ein Aufguß wird aus einem Teelöffel Brennesseln pro Tasse Wasser zubereitet und dann täglich dreimal getrunken.

Wissenschaftlich ist lediglich erwiesen, daß Brennesseln stark entwässernd wirken können.

✻ ACHTUNG: Bei Wasseransammlun-

gen im Körper aufgrund von eingeschränkter Herz- oder Nierentätigkeit
darf man Brennesseln nicht als Heilmittel anwenden!

Brombeeren
(Rubus fruticosus)

sind Rosengewächse. Der Strauch
blüht von Mai bis August; in dieser
Zeit sammelt man die Blätter, die
Früchte von August bis Oktober. Brom-
beeren findet man teilweise noch im
Wald, sie werden aber immer mehr
auch im Garten angepflanzt. Schon
seit uralter Zeit gilt die Brombeere
als Heilpflanze. In der Volksmedizin
ist bekannt, daß die Blätter – als Tee
genossen – gegen Durchfall und Darmkatarrh helfen. Auch gegen Grippe,
Erkältungen, Husten und Schnupfen
wird der Brombeerblättertee verordnet. Äußerlich wendet man Badezusätze aus Brombeerblättern gegen Hautausschläge an, Gurgellösungen helfen
bei Schleimhautentzündungen.

Bruchkraut
(Herniaria glabra)

ist eine einjährige Pflanze. Sie blüht
von Mai bis August; man sammelt das
Kraut von Juni bis August. Die einzelnen Stengel werden sorgfältig gesäubert und dann getrocknet. Das Bruchkraut selbst zu verarbeiten, ist mühsam und kompliziert, obwohl es als
Unkraut in so manchem Garten wächst.
Bruchkraut hilft nach der Volksmedizin
zur Desinfizierung der Harnwege und
sorgt für vermehrte Wasserausschei-
dungen. Auch sollen krampfartige
Schmerzen damit gemildert werden.
Wissenschaftlich ist dies nicht erwiesen.

Brunnenkresse
(Nasturtium officinale)

wird auch Bornkasse und Wasserkres-
se genannt. Die mehrjährige Pflanze
blüht von Mai bis Juli, das Kraut wird
im Mai und im Juni gesammelt. Für
Heilzwecke muß man Brunnenkresse
unmittelbar vor dem Erblühen ernten
und dann trocknen. Sie riecht sehr
scharf, deshalb wird sie von anderen
Kräutern und Heilpflanzen getrennt
aufbewahrt. Die Volksmedizin setzt
Brunnenkresse als probates Mittel gegen Verdauungsstörungen und Gallenbeschwerden ein. Sie wirkt außerdem
appetitanregend. Auch der frische Saft
hat eine gute Heilwirkung – etwa bei
Ekzemen und Ausschlägen.
Brunnenkressetee (ein bis zwei Teelöffel auf eine Tasse Wasser) hilft –
dreimal täglich getrunken – gegen
Verdauungsstörungen und Gallenbeschwerden.

Brunnenkresse

✳ **ACHTUNG:** Brunnenkresse sollte man getrocknet zu sich nehmen; frisches Kraut dagegen nur in Maßen, denn größere Mengen können Schleimhautentzündungen der Harnblase und der Därme verursachen.

Buchweizen
(Fagopyrum tataricum)

wird auch Tatarischer Buchweizen genannt.
Buchweizen stammt aus Asien und soll schon von Nomadenvölkern gezüchtet worden sein, denn er braucht nur drei Monate, um auszureifen. Die

Samen enthalten viel Stärke und werden heute noch zu Mehl und Grieß gemahlen.
Die einjährige Pflanze blüht von Mai bis Juni, man sammelt das Kraut im Mai. Danach wird es getrocknet.
In der Volksheilkunde nahm man früher Buchweizen vor allem wegen seines Rutingehalts, der die Festigkeit und Porosität der Kapillargefäße positiv beeinflußt. Heute wird Rutin meist aus den Rohstoffen des Japanischen Schnurstrauchs gewonnen, kaum mehr aus Buchweizen.

Damianakraut
(Folia damiana)

erhält man in der Apotheke. Die Pflanze stammt nicht aus unseren Regionen.

Dill
(Anethum graveolens)

wird auch Gurkenkräutel oder Tillkraut genannt. Die einjährige Pflanze blüht von Juli bis September; die Früchte sammelt man im August und im September, die Blätter im Juni und im Juli. Man muß Dill ernten, wenn er noch vom Tau benetzt ist, die Früchte fallen sonst leicht aus. Sie werden – ebenso wie die Blätter – getrocknet. Dill

Dill

stammt aus dem östlichen Mittelmeergebiet und Westasien. Heute wird er überall angebaut; man kann ihn leicht im Garten oder auf dem Balkon ziehen. In der Volksmedizin kennt man den Dill seit vielen Jahrtausenden. Schon die alten Ägypter schätzten ihn, ebenso Griechen und Römer; denn Dill war ein bewährtes Mittel gegen Husten und Kopfschmerzen und wurde außerdem zur Herstellung von Salben verwendet.

✳ **ACHTUNG:** Dill ist ein Doldengewächs, von denen es sehr viele giftige Arten gibt. Vorsicht beim Sammeln in freier Natur, damit man die Heilpflanze nicht mit einer giftigen Art verwechselt!

Eberesche
(Sorbus aucuparia)

wird auch Vogelbeere genannt.
Der Baum oder Strauch blüht von Mai bis Juni. Die Früchte erntet man im Oktober und November. Sie werden bei sonnigem Wetter gepflückt und dann langsam an einem schattigen Platz getrocknet.
Früher hat man die Vogelbeeren als Abführmittel und zur Zubereitung von Essig und Spirituosen benutzt; heute noch nimmt man die Beeren zur Herstellung von Kompott, Wein und Likör.
Die Eberesche galt in der Volksheilkunde als mildes Abführmittel, als harntreibend und als allgemein stärkend.

Eberraute
(Artemisia abrotanum)

wird auch Stabwurz oder Stangenwurzel genannt. Der Halbstrauch blüht im August und im September, die Sammelzeit für das Kraut ist Juli bis August. Dann wird es – wegen seines starken Dufts getrennt von anderen Kräutern – im Schatten getrocknet. Man muß die getrocknete Eberraute in dunklen Gläsern gut verschlossen aufbewahren. In der Volksmedizin wird Eberraute gegen Verdauungsstörungen, gegen Blähungen und gegen Darmparasiten angewendet. Das Heilkraut wirkt auch schweißtreibend: Dafür sorgt ein Aufguß aus zwei Teelöffeln Eberraute auf eine Tasse Wasser; zwei bis drei Tassen täglich sollte man trinken. Warmer Eberrautentee ist ein Stärkungsmittel – er schmeckt allerdings streng und bitter, selbst wenn man ihn mit Honig süßt. Aus dem Absud kann man auch Bäder und Umschläge zur Heilung von Erfrierungen und Wunden zubereiten.

Efeu
(Hedera helix)

gehört wohl zu den bekanntesten Pflanzen überhaupt. Er ist ausdauernd, widerstandsfähig und ist in vielen Wäldern, an Felsen und Mauern in seinen wilden Sorten zu finden. Auch als Zimmerpflanze ist Efeu sehr beliebt. Zu Heilzwecken werden das ganze Jahr über, aber bevorzugt in den Monaten April und Mai, die jungen Blätter gesammelt und am besten frisch verwendet. In der Volksmedizin wurde Efeu früher als Tee gegen Gicht und Rheumatismus getrunken. Heute wird er vor allem äußerlich als Umschlag bei Brandwunden und Geschwüren und als straffender Badezusatz verwendet.

✳ **ACHTUNG:** Efeu sollte man nicht als Hausmittel innerlich anwenden; eine Überdosierung ist nicht ungefährlich! Die schwarzen Beeren des Efeus sind giftig!

Ehrenpreis

Ehrenpreis
(Veronica officinalis)

ist eine mehrjährige Pflanze, die von Juni bis August blüht. In dieser Zeit sammelt man das Kraut. Man trocknet die oberen Stengelteile zur Zeit ihrer Vollblüte, muß allerdings darauf achten, daß die Blüten beim Trocknen nicht abfallen und die Blätter nicht braun werden. Im Garten gedeiht er gut. In der Volksmedizin gilt Ehren-

preis als Mittel zur Appetitanregung, gegen Verdauungsbeschwerden und gegen Husten. Ein Aufguß aus einem Teelöffel Ehrenpreis auf eine Tasse heißes Wasser (sechs Minuten ziehen lassen, zweimal täglich trinken) soll dagegen helfen. Der Saft aus frischen Blättern (zwei Teelöffel in Milch oder Tee auf nüchternen Magen) verbessert den Stoffwechsel und hilft bei Nieren- und Rheumaerkrankungen.
Außerdem wendet man einen Absud als Gurgelmittel und als warme Pak-kung bei Rheumatismus und Haut-krankheiten an. Wissenschaftlich sind diese Wirkungen allerdings nicht nach-gewiesen.

Eibisch

Eibisch
(Althanea officinalis)

wird auch Hilfswurz und Samtpappel genannt. Die Blütezeit dieser Staude ist von Juni bis August, Blätter und Blüten werden in dieser Zeit gesam-melt. Die Wurzeln gräbt man im Ok-tober und im November aus. Alles wird getrocknet. Man sollte die Blüten bei beständigem Wetter und frühmor-gens, bevor sie sich entfalten, sam-meln. Eibisch kann man gut im eige-nen Garten anpflanzen.
Der Eibisch ist eine der wichtigsten schleimhaltigen Heilpflanzen. Er war schon im Altertum bekannt. Und heute wie damals werden die gleichen Be-schwerden damit behandelt: Eibisch-tee verordnet man in der Volksmedizin bei Rachenkatarrh, bei Husten und Heiserkeit, bei Halsweh und entzünde-ten Magen- und Darmschleimhäuten. Wissenschaftlich ist die heilende Reiz-minderung im Mund- und Rachen-raum, in den oberen Luftwegen und auch im Magen-Darm-Trakt anerkannt. Innerlich nimmt man außer Eibischtee auch – vor allem bei Magen-Darm-Erkrankungen – einen Kaltauszug aus einem Teelöffel Eibisch auf eine Tasse Wasser zu sich. Äußerlich wird Eibisch als Umschlag bei Wundbehandlungen angewendet.

Eiche
(Quercus robur)

nennt man auch Sommer- oder Stiel-
eiche. Von diesem Baum ist für Heilzwecke die Rinde verwertbar. Sie wird
im Frühling (März/April) von den jungen Bäumchen und Ästen geschält,
solange sie noch glatt, glänzend und
saftig ist und sich leicht löst. Man
trocknet die Rinde in der Sonne oder
– gebündelt – in der Zugluft. In der
Volksmedizin verwendet man Eichenrinde bei starken Durchfällen sowie bei
Magen- und Darmkatarrh. Dafür trinkt
man zwei- bis dreimal täglich einen
Absud aus einem Teelöffel zerstoßener
Eichenrinde in einer Tasse Wasser.
Äußerlich wendet man Eichenrinde in

Eiche

Bädern an: Sie sollen gegen Erfrierungen, Verbrennungen, Hämorrhoiden
und Pilzbefall helfen. Auch gegen Fuß-
schweiß soll ein Absud gut sein: etwa
500 Gramm Eichenrinde auf vier Liter
Wasser.

Eisenkraut
(Verbena officinalis)

ist mehrjährig. Es blüht zwischen Juli
und September und wird von Juli bis
August geerntet und danach getrocknet. Eisenkraut ist schon seit der Antike als Heilpflanze bekannt: Die römischen Soldaten trugen es bei sich, um
gegen Verletzungen geschützt zu sein,
Verliebte brauten sich daraus einen
Liebestrank. In der Volksmedizin wird
Eisenkraut gegen Schüttelfrost und
Kopfschmerzen verwendet. Ein Tee
aus einem bis drei Teelöffeln Eisenkraut auf eine Tasse Wasser soll den
Stoffwechsel anregen und gegen
Schlaflosigkeit und Nervenschwäche
wirken. Äußerlich wird Eisenkraut zur
Wundbehandlung angewendet.

Engelwurz
(Angelica archangelica)

wird auch Brustwurz genannt. Sie ist
eine zweijährige Pflanze, die im Juli
und August blüht. Die Wurzeln werden

im September und Oktober gesammelt, die Früchte im September. Beides wird getrocknet. In der Volksmedizin wird Engelwurz zur Beruhigung des Nervensystems angewendet; außerdem gibt man die Pflanze gegen das Auftreten von nervösen Zuständen und Migräne. Gegen einen »Kater« nach übermäßigem Alkoholgenuß soll das Kauen von Engelwurz helfen. Wissenschaftlich erwiesen ist, daß die Bitterstoffe der Engelwurz bei Magen- und Darmbeschwerden helfen.
✳ ACHTUNG: Engelwurz macht lichtempfindlich, wenn man sie über einen längeren Zeitraum hinweg einnimmt. In dieser Behandlungszeit muß man auf Höhensonnen- und Solarienbestrahlung verzichten!

Enzian
(Gentiana lutea)

ist eine mehrjährige Pflanze mit einer verdickten Wurzel. Der Gelbe Enzian, der als Heilpflanze verwendet wird, kommt ursprünglich aus den Karpaten. Er ist in vielen Ländern geschützt. Enzian blüht von Juni bis August, seine Wurzeln sammelt man im März sowie im Oktober/November. Sie werden schnell gereinigt und getrocknet. Enzian hat einen ausgesprochen bitteren Geschmack und wird zur Anregung der Magensaftbildung verwendet. In der Volksmedizin verordnet man diese

Heilpflanze gegen Blähungen, Völlegefühl und Verdauungsstörungen. Wissenschaftlich erwiesen ist, daß Enzian Magenbeschwerden lindert. Er sollte aber dann nicht genommen werden, wenn Magen- und Darmgeschwüre vorhanden sind.

Erdrauch
(Fumaria officinalis)

ist eine einjährige, giftige Pflanze, die von Mai bis Juli blüht. Das Kraut wird in dieser Zeit gesammelt und danach getrocknet. Erdrauch wird schon seit der Antike als Heilpflanze angewen-

Tab. 88.

FUMARIA Off.
Fumaria officinalis. Bot.
Der Erdrauch.

Erdrauch

det, und zwar als wassertreibendes Mittel, als Gallenmittel und als Medikament gegen Verstopfung. Lange Zeit geriet der Erdrauch dann in Vergessenheit, bis ihn die Wissenschaft wiederentdeckte: als Mittel gegen krampfartige Beschwerden der Gallenblase und der Gallenwege.

In der Volksmedizin wird Erdrauch auch äußerlich angewendet; er reinigt den Teint, beseitigt hartnäckige Ausschläge und heilt – in Verbindung mit Walnußblättern – Hämorrhoiden.

✳ ACHTUNG: Erdrauch ist giftig. Er darf nur unter ärztlicher Aufsicht angewendet werden!

Erika
(Calluna vulgaris)

wird auch Heidekraut oder Besenheide genannt. Der immergrüne, kriechende Strauch blüht von August bis Oktober. Die Blüten und das Kraut werden von August bis September gesammelt. Man trocknet beides schonend im Schatten und bewahrt es dann dunkel und trocken auf. Erika (vor allem das Schneeheidekraut – *Erica herbacea)* ist auch eine gute Honigpflanze.

In der Heilkunde wird Erika als entzündungshemmendes Mittel eingesetzt. Die Pflanze soll auch harntreibend und beruhigend wirken.

Esche
(Fraxinus excelsior)

ist ein großer Baum, der im April zur Blüte gelangt. Die Rinde sammelt man im März, die Blätter von Juni bis August. Beides nimmt man als leicht abführendes Mittel zur Regulierung des Stuhlgangs. Eschenblätter sollen bei fiebrigen Erkrankungen auch zur Senkung der Körpertemperatur dienen, bei Nierenleiden, bei Austreibung von Blasensteinen sowie bei Rheuma- und Gichtschmerzen helfen.

Estragon
(Artemisia dracunculus)

wird auch Eier- oder Schlangenkraut genannt. Die mehrjährige Staude blüht von Juli bis September; das Kraut wird im Juli und im August gesammelt und getrocknet. Estragon gibt es auf allen Kontinenten. Er galt früher als Heilmittel gegen die Pest und gegen Skorbut. Heute wird er meist als Würzkraut gezüchtet, doch hat er durchaus auch Heilkräfte. In der Volksmedizin wird Estragontee verordnet, weil er appetitanregend wirkt und den Stoffwechsel günstig beeinflußt. Gegen Sklerose und Gefäßschäden wird empfohlen, frische Estragonblätter zu kauen oder einen Gesundheitswein mit Estragon zu trinken.

Eukalyptus
(Eucalyptus globulus)

wird auch Fieberbaum genannt. Er kam ursprünglich aus Südwestaustralien und Tasmanien zu uns. Heute wird aber auch im Mittelmeerraum Eukalyptus angepflanzt.

Als Arznei genutzt werden die Blätter, die nur noch selten echter Bestandteil von Erkältungstees sind; aus ihnen gewinnt man jedoch Eukalyptusöl – es wirkt antiseptisch, schleimlösend und kühlend. Eukalyptusöl ist in vielen Präparaten enthalten. Wir kennen ölhaltige Salben, Bonbons, Säfte und Einreibungen. Die Wirkung von Eukalyptus ist wissenschaftlich nachgewiesen.

✳ ACHTUNG: Bei Überdosierung kann es zu Erbrechen, Übelkeit und Durchfällen kommen!

Farnkraut
(Dryopteris filixmas)

wird auch Wurmfarn genannt. Er ist in unseren heimischen Wäldern verbreitet. Sein Wurzelstock wird von Juni bis September gesammelt und, getrocknet oder als ätherischer Extrakt, als Bandwurmmittel verwendet.

✳ ACHTUNG: Die ganze Pflanze ist hochgiftig und darf nur unter ärztlicher Kontrolle angewendet werden!

Faulbaum
(Rhamnus frangula)

wird auch Gicht-, Grind-, Pulver- oder Schusterholz genannt. Der Strauch gehört zu den Kreuzdorngewächsen und blüht mit unscheinbaren Blütchen im Mai und im Juni. Seine Rinde wird von März bis Mai gesammelt.

Vor allem, wenn es geregnet hat, läßt sich die Rinde leicht von den jungen Ästen schälen. Sie wird in der Sonne getrocknet und danach entweder mindestens ein Jahr abgelagert oder etwa eine Stunde lang auf 100 °C erhitzt.

Faulbaumrinde wird in der Volksmedizin als Abführmittel eingesetzt. Sie wird bei chronischen Verstopfungen verordnet, aber auch bei der Behandlung von Krankheiten der Galle, der Leber und der Bauchspeicheldrüse. Wissenschaftlich wurde die abführende Wirkung bestätigt.

Faulbaumrinde ist auch Bestandteil von Teegemischen, die zur Abmagerung benutzt werden. Man sollte höchstens zehn Teelöffel als Tagesdosis verwenden.

✳ ACHTUNG: Faulbaumrinde kann zur Gewöhnung führen; höhere ständige Tagesdosen wirken wie Gift! Kinder verwechseln die Früchte des Faulbaums manchmal mit Wildkirschen. Die Früchte aber sind giftig; sie lösen heftige, von Koliken begleitete Durchfälle aus.

Federnelken
(Dianthus plumarius)

wachsen in jedem Garten und auf dem Balkon; ideal sind sie als Polsterpflanzen im Steingarten.
Die beliebte Schnittblume gibt man wegen ihres Dufts gerne in Kräuterkissen.

Feldthymian
(Thymus serpyllum)

ist ein ausdauerndes Gewächs, das von Mai bis September blüht. Von der schutzwürdigen Pflanze wird im Juni und August das Kraut gesammelt. Feldthymian kommt in ganz Europa und Asien vor und wird von alters her als Heilmittel benutzt.
Die zur Zeit der Vollblüte geernteten Pflanzenteile werden im Schatten getrocknet und in geschlossenen Behältern, ohne andere Pflanzen zuzugeben, aufbewahrt.
In der Heilkunde gilt Feldthymian als stark antiseptische Pflanze. Man verwendet ihn zur Herstellung von Zahncremes. Der Extrakt der Pflanze wird gegen Keuchhusten, bei Katarrhen der oberen Atemwege und bei Magen- und Darmbeschwerden gegeben.
Bäder aus Feldthymian sollen nervenstärkend wirken und eitrige Wunden heilen.

Fenchel
(Foeniculum vulgare)

wird auch Langer Kümmel oder Fenikel genannt. Die zwei- bis mehrjährige Pflanze blüht von Juli bis September, die Früchte werden im August und im September gesammelt. Danach werden sie getrocknet und gut verschlossen gelagert. Fenchel ist in der Küche sehr beliebt als Würzkraut zu Fisch.
Man kann ihn leicht im Garten ziehen. Fenchel stammt ursprünglich aus dem Mittelmeerraum.
Er ist schon seit vielen Jahrtausenden bekannt. Im Mittelalter entdeckte man neben seiner Wirksamkeit gegen Blähungen auch die Heilkräfte des Fen-

Fenchel

chels gegen Husten. In der Volksmedizin gibt man Fenchel heute zur Lösung von Krämpfen, zur Milderung von kolikartigen Schmerzen und gegen hartnäckige Verstopfungen. Wissenschaftlich wird Fenchel zur Schleimlösung in den Atemwegen ausdrücklich empfohlen. Innerlich wendet man Fenchel als Tee an; äußerlich nimmt man Fenchelwasser (das aus dem ätherischen Öl der Pflanze hergestellt wird) als Augenspülung bei Bindehautentzündung und gegen Augenmüdigkeit.
✳ ACHTUNG: Fenchel gehört in die Familie der Doldengewächse, von denen es viele giftige Arten gibt. Wenn Sie ihn in der freien Natur sammeln wollen, müssen Sie sicher sein, daß Sie die Pflanze gut kennen!

Fettkraut
(Pinguicula vulgaris)

ist eine ausdauernde, fleischfressende Pflanze, die von Juni bis Juli blüht. Das Kraut des schutzwürdigen Fettkrauts wird in dieser Zeit geerntet. Man trocknet es an einer luftigen Stelle. Die Inhaltsstoffe sollen in der Volksheilkunde gegen Krämpfe, hartnäckigen Husten, Asthma und Entzündungen der Bronchien helfen. Die frischen Blätter dagegen werden auf schlecht heilende Wunden aufgelegt.

Fichte
(Picea abies)

ist ein bei uns weitverbreiteter Nadelbaum.
Die Knospen helfen gegen vielerlei Erkrankungen, z. B. bei Husten oder rauhem Hals, und dienen zur Desinfektion der Mundhöhle. Ein Absud aus Fichtenknospen wird in der Volksmedizin gegen Entzündungen, Wunden und Brandverletzungen als Umschlag empfohlen.

Frauenmantel
(Alchemilla vulgaris)

wird auch Löwenfuß, Taumantel, Aschnitz oder Sinau genannt. Die ausdauernde Pflanze wächst in ganz Europa auf eher feuchten und schattigen Wiesen. Zu Beginn der Blütezeit, die von Mai bis September dauert, sammelt man die Blätter und trocknet sie.
Der Name des Heilkrauts deutet schon auf seine Verwendung in der Volksmedizin hin: Der bitter schmeckende Tee gilt als zusammenziehend, d. h. er wirkt blutstillend. Er wird deshalb hauptsächlich bei Frauenleiden wie starken Periodenblutungen und Blutungen nach der Geburt eingesetzt; er soll aber auch harntreibend und blutreinigend sein und außerdem gegen Durchfall und bei Magen-Darm-Erkrankungen helfen. Den Tee bereitet

Frauenmantel

man aus drei Teelöffeln des getrockneten Krauts auf eine Tasse Wasser; davon trinkt man täglich zwei bis drei Tassen warm.

· ·

Galgant
(Alpinia galanga)

wird auch Galangawurzel, Galgant-Alpinie oder Thai-Ingwer genannt.
Die Galgantwurzel ist ein ausdauerndes Gewächs. Man erntet die Wurzeln und trocknet sie.
In der Heilkunde werden sie vor allem als magenstärkendes Mittel verwendet.

· ·

Gänseblümchen
(Bellis perennis)

wird auch Gänseliese, Maßliebchen, Monatsblümchen, Marienblümchen oder Tausendschön genannt. Es blüht von April bis Oktober, die Blütenkörbe werden von April bis September gesammelt und dann getrocknet. Die ausdauernde Pflanze ist überall zu finden. In der Volksmedizin wird das Gänseblümchen bei Katarrhen der Atemwege und zur Erleichterung des Abhustens verordnet. Ein Aufguß aus zwei Teelöffeln Gänseblümchen in einer Tasse Wasser (20 Minuten ziehen lassen, zwei bis vier Tassen täglich trinken) soll jedoch auch bei Magen- und Darmkatarrh sowie Durch-

Gänseblümchen

fall helfen. Die Blüten verbessern das Aussehen von Teegemischen. Äußerlich werden Umschläge und Bäder aus Gänseblümchen gegen Entzündungen, blutende Wunden, Blutergüsse, Geschwüre und Ausschläge verwendet. Hierbei kann auch der Absud aus den grünen Blättern der Pflanze helfen.

Gänsefingerkraut
(Potentilla anserina)

oder Krampfkraut ist eine ausdauernde Pflanze. Das Kraut wird während der Blüte von Mai bis Juli gesammelt, die Wurzelstöcke sammelt man im März oder im Oktober. Man trocknet das Kraut im Schatten, im Luftzug, unter mehrfachem Wenden. In der Volksmedizin verordnet man Gänsefingerkraut bei Magen- und Darmkatarrh, bei starken Durchfällen und bei Koliken. Auch in der Frauenheilkunde wird Gänsefingerkraut gegeben, wenn starke Blutungen auftreten. Den Tee (aus zwei Teelöffeln Gänsefingerkraut, die mit einer Tasse Wasser überbrüht werden) sollte man zwei- bis dreimal täglich trinken. Außerdem wendet man das Gänsefingerkraut als Absud in Bädern an oder als Gurgelmittel bei Schmerzen von Zahnfleisch und Zähnen. Auch gegen Hautausschläge und Ekzeme soll es helfen.

Gamander
(Teucrium chamaedrys)

ist ein Halbstrauch, der von Juli bis August blüht. Das Kraut wird in dieser Zeit bei trockenem, sonnigem Wetter gesammelt und an einem gut durchlüfteten Ort getrocknet.
In der Volksmedizin gilt Gamander als Mittel zur Anregung des Appetits und der Magentätigkeit. Gegen Durchfälle soll Gamander ebenfalls helfen. Zwei Tassen eines Aufgusses (zwei Teelöffel Gamander in einem Liter Wasser) sollten stets vor dem Essen getrunken werden. Äußerlich wendet man Gamander für Bäder und als Umschlag für schlecht heilende Wunden und gegen Hämorrhoiden an. Verwandt ist der Bittere Gamander *(Teucrium amarum)*, der nachweislich galletreibend und krampflösend wirkt.

Geißraute
(Galega officinalis)

ist ein dauerhaftes Kraut; es wird während der Blüte von Juni bis August gesammelt. An einer schattigen und luftigen Stelle wird es dann getrocknet.
Die Pflanze stammt ursprünglich aus Süd- und Osteuropa sowie Westasien. Man kann – wenn man schon ältere Pflanzen hat – mehrmals im Jahr ernten. In der Volksmedizin wird

Geißraute eingesetzt, um den Blutzuckerspiegel zu senken. Sie hat eine leicht harn- und schweißtreibende Wirkung.

Auch als Hustenmittel wird Geißraute verordnet: Von einem Aufguß von 30 bis 60 Gramm Geißraute auf einen Liter Wasser sollten dann täglich zwei bis drei Tassen getrunken werden. Außerdem wird Geißraute Salben zugesetzt, die die Vernarbung von Hautdefekten beschleunigen.

Gelbwurz
(Curcuma longa)

ist eine Staude, die in Südindien beheimatet ist.

Man verwendet die Wurzeln schon seit dem Altertum, auch bei uns. Hildegard von Bingen nannte die Gelbwurz in ihren Rezepten auch Zittwerwurzel.

Giersch
(Aegopodium podagraria)

wird auch Geißfuß genannt. Im lateinischen Namen steckt ein Hinweis darauf, daß dieses »Gartenunkraut« in früherer Zeit ein geschätztes Gichtmittel war: Podagra ist eine alte Bezeichnung für Gicht.

Die Pflanze blüht von Mai bis Novem-

Giersch

ber; man sammelt die Blätter und macht daraus einen Tee, der gegen Rheuma helfen soll.

Giersch wächst in fast jedem Garten. In der Volksmedizin wendet man Giersch auch äußerlich an: Zerquetschte Blätter werden zur Schmerzlinderung auf die Gichtknoten gelegt. Auch ein Gemüse aus frischen Gierschblättern soll den Gichtpatienten Linderung bringen.

✳ ACHTUNG: Giersch gehört zu den Doldengewächsen, von denen es viele giftige Sorten gibt. Beim Sammeln in freier Natur bitte unbedingt darauf achten, daß man die richtige Pflanze erntet!

Ginseng
(Panax ginseng)

wird auch die »Königin der tonischen Mittel« genannt. Die Pflanze kommt aus Asien zu uns und ist in Apotheken und Reformhäusern erhältlich.
In der Volksmedizin ist er ein Mittel gegen vielerlei Beschwerden: Ginseng beruhigt oder regt das zentrale Nervensystem an, er stärkt die Abwehrkräfte gegenüber geistigem und körperlichem Streß, wirkt antidepressiv und bei Schwäche belebend.

Goldrute
(Solidago virgaurea)

heißt auch Wundkraut. Sie ist eine ausdauernde Pflanze, die von August bis Oktober blüht; das Kraut kann man von August bis September sammeln. Es wird so schonend getrocknet, daß es Farbe und Geruch nicht verliert. Die stattlichen Stauden der Goldrute kann man leicht selbst im Garten anpflanzen.
Bei den alten Germanen soll Goldrute als Wundkraut verwendet worden sein. Seit dem Mittelalter ist sie als Blasen- und Nierenmittel bekannt. In der Volksmedizin werden Tees aus Goldrute heute noch für die Frühjahrs- und Herbstkur verordnet. Auch bei Rheuma und Gicht soll sie lindernd wirken. Wissenschaftlich wird Goldrute

zur Erhöhung der Harnmenge bei Entzündungen von Blase und Niere empfohlen.

Gundermann
(Glechoma hederacea)

wird auch Gundelrebe genannt. Die ausdauernde Pflanze blüht von Mai bis Juli; in dieser Zeit sammelt man das Kraut. Es wird in dünnen Schichten an schattigen Plätzen getrocknet. Gundermann wird als Heilmittel schon seit dem 12. Jahrhundert angewendet. In der Volksmedizin verordnet man Gundermann zur Behandlung von Durchfällen und Magenkatarrh. Er soll aber auch beim Abhusten, bei Lungenerkrankungen und bei asthmatischen Anfällen hilfreich sein. Ein Aufguß (zwei Teelöffel pro Tasse Wasser, zwei bis drei Tassen täglich) soll den Appetit fördern und den Stoffwechsel im Körper anregen. Außerdem wendet man Gundermann als Gurgelmittel an, und Bäder mit Gundermannzusatz sollen bei Hautkrankheiten helfen.

Habichtskraut
(Hieracium pilosella)

wird auch Felsenblümle, Kleines Habichtskraut, Mausöhrlein oder Nagelkraut genannt. Die Pflanze blüht von

Mai bis Oktober; man sammelt das Kraut und trocknet es.
In der Heilkunde setzt man Habichtskraut gegen Magen- und Darmbeschwerden oder auch als Augenwasser ein.

Hafer
(Avena sativa)

wird auch Saathafer genannt. Die einjährige Pflanze blüht im Juli; das Korn wird – ebenso wie das Stroh – im August und September geerntet.
Für Heilzwecke verwendet man hauptsächlich die Körner, manchmal auch das Stroh. Wir alle kennen Haferflocken und Haferschleim, die als Schonkost bei vielerlei Magenbeschwerden verordnet werden. Früher jedoch wurde Hafer in der Volksmedizin auch in Form von Tropfen, von Tees und als Bad genutzt. Appetitanregend soll ein Tee wirken, den man aus zwei bis drei Löffeln Haferflocken pro Tasse Wasser zubereitet (dreimal täglich). Er wirkt auch gegen Hals- und Brustschmerzen und ist kräftigend bei geistiger Erschöpfung, bei Nervosität und Schlaflosigkeit.
Äußerlich wendet man Bäder aus Haferheu an. Sie helfen bei rheumatischen Schmerzen, Ischias, Lähmungen und Leberkrankheiten. Ein Absud heilt Ekzeme, Erfrierungen und die Krätze.

Hagebutten
(Rosa canina)

kommen vom Strauch der Heckenrose. Sie wird auch Hunds-, Hain-, Wilde Heiderose, Hagrose, Hiefenstrauch oder Heinzerlein genannt und ist die Urform der vielen verschiedenen Zuchtrosen, die wir in unseren Gärten kennen. Die Heckenrose blüht im Juni und im Juli an Waldrändern und Gebüschen, in denen ihre dornigen Zweige oft ein dichtes Gestrüpp bilden. Ihre roten, länglichen Früchte, die Hagebutten, sammelt man von September an bis in den Oktober hinein. Man trocknet sie dann in dünnen Schichten sehr schonend und lagert sie trocken ein, bewahrt sie jedoch nicht länger als ein Jahr auf. Hagebutten wurden von den Menschen schon in grauer Vorzeit gesammelt.
Am bekanntesten ist in der Volksmedizin der Hagebuttentee. Man trinkt ihn vorbeugend, denn er erhöht die Widerstandskraft gegen Infektionskrankheiten, unterstützt die Blutbildung und hat eine schwach harntreibende und abführende Wirkung. Hagebuttentee hat sich ausgezeichnet bei Erkältungskrankheiten bewährt.
Außerdem wendet man einen Absud von Hagebutten bei Zahnfleischbluten und Zahnschmerzen an. Frische Früchte verarbeitet man zu Mus, Marmelade und Gesundheitswein – sie sollen den Appetit anregen.

Haselnuß
(Corylus avellana)

ist bei uns in vielen Gärten, aber auch im Wald zu finden. Der Haselnußstrauch blüht im Februar und März. Die Blätter sammelt man von Mai bis August, die Rinde im März, die Früchte von September bis Oktober.

Die Blätter pflückt man bei sonnigem Wetter, die Rinde wird von jungen Zweigen geschält. Beides trocknet man an einem luftigen Platz.

In der Heilkunde kann man die Haselnußpflanze für harntreibende Tees verwenden; auch bei Kreislaufstörungen und sogar Krampfadern sollen die Inhaltsstoffe der Pflanze lindernd wirken.

Hauhechel

Hauhechel
(Ononis spinosa)

heißt mit vollem Namen Dornige Hauhechel, ist aber auch als Heudorn oder Stachelkraut bekannt. Die Pflanze wächst bevorzugt auf trockenen, steinigen Wiesen und Abhängen und ist mehrjährig. Von Mai bis in den Herbst hinein blüht sie zartrosa; für Heilzwecke sammelt man im Frühjahr und Herbst die Wurzeln und trocknet sie.

Tee aus der Hauhechelwurzel wird seit alten Zeiten zur Förderung des Harnflusses eingesetzt – die harntreibende Eigenschaft ist auch wissenschaftlich bestätigt. Daher findet man Hauhechelwurzel als Bestandteil vieler Nieren-, Blasen- und Blutreinigungstees. Für den Tee nimmt man zwei Teelöffel getrocknete Wurzel auf eine Tasse Wasser und läßt die Mischung mehrere Stunden kalt ziehen, bevor man sie aufkocht und abseiht. Morgens trinkt man nüchtern ein bis zwei Tassen lauwarm.

✳ ACHTUNG: Großmutter wußte, daß die harntreibende Wirkung nur von kurzer Dauer ist. Deshalb nach drei Tagen mit der Einnahme des Tees aussetzen!

Heidekraut
(Calluna vulgaris)

wird auch Besenheide genannt. Der
immergrüne, kriechende Strauch blüht
von August bis Oktober; die Blüten
sammelt man, ebenso wie das Kraut,
von August bis September. Ausgebreitet wird das Sammelgut dann im
Schatten getrocknet. In der Volksmedizin wird Heidekraut gegen Entzündungen (vor allem der Harnwege) verordnet. Es hat sich auch bei Nierenleiden bewährt. Ein Tee aus Heidekraut (ein Teelöffel auf zwei Tassen
Wasser, zwei- bis dreimal täglich eine
halbe Tasse trinken) soll auch gegen
Rheuma helfen.

Heidelbeeren

Heidelbeeren
(Vaccinium myrtillus)

oder Blaubeeren sind niedrige Halb-
sträucher mit kriechenden Stengeln.
Sie blühen im April und im Mai; die
Blätter werden von Juni bis Oktober
gesammelt, die Früchte erntet man
von Juli bis September. Die Blätter
dürfen beim Sammeln nicht beschä-
digt werden, sie müssen in dünnen
Schichten trocknen. Getrocknete Heidelbeeren sind ein probates Mittel
gegen Durchfälle. In der Volksmedizin
werden Heidelbeeren auch gegen
Zuckerkrankheit eingesetzt. Dies ist jedoch wissenschaftlich nicht gesichert.

Anerkannt wird lediglich die Wirksamkeit der Beeren bei akuten Durchfall-
erkrankungen.
✳ ACHTUNG: Heidelbeerblätter sollten
Sie nicht verwenden. Sie können bei
längerer Anwendung zu chronischer
Vergiftung führen!

Herzgespann
(Leonurus cardiaca)

heißt auch Löwenschwanz und ist ein
ausdauerndes Kraut, das ursprünglich
aus Sibirien stammt. Es blüht von Juni
bis Oktober und wird von Juni bis
September gesammelt. Man erntet die
Pflanze sehr sorgfältig mehrmals im

Jahr, wenn sie in voller Blüte steht. Schonend wird sie dann getrocknet. In der Volksmedizin wird Herzgespann gegen nervöse Leiden verordnet. Auch bei Herznervosität, Störungen des Herzrhythmus und zu hohem Blutdruck soll es helfen.

✳ ACHTUNG: Herzgespann zählt zu den geschützten Pflanzen!

Heublumen
(Flores graminis)

nennt man das Gemisch von Blütenteilen, Samen, kleineren Blatt- und Stengelstückchen verschiedener Gräser und Wiesenblumen, die bei der Heulagerung in der Scheune zurückbleiben. Gesammelt werden sie im Frühjahr auf dem leeren Heuboden. Neben typischen Wiesengräsern wie Quecke, Trespe, Wiesenlolch oder Wiesenschwingel findet man die Bestandteile zahlreicher anderer Wiesenpflanzen. Die heilende Wirkung der Heublumen war lange Zeit nicht anerkannt; Pfarrer Kneipp jedoch war von ihr überzeugt. Heute kann man Heublumen auch in der Apotheke kaufen. In der Volksmedizin gelten Heublumen als Mittel gegen Schmerzen; sie sollen beruhigend wirken, die Muskulatur entspannen, die Durchblutung steigern und den Gewebestoffwechsel erhöhen. Heublumen werden äußerlich als Bäder angewendet; aber auch Heublumen-

wickel oder Heublumenhemden sind bekannt. Sie sollen die Abwehrkräfte des Körpers erhöhen und werden bei grippalen Infekten benutzt. Auch bei Rheuma hat man mit Heublumen schon Erfolge erzielt. Selbst bei chronischen Hautleiden, bei Magen-, Darm-, Blasen- und Nierenbeschwerden können Heublumenauflagen oder Voll- und Teilbäder helfen.

Himbeere
(Rubus idaeus)

ist ein zweijähriger Strauch, der im Juni blüht und von Juli bis August Früchte trägt. Blätter und Früchte

Himbeere

erntet man von Juni (Blätter) bis August.

In der Volksmedizin verwendet man die getrockneten Blätter.

Sie sollen als Tee oder Teegemisch (ein bis drei Eßlöffel auf eine Tasse Wasser) zur Behandlung von Magenbeschwerden und zur Unterstützung von Harn- und Galleabsonderung hilfreich sein. Gemischt mit Kamille wirken Himbeerblätter gegen Blähungen bei Kindern.

Hirtentäschel
(Capsella bursa-pastoris)

ist ein ein- oder zweijähriges Kraut. Es blüht von April bis November, gesammelt wird es von Mai bis Juli. Man erntet den blühenden oberirdischen Sproß und trocknet ihn in dünnen Schichten. Danach muß man Hirtentäschel in geschlossenen Behältern aufbewahren. In der Volksmedizin wird Hirtentäschel eine blutstillende und zusammenziehende Wirkung zugeschrieben. Man gab es zum Stillen von Magen-, Gebärmutter- und Lungenblutungen. Hirtentäschel wirkt auch harntreibend.

Äußerlich wendet man Hirtentäschel zur Waschung von Wunden, Hautausschlägen und Brandekzemen an.
✳ ACHTUNG: In höheren Dosen ist Hirtentäschel giftig!

Hohlzahn
(Galeopsis segetum)

ist eine einjährige Pflanze, die ursprünglich überall in Westeuropa vorkam. Sie blüht von Juli bis August, das Kraut wird in diesem Zeitraum auch gesammelt und getrocknet.

Hohlzahn gilt als gute Honigpflanze. Für Heilzwecke wurde Hohlzahn schon in der Antike gezüchtet, im Mittelalter nahm man die Pflanze vor allem zur Behandlung von Wunden, Schwellungen und Tuberkulose.

Heute wird Hohlzahn in der Volksmedizin als Teepräparat für Brusttees, bei Husten und Keuchhusten, aber auch zur Appetitanregung, zur Verbesserung der Verdauung und zur Heilung von Blutarmut gegeben.

Holunder
(Sambucus nigra)

wird auch Holler genannt. Der Schwarze Holunder ist in ganz Europa, Asien und Nordafrika allgemein verbreitet und, gerade in der Nähe von Häusern, ein häufig anzutreffender Strauch. Er blüht von Juni bis August in duftenden, schirmförmigen Trugdolden; die Blüten werden im Juni gesammelt, die Früchte reifen im August und im September.

Die Blütenstände werden insgesamt getrocknet, danach erst löst man die

Holunder

Hopfen
(Humulus lupulus)

kennt man als einen der wichtigsten
Zusätze beim Bierbrauen. Er blüht
von Juli bis September, die »Zapfen«
werden im August und im September
geerntet. Hopfenkulturen bestehen
bis zu 30 Jahre lang in Dauerkulturen.
Die Pflanze soll aus Osteuropa stammen, ist aber seit mehr als 1100 Jahren über ganz Mitteleuropa verbreitet.
Für Heilzwecke trocknet man die
Zapfen und gewinnt danach durch
Sieben die Hopfendrüsen, das Lupu-
lin. Dieses wird in dunklen, geschlossenen Behältern aufbewahrt. Im Mittelalter verordnete man Hopfen nicht
nur als Beruhigungsmittel, sondern
vor allem als Arznei gegen Leber-
und Gallenleiden, als Magen- und
als Abführmittel.
Hopfen schmeckt würzig und bitter.
In der Volksmedizin wendet man ihn
heute gegen Appetitlosigkeit, bei
Magenschwäche und bei nervösen
Magenbeschwerden an. Auch gegen
Schlafstörungen, nervöse Unruhe
und Überreiztheit der Nerven soll er
wirken.
Man trinkt einen Tee aus einem Teelöffel Hopfen auf eine Tasse Wasser,
am besten vor dem Schlafengehen.
Dies wird auch von Wissenschaftlern
empfohlen. Äußerlich wendet man
Hopfen als Badezusatz und als Schlafkissen zur Beruhigung an.

Blüten von den Stengeln und lagert
sie trocken in geschlossenen Behältern. Holunder kann man leicht im
Garten anpflanzen.
In der Volksmedizin spielt der Holunder seit Menschengedenken eine
wichtige Rolle. Mit seinem Tee behandelt man Rheuma und Gicht; ein
»Fliedertee« aktiviert die körpereigenen Abwehrkräfte und wird auch bei
Hautunreinheiten verwendet.
Wissenschaftlich sind keine besonderen Wirkstoffe bekannt, doch wird
Holunder als schweißtreibendes Mittel
bei fieberhaften Erkältungskrankheiten
empfohlen.

Huflattich
(Tussilago farfara)

wird auch Bachblümlein oder Tabak-
kraut genannt. Man sammelt die Blüten im März und im April, die Blätter
etwas später, nämlich von Mai bis Juli.
Huflattich gilt als Unkraut und wächst
überall.
Schon seit alters wird er als Heilpflanze angewandt, und zwar als Mittel zur
Stillung von Hustenanfällen. Von dieser Eigenschaft zeugt auch der Gat-
tungsname: »tussis« bedeutet Husten.
Huflattich wird in der Volksmedizin
meist als schleimlösendes Mittel in
Brusttees gemischt. Äußerlich wendet
man ihn in Bädern und Umschlägen

Huflattich

an; sie sollen schwer heilende Wunden sowie Hautgeschwüre und Ausschläge lindern. Frische, gewaschene
Huflattichblätter werden auf Geschwül-
ste und rheumatische Gelenke gelegt.

Immergrün
(Vinca minor)

ist ein giftiges, halbstrauchiges Kraut.
Es blüht von April bis Mai. Der Heilkundige sammelte Immergrün von
April bis Juni – die grünen Triebe wurden im Schatten getrocknet. In der
Pflanze hat man Wirkstoffe zur Heilung von Geschwülsten und Hyper-
tonie entdeckt.
✳ ACHTUNG: Man darf diese Pflanze
auf keinen Fall für die Selbstbehand-
lung einsetzen!

Ingwer
(Zingiber officinale roscoe)

ist eine tropische Pflanze, die es bei
uns mittlerweile überall auch frisch zu
kaufen gibt. Er wird heute in Indien,
Afrika, China und vielen anderen tro-
pischen Ländern angebaut.
Schon in den uralten Sanskritschriften
Indiens wird seine Heilkraft gelobt.
Auch als Aphrodisiakum soll Ingwer
sich erwiesen haben.
Bei uns ist Ingwer in der Heilkunde

Ingwer

als bewährtes Magenmittel bekannt. Die Wissenschaft hat mittlerweile bewiesen, daß Ingwer mehr als drei lebenswichtige Enzyme enthält.

Isländisches Moos
(Cetraria islandica)

wird auch Lungen-, Husten- und Fiebermoos genannt. Es ist eigentlich kein Moos, sondern eine Flechte, die man das ganze Jahr über sammeln kann. Die beste Zeit dafür ist jedoch von April bis September. Seit dem 17. Jahrhundert ist Isländisches Moos als Heilpflanze bekannt. In der Volks-

medizin wird es vor allem gegen Lungen- und Bronchialleiden eingesetzt. Bei Reizhusten hilft ein Tee aus Isländischem Moos; die Tagesdosis sollte aber nicht mehr als einen Teelöffel betragen. Auch bei Gastritis, Appetitlosigkeit und Schwächezuständen ist Isländisches Moos wirksam. Wissenschaftlich erwiesen ist, daß die Flechte den Reiz bei Katarrhen der oberen Atemwege mildert.

Äußerlich wird Isländisches Moos gegen Hautunreinheiten angewendet: Man legt Packungen aus der Heilpflanze auf die betroffenen Stellen.

Johanniskraut
(Hypericum perforatum)

wird auch Tüpfelhartheu genannt. Das Kraut wächst an trockenen Hängen, auf Wiesen und Weiden und wird während der Blüte im Juli und im August gesammelt. Man sollte beim Sammeln darauf achten, daß die Pflanze in voller Blüte steht. Sie wird dann zu Garben gebunden und im Schatten bei Zugluft getrocknet. Man kann die Pflanze, die goldgelb blüht, gut im Garten halten. Johanniskraut ist seit langem als Heilkraut bekannt: Schon Paracelsus verordnete es gegen Ängste und böse Träume.

In der Volksmedizin wird vor allem Tee aus Johanniskraut verwendet. Er soll gegen leichte Depressionen,

Johanniskraut

(Schwarze) Johannisbeere
(Ribes nigrum)

ist ein Strauchgewächs. Sie blüht von April bis Juni; die Blätter sammelt man von Juni bis August, die Früchte werden von Juli bis August geerntet. Die Pflanze stammt ursprünglich aus Asien, ist aber seit langem auch bei uns eine beliebte Gartenpflanze. In der Volksmedizin verwendet man die getrockneten Blätter als Tee. Er soll gegen Rheumatismus und Durchfälle helfen und unterstützt den Stoffwechsel. Bei Frühjahrskuren wird Johannisbeerblattee deshalb gerne getrunken. Ein Absud aus 30 Gramm Blättern auf

gegen Streßreaktionen und gegen Schlafstörungen helfen. Man macht sogar Teekuren von vier bis sechs Wochen Dauer. Wissenschaftlich ist Johanniskraut als Beruhigungsmittel anerkannt.

Außerdem verwendet man Johanniskraut in Oliven- oder Sonnenblumenöl: Dieses Öl soll Brandwunden, Sonnenbrand und Hämorrhoiden heilen.

✳ **ACHTUNG:** Nach einer Teekur mit Johanniskraut können vor allem hellhäutige und rotblonde Menschen empfindlich auf Licht reagieren. Pralle Sonne und Solarium daher meiden!

Rote Johannisbeere

einen Liter Wasser (täglich zwei bis drei Tassen schluckweise trinken) soll gegen Nierenbeschwerden helfen. Auch die Beeren sind gesund: Sie haben einen sehr hohen Vitamin-C-Gehalt.
Die Abwehrkräfte des Körpers werden durch heißen Johannisbeersaft gestärkt.

Kalmus
(Acorus calamus)

wird auch Acker- oder Magenwurz genannt. Er ist eine mehrjährige Pflanze, ein Sumpfkraut, das im Juni und im Juli blüht; die Wurzelstöcke sammelt man im März und im November. Die Wurzeln werden aus dem Grund von Bächen und Teichen ausgegraben, gesäubert, geschält und dann vorsichtig getrocknet. Kalmus ist sehr aromatisch und brüchig: Er muß deshalb in geschlossenen Behältern gelagert werden. Ursprünglich stammt der echte Kalmus aus Indien. Im 16. Jahrhundert gelangte er nach Wien, von da aus nach ganz Mitteleuropa. Von alters her wird er als Heil- und Gewürzpflanze genutzt.
In der Volksmedizin wird er zur Beseitigung von Verdauungsstörungen, zur Magensaftsekretion und zur Linderung von Verdauungsbeschwerden verordnet. Äußerlich angewendet bewirkt Kalmus eine starke Durch-

blutung; in Bädern ist er als Nervenstärkung wirksam.

Kamille
(Matricaria chamomilla)

ist ein einjähriges Kraut, dessen Blütezeit in den Monaten Mai bis Juni liegt; in dieser Zeit sammelt man die Blütenkörbe. Drei- bis viermal jährlich kann man bei schönem Wetter ernten; die Blüten werden dann an gut belüfteten Stellen im Schatten getrocknet. Kamille kann man im Garten und auf dem Balkon gut anpflanzen. Sie ist

Kamille

schon seit alters als wichtige Heilpflanze bekannt. In der Volksmedizin wendet man sie als entzündungshemmendes, desinfizierendes und schweißtreibendes Mittel an. Wissenschaftlich bestätigt ist die wohltuende Wirkung der Kamille bei Magen- und Darmbeschwerden. Bei Erkältungskrankheiten und gegen Durchfälle wird Kamillentee gereicht.

Äußerlich wendet man die Pflanze in Umschlägen und Bädern an, die bei schlecht heilenden Wunden, bei Hautausschlägen und Wundstellen helfen. Auch zur Spülung von Mund und Augen leistet die Kamille wertvolle Dienste.

Kapuzinerkresse
(Tropaeolum majus)

ist ein ausdauerndes Kraut, das von Mai bis Oktober blüht. Die Samen werden von Juni bis Oktober gesammelt. Ursprünglich stammt die Kapuzinerkresse aus Peru und kam erst im 17. Jahrhundert nach Europa. Hier hat sie sich allerdings schnell verbreitet und ist heute in vielen Gärten zu finden. Ihre Heilwirkung wurde erst spät bekannt.

In der Volksmedizin wird Kapuzinerkresse bei Entzündungen der Bronchien und der Harnwege verordnet. Der frische Pflanzensaft (ein bis zwei Eßlöffel täglich) hat dieselbe Wirkung wie Tabletten aus Kapuzinerkressesamen, die man in Reformhäusern und Apotheken kaufen kann. Im Frühling kann man Blätter und Blüten der Pflanze als Salat essen.

Katzenminze
(Nepeta cataria)

heißt auch Englische Melisse und ist eine mehrjährige Pflanze. Sie blüht von Juni bis August. Das Kraut wird in diesem Zeitraum gesammelt. Es wird bei trockenem, sonnigem Wetter geschnitten; die verholzten Teile sondert man aus und trocknet das restliche Kraut dann an einer gut belüfteten Stelle. Danach bewahrt man es in einem gut verschließbaren Gefäß auf. Die Katzenminze hat ihren Namen daher, daß ihr durchdringender Duft Katzen ganz besonders anzieht. Früher wurde die Pflanze auch in Landgärten gezüchtet, da man glaubte, ihr Geruch vertreibe Schlangen.

In der Volksmedizin gibt man Katzenminze vor allem zur Heilung von nervösen Störungen und Migräne, denn sie wirkt beruhigend. Auch die Verdauung soll durch sie gefördert werden. Vom Tee aus Katzenminze (zehn Eßlöffel auf einen Liter Wasser, 20 Minuten ziehen lassen) sollte man täglich zwei bis drei Tassen trinken.

Katzenpfötchen
(Antennaria dioeca)

hat viele weitere Namen, u. a. Hasen-
pfötlein und Mausöhrlein. Es wächst
an sonnigen, trockenen Stellen und
blüht von Mai bis Juli.
In diesen Monaten sammelt man die
Blüten und trocknet sie sorgfältig im
Schatten. Die Volksmedizin wendet
einen Tee von 10 bis 15 Gramm getrockneten Blüten auf eine Tasse Wasser zur Anregung des Galleflusses an;
man soll täglich zwei bis drei Tassen
davon trinken. Daneben ist Katzen-
pfötchentee ein altes Hausmittel
gegen Durchfall und Würmer.

Kerbel

Kerbel
(Chaerefolium cerefolium)

wird auch Kuchel- oder Suppenkraut
genannt. Mit seinen stark duftenden
Blättern ist er ein beliebtes, in der
Küche vielseitig verwendbares Gewürzkraut. Die zweijährige Pflanze
trägt im Mai und im Juni weiße Blüten.
Man kann die Pflanzen das ganze
Jahr hindurch sammeln. Kerbel läßt
sich gut im Garten oder auf dem Balkon ziehen; oft hat sich der Garten-
kerbel in der freien Natur ausgewil-
dert.
Schon seit dem Altertum ist Kerbel
als Mittel zur Blutreinigung bekannt.
In der Volksmedizin verordnet man

auch einen harntreibenden Tee aus
getrocknetem Kerbel. Frisch gepreßter
Kerbelsaft dagegen soll ein gutes
Stärkungsmittel sein.

Kiefer
(Pinus silvestris)

wird in manchen Gegenden auch Föh-
re genannt. Sie ist in unseren heimischen Wäldern, besonders auf den
sandigen Böden Norddeutschlands,
ein weitverbreiteter, anspruchsloser
Nadelbaum.

Kiefer

Zu Heilzwecken wird das Harz des Baumes in Verbindung mit Milch und Honig verwendet, um Husten zu lindern.

Klatschmohn
(Papaver rhoeas)

ist ein einjähriges Kraut, das von Mai bis September blüht. Die Blüten sammelt man zwischen Mai und August, und zwar in der Mittagszeit – unmittelbar, bevor sie sich entfalten. Danach trocknet man sie sehr schonend in dünnen Schichten im Schatten. Gelagert wird Klatschmohn in dunk-

len, gut verschließbaren Gefäßen. In der Volksmedizin wird Klatschmohn als leichtes Beruhigungsmittel verwendet. Auch gegen Reizhusten und Heiserkeit soll er helfen. Man trinkt einen Aufguß, der aus zwei Teelöffeln Klatschmohn pro Tasse Wasser bereitet wird.

Klette
(Arctium lappa)

ist eine zweijährige Pflanze; sie blüht zwischen Juli und September. Die Wurzeln werden in den Monaten März und April sowie September und Oktober gesammelt. Sie werden gründlich gesäubert, aufgeschnitten und dann vor dem Trocknen in kochendes Wasser getaucht: Sie behalten so ihre Wirkstoffe besser.
Die Klette wurde früher als harntreibendes Mittel, zur Blutreinigung und zur Heilung von Geschlechtskrankheiten verwendet.
In der Volksmedizin ist die Klette in Teegemischen enthalten, die man zur ergänzenden Behandlung der Zuckerkrankheit verordnet. Außerdem hat sie harn- und schweißtreibende Wirkung.
Äußerlich wird die Klette bei Hauterkrankungen als Absud angewendet. Ölextrakte dienen heute noch als haarwuchsförderndes Mittel.

Knoblauch
(Allium sativum)

ist ein ausdauerndes Kraut, das im Juli und im September blüht. Man erntet die Zwiebel im August. Der reife Knoblauch wird aus der Erde ausgerissen, getrocknet und dann trocken und frostfrei gelagert.

Die Heilkraft der Knoblauchzwiebel liegt vor allem in seiner blutdrucksenkenden Wirkung. In der Volksmedizin hat sich Knoblauch als stark antibiotische Pflanze bei Bronchialkatarrhen und bakteriellen Magen-Darm-Störungen bewährt. Knoblauchtee (aus etwa 30 Gramm gepreßtem Knoblauch, der in einem Liter Wasser gekocht und

dann warm über den Tag verteilt getrunken wird) fördert das Wohlbefinden. Äußerlich wird Knoblauch als Saft verwendet: Man reibt bei rheumatischen Beschwerden die stark schmerzenden Körperteile damit ein.

Königskerze

Königskerze
(Verbascum densiflorum)

wird auch Johanniskerze oder Wollkraut genannt. Bisweilen nennt man sie auch Wollblume. Sie ist eine stattliche, zweijährige Pflanze, die von Juni bis September blüht. In diesem Zeitraum sammelt man Blüten, Blätter und Wurzeln. Die Königskerze gibt

Knoblauch

es überall in Europa. Beim Sammeln der Blüten muß man darauf achten, daß dies nur bei sonnigem Wetter geschieht. Sie dürfen nicht gedrückt werden und müssen rasch im Schatten trocknen. In der Volksmedizin gilt die Königskerze als schleimlösend und harntreibend. Sie ist ein wesentlicher Bestandteil von Brusttees. Auch Krampfzustände können durch Königskerzenabsud gelöst werden: Man nimmt dafür einen Teelöffel Königskerzenblüten auf eine Tasse Wasser.
Äußerlich wird die Königskerze für Bäder und Umschläge gegen Unterschenkelgeschwüre und Hämorrhoiden angewendet.

Körnersteinbrech
(Saxifraga granulata)

wird auch Steinbrech genannt. Er ist eine mehrjährige Pflanze, die von Mai bis Juli blüht. Das Kraut sammelt man im gleichen Zeitraum. Es wird dann im Schatten getrocknet.
Schon im 12. Jahrhundert war Körnersteinbrech als Heilmittel bekannt. Damals verordnete man es vor allem als schleimlösendes und harntreibendes Mittel.
In der heutigen Volksheilkunde gibt man die Pflanze meist in Teegemischen.

Kohl
(Brassica alba)

wird vor allem wegen seiner Enzymhaltigkeit für Umschläge etc. gebraucht. Umschläge aus Kohlblättern kannte man schon im Altertum – sie sollten helfen, schlecht heilende Wunden und Geschwüre zu lindern.

Koriander
(Coriandrum sativum)

wird auch Wanzenkraut, Wanzendill oder Stinkdill genannt. Er ist ein einjähriges Kraut, das im Juni und Juli blüht und dessen Früchte im Juli und August geerntet werden. Man trocknet sie und bewahrt sie dann in gut verschlossenen Behältnissen auf. Bei uns kann man Koriander nur schlecht selbst ziehen – das Klima ist zu rauh. Koriander stammt aus dem östlichen Mittelmeerraum und aus Indien. Er war schon im alten Ägypten als Heil- und Opferpflanze bekannt. Die Korianderfrüchte enthalten ein ätherisches Öl, das nach alter Überlieferung gegen Blähungen und Völlegefühl helfen soll. In der Volksmedizin wird Koriander heute ebenfalls zur Stärkung von Magen und Darm verabreicht, aber auch zur Appetitanregung und zur Einschränkung von Blähungen. Die Wissenschaft hat diese Wirkungen bestätigt. Auch äußerlich läßt sich

Koriander

das ätherische Korianderöl anwenden: Es ist in Salben enthalten, die man auf rheumatische Gelenke und Muskeln aufträgt.

❋ ACHTUNG: Koriander gehört zu den Doldengewächsen, von denen es viele giftige Sorten gibt. Wenn man in der freien Natur sammelt, sollte man die Pflanze gut kennen!

Kornblumen
(Centaurea cyanus)

werden auch Roggenblumen genannt; sie kamen mit dem Getreideanbau aus ihren Ursprungsländern am Mittelmeer zu uns und waren jahrhundertelang von unseren Feldern nicht wegzudenken.

Die moderne Landwirtschaft hat sie fast verschwinden lassen. In den Monaten Juni und Juli sammelt man die Blüten der einjährigen Pflanze und trocknet sie anschließend.

Die Volksmedizin verwendet sie zur Herstellung eines Tees (ein Teelöffel der getrockneten Blüten auf eine Tasse Wasser), den man zu Augenspülungen und -umschlägen benutzt.

Krapp
(Rubia tinctorum)

wird auch Färberröte genannt. Die Wurzel des Krauts wird im September und im Oktober gesammelt, von Grünteilen befreit und dann in der Sonne getrocknet. Krapp ist eines der ältesten Färbemittel, das wir kennen. Er wurde bereits in vorchristlicher Zeit in Ägypten, Persien und Indien benutzt. Auch als Heilpflanze ist Krapp bekannt. Ursprünglich wurde er als Arznei gegen Durchfälle gebraucht, später dann als Medikament gegen alle möglichen Beschwerden.

In der Volksmedizin verwendet man ihn bei Nieren- und Blasenleiden und als Desinfektions- und Beruhigungsmittel. Der Tee aus der Krappwurzel schmeckt – auch wenn er hilft – nicht besonders gut. Deshalb reicht man diese Heilpflanze meist in pulverisierter Form in Kapseln.

Kreuzkraut
(Senecio vulgaris)

wird auch Baldgreis oder Grindkraut genannt.
Die Pflanze wächst als Unkraut an Wegen, Mauern und Dämmen.
In der Volksheilkunde setzte man sie zur Blutstillung und zur Senkung des Blutdrucks ein.

Kümmel
(Carum carvi)

wird auch Wiesenkümmel genannt. Er blüht im Mai und im Juni, die Früchte werden im zweiten Jahr im Juli und im August gesammelt. Sie müssen gründlich trocknen und werden dann trocken gelagert. Kümmel ist eine der ältesten Heilpflanzen überhaupt. Er wird schon in einer Schriftrolle aus dem alten Ägypten erwähnt – vor etwa 3500 Jahren.
Als Gewürz ist Kümmel heute genauso wertvoll wie als Heilpflanze. In der Volksmedizin gilt Kümmel als Mittel zur Anregung der Verdauungsorgane; er unterdrückt Krämpfe. Kümmel wird gemahlen als Pulver oder in ganzen

Kümmel

Früchten gekaut. Wissenschaftlich empfohlen wird Kümmeltee bei Magen- und Darmbeschwerden sowie nervösen Herz- und Magenbeschwerden. Ein Aufguß aus zwei Teelöffeln Kümmel und einer Tasse Wasser sollte zwei- bis dreimal täglich getrunken werden. Man kann auch Kümmelöl (ein bis drei Tropfen auf ein Stück Zucker) nehmen.
✳ **ACHTUNG:** Kümmel gehört zur Familie der Doldengewächse – es gibt viele giftige Doldenarten. Wenn Sie die Pflanze nicht gut kennen, sollten Sie wilden Kümmel auf keinen Fall selbst sammeln!

Kürbis
(Curcurbita pepo)

ist eine einjährige Pflanze, die man selbst im Garten anbauen kann. Es gibt viele unterschiedliche Kürbisarten. Sie stammen ursprünglich aus Mittelamerika.

Für Heilzwecke werden die Samen entnommen und schnell in der Sonne getrocknet.

Kürbiskerne gelten in der Volksheilkunde immer noch als probates Mittel gegen Darmparasiten.

Labkraut
(Galium verum)

wird auch Herrgottsstroh oder Magerkraut genannt. Die mehrjährige Pflanze blüht von Juni bis August. Das Kraut wird in dieser Zeit gesammelt, an einem luftigen Standort ausgebreitet und in der Sonne getrocknet. Man kann es auch in Garben zusammenbinden und aufgehängt trocknen. Labkraut wächst überall in Europa. Es riecht unangenehm und schmeckt bitter. Früher wurde es bei der häuslichen Käsezubereitung verwendet; es enthält ein Enzym, das die Eiweißgerinnung der Milch bewirkt. In der Volksmedizin gibt man Labkraut vor allem wegen seiner harntreibenden Wirkung. Der Tee aus ein bis zwei Eßlöffeln Kraut in einem Liter Wasser

sollte über den ganzen Tag verteilt getrunken werden. Er mildert krampfartige Anfälle und regt die Harnausscheidung an. Äußerlich dient der Absud zur Zubereitung von Bädern und Umschlägen: Er hilft bei schlecht heilenden Wunden, bei Ausschlägen und Geschwürerkrankungen.

Lärche

Lärche
(Larix decidua)

ist ein Nadelbaum aus der Gattung der Kieferngewächse. In der Volksheilkunde verwendet man das ätherische Öl gegen Schlaflosigkeit, Übererregbarkeit sowie Durchblutungsstörungen.

Lavendel
(Lavandula officinalis)

ist ein Halbstrauch, der sehr angenehm duftet und im westlichen Mittelmeergebiet verbreitet ist. Während der
Blütezeit (Juli/August) werden das
Kraut und die Blüten gesammelt und
getrocknet. Man muß beim Ernten darauf achten, daß trockenes und warmes Wetter herrscht. Lavendel wird an
gut durchlüfteten Stellen im Schatten
getrocknet. Blüten und Kraut werden
nach dem Trocknen getrennt und auch
gesondert verwendet. Lavendel kann
man im Garten anpflanzen, auch auf
dem Balkon gedeiht er gut. Die wichtigsten Inhaltsstoffe des Lavendels

sind ätherisches Öl und Gerbstoffe.
Früher gab es Lavendel in jedem Zier-
garten; unsere Großmütter schätzten
den Duft dieser Heilpflanze und häng-
ten sich Lavendelsäckchen in den
Kleiderschrank. Lavendelbäder galten
als begehrte Duftbäder. In der Volksmedizin wird Lavendel wegen seiner
beruhigenden Wirkung angewendet.
Er wirkt auf Bronchien, Magen und
Darm sowie das Zentralnervensystem.
Lavendel ist meist auch Bestandteil
von beruhigenden Teemischungen.
Wissenschaftlich wird Lavendel ebenfalls beruhigende Wirkung bei Unruhe-
zuständen, Einschlafstörungen und
Oberbauchbeschwerden bescheinigt.
Äußerlich wendet man Lavendel in
Bädern an, die sehr erfrischend und
entspannend sind. Lavendelspiritus
(aus der Apotheke) wurde früher als
Rheumamittel gebraucht.

Lavendel

Leberblümchen
(Hepatica nobilis)

ist eine ausdauernde Pflanze, die von
März bis April blüht. In manchen Ländern ist diese Pflanze geschützt. Man
sammelt die Blätter von April bis Juni
und trocknet sie dann an einer gut
belüfteten Stelle im Schatten.
In der Volksheilkunde wurde das
Leberblümchen vor allem bei Gallen-
und Leberleiden eingesetzt. Man darf
dies aber nicht ohne ärztlichen Rat-

schlag tun! Gut soll der Absud der getrockneten Blätter als Gurgelmittel bei Entzündungen der Mundschleimhäute oder Zahnfleischblutungen sein.

Lein
(Linum usitatissimum)

wird auch Flachs genannt. Das einjährige Kraut blüht von Juni bis September, die Samen werden im August und im September geerntet. Sie werden gründlich gesäubert und getrocknet. Leinsamen verwendet man ganz oder gemahlen. Als Zierpflanze kann man

Lein

Lein heute noch im Garten finden. Lein war den Menschen schon in der mittleren Steinzeit bekannt. Sie nutzten die Pflanze als Öllieferanten, aber auch zur Fasergewinnung. In Ägypten kann man den Leinanbau bis ins Jahr 1300 v. Chr. verfolgen; Leinsamen wurden den Toten als Wegzehrung mit ins Grab gegeben. Hippokrates (um 400 v. Chr.) beschreibt zum erstenmal die Heilwirkung der Pflanze. In der Volksmedizin wird Leinsamen heute als Mittel gegen Verstopfung und gegen Magenbeschwerden empfohlen. Diese Wirkung ist auch wissenschaftlich nachgewiesen.

Äußerlich wird Leinsamen (die Samenkörner zerstoßen und mit Wasser zu einem Brei vermischen) als warmer Umschlag auf entzündete Hautausschläge und Geschwüre gelegt.

Leinkraut
(Linaria vulgaris)

wird auch Frauenflachs genannt. Die ausdauernde Pflanze blüht von Juni bis September, das Kraut sammelt man von Juni bis August. Es wird an schattigen, luftigen Plätzen getrocknet.

Leinkraut wurde in der Heilkunde als schweiß- und harntreibendes Mittel verwendet, aber auch bei Nieren-, Leber- und Bauchspeicheldrüsenleiden. Äußerlich verwendet man den

Leinkraut

Aufguß aus Leinkraut zur Waschung von eitrigen Wunden, als Umschlag auf Hautausschlägen, Unterschenkelgeschwüren und Hämorrhoiden.

Liebstöckel
(Levisticum officinale)

wird auch Maggikraut oder Gebärmutterwurzel genannt. Das ausdauernde Kraut blüht im Juli und im August; in dieser Zeit sammelt man das Kraut, allerdings bevor die Pflanze voll aufblüht. Im Oktober wird die Wurzel von mindestens zweijährigen Pflanzen ausgegraben. Beides wird schnell und

schonend getrocknet. Liebstöckel duftet würzig und wird in geschlossenen Behältern aufbewahrt. Er stammt aus dem östlichen Mittelmeergebiet. Man kann ihn im Garten und auf dem Balkon selbst ziehen. In der Volksmedizin verordnet man Liebstöckel als wassertreibendes Mittel, das den Appetit anregt. Aber auch gegen Blähungen, bei Erkrankungen der Harnwege und der Blase, bei nervösen Erschöpfungszuständen, bei Rheumatismus und Schweißbildung soll Liebstöckel helfen: Ein Tee (ein bis eineinhalb Teelöffel Liebstöckel auf eine Tasse Wasser) wird tagsüber getrunken. Die Dämpfe des heißen Aufgusses kann man inhalieren.

Liebstöckel

✳ **ACHTUNG:** Bei allergisch reagierenden Menschen kann Liebstöckel möglicherweise Unwohlsein und Schwindelgefühl auslösen!

Lilie
(Iris germanica)

wird auch Schwertlilie genannt. Die ausdauernde Pflanze blüht im Juni, die Wurzelstöcke erntet man im Oktober und im März. Während des Trocknens nehmen die Wurzeln Veilchengeruch an. Deshalb wird die Pflanze auch manchmal »Veilchenwurz« genannt.
Schon von alters her ist die Schwertlilie als Heilpflanze bekannt. Sie wurde früher in der Volksmedizin vor allem zur Unterstützung der Ausscheidung von Galle und Harn sowie als Brechmittel verwendet.

Lindenblüten
(Tilia cordata oder Tilia platyphyllos)

stammen von der Winter- oder der Sommerlinde. Der Baum blüht im Juni und im Juli (Winter- und Sommerlinde etwa im Abstand von zwei Wochen); man sammelt die Blüten in diesen Monaten und sollte darauf achten, daß beständiges, sonniges Wetter

Linde

herrscht. Die Blüten werden an einer luftigen und schattigen Stelle so lange getrocknet, bis sie gelbgrün verfärbt sind. Die Linde wächst überall, im Garten genauso wie auf dem Dorfplatz oder im Stadtpark. Bei den Germanen galt die Linde als heiliger Baum; aus ihrem Holz wurden später bevorzugt Heiligenfiguren geschnitzt. Schon Hildegard von Bingen wußte um die Heilwirkung der Lindenblüten. In der Volksmedizin gelten Lindenblüten als Vorbeugemittel gegen Erkältungskrankheiten. Ein Tee aus Lindenblüten wirkt stark schweißtreibend; er soll aber auch den Appetit anregen und die Nerven beruhigen. Lindenblütentee soll sogar gegen Rheuma helfen.

Aus trockenen Lindenhölzchen wird Holzkohle gebrannt: Man setzt sie gegen Blähungen und Magenübersäuerung, bei Gallen- und Leberleiden ein. Wissenschaftlich empfohlen werden Lindenblüten zur Milderung des Hustenreizes bei Katarrhen der Atemwege und bei fieberhaften Erkältungskrankheiten.

Löffelkraut
(Cochlearia officinalis)

ist eine winterharte, zwei- bis mehrjährige Pflanze, die vor allem an der Küste gedeiht. Die Blütezeit ist von Mai bis Juni.
In der Heilkunde gilt Löffelkraut als blutreinigend. Es soll gegen Zahnfleischbluten helfen und diente früher sogar als Mittel gegen Skorbut.

Lorbeer
(Laurus nobilis)

ist ein immergrüner, mehrjähriger Baum oder Strauch. Die Blätter kann man das ganze Jahr hindurch sammeln. Man verwendet sie in der Küche als Gewürz, hauptsächlich zu Wildgerichten, aber auch zu Fisch. Lorbeer wurde in der Antike zu Kränzen gewunden und als Zeichen des Ruhms an Kriegshelden, Sportler und Dichter

Lorbeer

verliehen. Das Öl der Beeren kann man in Apotheken bekommen. In der Volksmedizin wird es als die Durchblutung der Haut unterstützendes Mittel verabreicht. Auch rheumatische Beschwerden werden damit behandelt.

Löwenzahn
(Taraxacum officinale)

wird auch Gemeine Kuhblume, Kuhlattich, Kettenblume oder Pfaffenröhrchen genannt.
Die ausdauernde Pflanze blüht von April bis Oktober. Die Wurzeln sam-

melt man in den Monaten März, September und Oktober. Das Kraut wird im März und im April gesammelt, die Blätter von Mai bis September und die Blüten im April und im Mai. Löwenzahn ist überall zu finden. Er gilt leider oft als Unkraut, obwohl er eine anerkannte Heilpflanze ist. Blätter und Blüten des Löwenzahns verwendet man für die Frühjahrskur, denn ein Tee daraus verbessert die Funktion von Leber und Nieren. In der Volksmedizin wird Löwenzahn gegen die verschiedensten Leiden verabreicht: Er soll gegen chronische Entzündungen der Atemwege helfen, bei der Heilung von Magengeschwüren, bei Tuberkulose und bei Durchfällen, auch

Löwenzahn

gegen rheumatische Beschwerden. Wissenschaftlich erwiesen sind positive Auswirkungen bei Störungen des Galleabflusses, bei Blähungen und Verdauungsbeschwerden. Auch äußerlich kann man Löwenzahn verwenden: als Bad bei Rheuma, gegen Krampfadern und Geschwüre.
Löwenzahn soll als Gurgelmittel auch Zahnschmerzen und Parodontose lindern.

Lungenkraut
(Pulmonaria officinalis)

ist eine mehrjährige Pflanze, die im April und im Mai blüht; die Blätter sammelt man in diesem Zeitraum, das Kraut etwas später, und zwar von Mai bis Juni.
Lungenkraut wird schon seit vielen Jahrhunderten zur Heilung von Lungenleiden verwendet.
In der Volksmedizin gilt die Pflanze als probates Mittel bei Bronchialerkrankungen, bei Husten und bei Verschleimung.
Der Aufguß (zwei Teelöffel Lungenkraut pro Tasse heißes Wasser) sollte dreimal täglich getrunken werden: Er bringt den Patienten zum Schwitzen und wirkt gleichzeitig entzündungshemmend sowie harntreibend. Äußerlich kann man Lungenkraut für Umschläge und Bäder verwenden.

Mädesüß
(Filipendula ulmaria)

wird auch Spierstaude genannt und ist eine mehrjährige Pflanze, die von Juni bis August blüht. In dieser Zeit sammelt man die Blüten, die Blätter im Mai und im Juni, die Wurzelstöcke in den Monaten April, Oktober und November. Man trocknet die Blüten in dünnen Schichten im Schatten. Als Heilpflanze wird Mädesüß schon seit dem Altertum verwendet.
Aus den getrockneten Blüten wird ein Tee zubereitet, der in der Volksmedizin bei Grippeerkrankungen, zum Fiebersenken und bei rheumatischen Schmerzen verordnet wird. Blätter und Blüten wirken außerordentlich schweißtreibend – man gibt sie deshalb auch bei Blasen- und Nierenschmerzen. Den Tee bereitet man entweder als Aufguß (ein Teelöffel Mädesüß je Tasse Wasser, zwei- bis dreimal täglich) oder als Auszug (ein Teelöffel Mädesüß je Tasse Wasser, zehn Stunden auslaugen lassen).

Mais
(Zea mays)

ist eine einjährige Pflanze, die ursprünglich in Amerika beheimatet ist. Mais blüht im Juli und im August, das ist auch die Sammelzeit für die Narben. Für Heilzwecke werden nämlich Griffel und Narben der weiblichen Blüten gesammelt, und zwar dann, wenn sie beginnen, aus der Spitze des Klöppels hervorzuwachsen. Die Narben werden dann im Schatten getrocknet. In der Volksmedizin werden sie verabreicht, um den Herzmuskel anzuregen und den Blutdruck zu erhöhen; sie sollen auch harntreibende Wirkung haben. Deshalb gibt man Mais auch bei Abmagerungsdiäten: Maistee (zwei Teelöffel Mais je Tasse Wasser als Aufguß) sollte jeden zweiten Tag getrunken werden.

Majoran
(Origanum maiorana)

wird auch Blutwürze oder Wurstkraut genannt. Majoran wächst ein-, manchmal auch zweijährig; er blüht von Juli bis August, das Kraut wird von Juni bis September gesammelt. Man sollte darauf achten, daß bei der Ernte trockenes und sonniges Wetter herrscht. Majoran läßt sich im Garten und auf dem Balkon leicht selbst ziehen. Majoran war in der Antike der Göttin Aphrodite geweiht, er galt als Aphrodisiakum, das man dem Wein beimischte. Seit mehr als 450 Jahren kennt man den Majoran auch bei uns nicht nur als Gewürz, sondern als Heilmittel. In der Volksmedizin wird Majoran für die Bildung von Magensaft, gegen Blähungen und zur Beruhigung des

Majoran

Nervensystems gegeben. Tee aus dieser Heilpflanze sollte man bei solchen Beschwerden zweimal täglich trinken (ein Teelöffel auf eine Tasse Wasser). Majoran wird auch äußerlich angewendet: in Salben und Bädern, die Rheuma lindern sollen.

Malve
(Malva silvestris)

wird auch Wilde Malve oder Roßpappel genannt. Sie blüht von Mai bis September; die Blätter sammelt man von Juni bis September, die Blüten (ohne Stiel) von Mai bis August, je-

weils bei sonnigem und beständigem Wetter. Sie werden im Schatten getrocknet. Die richtig getrocknete Malvenblüte ist blau. Die Heilwirkung der Malve ist schon seit alters bekannt: Sie wurde fast wie ein Wundermittel gegen alle möglichen Krankheiten verordnet. In der Volksmedizin verabreicht man Malven heute gegen Katarrhe der oberen Luftwege wie Husten, Heiserkeit, Halsweh und gegen Katarrhe im Magen-Darm-Bereich. Die positive Wirkung der Pflanze auf diesem Gebiet ist auch wissenschaftlich bestätigt. Äußerlich kann man Malven für Bäder und Umschläge bei Hautausschlägen und Geschwürerkrankungen verwenden.

Malve

✳ **ACHTUNG:** Die Malve wird leicht mit Hibiskusblüten verwechselt. Der Hibiskus wird auch Rote Malve genannt. Er ist zwar ein Malvengewächs, stammt jedoch aus Afrika, China und Mexiko. Bei der Roten Malve werden in Teemischungen vor allem der fruchtig-säuerliche Geschmack und der Vitamin-C-Gehalt geschätzt.

Mariendistel
(Silybum marianum)

kennt man auch unter dem Namen Silberdistel. Sie ist eine zweijährige Sommerpflanze, die von Juni bis August blüht. Die Achänen (Früchte) sammelt man im August und September. Ursprünglich war die Mariendistel im Mittelmeerraum beheimatet, heute wird sie in Gärten als Zier- und Heilpflanze ausgesät. Schon in der Antike war die Heilwirkung der Mariendistel bekannt: Sie wurde gegen Gallen- und Leberleiden verwendet. In der Volksmedizin verabreicht man heute Mariendistel gegen Gallenbeschwerden, Leberentzündung und Fettleber. Wissenschaftlich wird die Heilpflanze als Tee nur gegen leichte Verdauungsbeschwerden empfohlen. Ein Absud (ein Teelöffel auf eine Tasse Wasser, acht Minuten kochen, einmal täglich trinken) soll die Leberfunktion und die Gallensaftbildung unterstützen.

Mauerpfeffer
(Sedum acre)

wird auch Fetthenne oder Scharfer Mauerpfeffer genannt. Es ist eine ausdauernde, niedrige Pflanze mit kriechenden Wurzeln. Die Blütezeit ist im Juni und Juli; dann wird das Kraut auch gesammelt. ✳ **ACHTUNG:** Die Pflanze ist giftig und darf nur unter ärztlicher oder therapeutischer Aufsicht verwendet werden!

Meerrettich
(Armoracia rusticana)

wird auch Kren, Beiß- oder Scharfwurzel genannt. Das ausdauernde Kraut blüht von Mai bis Juli; die rübenartigen Wurzeln werden von März bis Mai und von September bis Oktober gesammelt. Man verwendet fast ausschließlich die frischen, scharf schmeckenden Wurzeln. Meerrettich kann man gut im eigenen Garten anpflanzen. Meerrettich stammt ursprünglich aus dem Süden und Südosten Europas und hat sich im Mittelalter überall verbreitet.
In der Volksheilkunde spielt Meerrettich eine wichtige Rolle: Die schleimlösende Pflanze wurde vor allem bei Husten angewendet; wird Meerrettich zu gekochtem Fleisch serviert, regt er

die Magen- und Darmtätigkeit an. Er fördert aber auch die Nierentätigkeit, wirkt antibiotisch und hilft gegen Erkältungen.

Äußerlich wendet man Meerrettich gegen rheumatische Schmerzen an: Er wird dann im Verhältnis 1:5 mit Mehl und Talg vermischt und als Zugpflaster aufgelegt.

✳ ACHTUNG: Dieses Zugpflaster sollte nicht zu oft an derselben Stelle aufgelegt werden – es kann sonst Ausschläge hervorrufen!

Meisterwurz
(Peucedanum ostruthium)

wird auch Kaiserwurz genannt. Sie ist eine ausdauernde Pflanze, die im Juni und Juli blüht. Man sammelt die Wurzelstöcke im März und April sowie von September bis November. Die Wurzeln, die ein ätherisches Öl (Imperatoröl) enthalten, werden schonend getrocknet. Sie duften durchdringend, schmecken brennend und reizen zu Tränen. Deshalb muß man Meisterwurz in gut verschlossenen Behältern aufbewahren.

In der Heilkunde wurde Meisterwurz vor allem als harntreibendes, aber auch als verdauungsregulierendes Mittel eingesetzt.

✳ ACHTUNG: Höhere Dosen von Meisterwurz wirken giftig!

Melisse
(Melissa officinalis)

wird auch Zitronenmelisse, Frauenkraut oder Herztrost genannt. Die mehrjährige Pflanze blüht im Juli und im August, die Blätter werden in dieser Zeit bis zu dreimal gesammelt. Man sollte darauf achten, bei trockenem Wetter zu sammeln und die Blätter dann im Schatten zu trocknen.

Melisse kann man im Garten und auf dem Balkon gut selbst ziehen.

Schon im Altertum war die Melisse als Heilpflanze bekannt. In den Klostergärten der Benediktiner wurde sie ebenfalls angepflanzt. In der Volksmedizin gilt die Melisse mit ihren

Melisse

ätherischen Ölen als Allheilmittel gegen alle möglichen Krankheiten und Beschwerden. Sie wird u. a. gegen Magen- und Darmkatarrhe verordnet, zur Beruhigung, gegen Krämpfe, gegen Herzbeschwerden, bei Leber- und Gallenleiden. Auch bei Frauenleiden und Erkältungskrankheiten ist die Melisse wohltuend. Wissenschaftlich ist die Melisse als krampflösende Pflanze anerkannt; auch ihre Wirkung gegen Schlaflosigkeit und Magen- und Darmbeschwerden steht fest. Ein Aufguß (ein Teelöffel Melisse auf eine Tasse Wasser, zwei- bis dreimal täglich) hilft, Blähungen zu beseitigen.

Mistel

Mistel
(Viscum album)

ist ein Strauch, der im Geäst von Laub- und Nadelbäumen wächst. Die Mistel blüht von März bis April; man sammelt die Zweige mit den Blättern von Dezember bis Februar. Schon von alters her gilt die Mistel als Heilpflanze. Auf keinen Fall darf man Misteln ohne Befragen des Arztes anwenden!

Mutterkraut
(Chrysanthemum parthenium)

heißt auch Mutterkamille oder Fieberkraut und ist ein ausdauerndes Kraut, das von Juni bis September blüht. Die Blütenkörbe und das Kraut sammelt man von Juni bis August. Beides wird in dünnen Schichten im Schatten getrocknet und dabei vorsichtig gewendet. Mutterkraut duftet durchdringend und muß in geschlossenen Behältern aufbewahrt werden. Die Pflanze stammt ursprünglich aus dem Iran und dem Irak. Über das Mittelmeergebiet wurde sie dann bis zu uns verbreitet. In der Volksmedizin wird Mutterkraut gegen Verdauungsstörungen, gegen Krampfzustände und zur Heilung von Frauenleiden verwendet. Man trinkt in solchen Fällen einen Aufguß aus zwei Teelöffeln Mutterkraut auf eine Tasse Wasser (15 Minuten ziehen lassen, drei Tassen täglich).

Außerdem wendet man einen etwa zweimal stärkeren Aufguß (25 Minuten ziehen lassen!) gegen Schwellungen, offene Wunden und für Mundspülungen an.

Nelkenwurz
(Geum urbanum)

ist eine mehrjährige Pflanze, die von Juni bis August blüht. Die Wurzelstökke werden im März sowie von Oktober bis November gesammelt. Sie werden dann gründlich gewaschen, von allen Grünteilen befreit und schonend ge-

Nelkenwurz

trocknet. Danach muß man sie in verschlossenen Behältern trocken lagern. Auch das Kraut kann man gebündelt und aufgehängt trocknen. Nelkenwurz ist schon seit dem Altertum als Heilpflanze bekannt. Damals wurde sie vor allem gegen Brustleiden verabreicht. In der Volksmedizin gibt man Nelkenwurz heute bei Magen- und Darmkatarrhen, gegen Darmkoliken und zur Stillung innerer Blutungen. In solchen Fällen sollte man einen Absud aus zwei Teelöffeln Nelkenwurz auf eine Tasse Wasser trinken. Nelkenwurz wird auch vielen Gesundheitsweinen zugesetzt. Außerdem wendet man diese Heilpflanze als Zusatz in Gurgelmitteln gegen Entzündungen der Mundhöhle, Zahnfleischbluten, Lockerung der Zähne und zur Beseitigung von Mundgeruch an. Als Umschlag oder Badezusatz hilft Nelkenwurz gegen Hautkrankheiten und Hämorrhoiden.

Odermennig
(Agrimonia eupatoria)

ist ein ausdauerndes Kraut, das von Juni bis September mit langen gelben Ähren blüht. Das Kraut wird von Mai bis August gesammelt, die Blätter von Mai bis Juli. Beides wird geschnitten, getrennt und auf Hürden an einem gut durchlüfteten Platz im Schatten getrocknet. Der Odermennig wächst fast überall; häufig ist er an Wegrändern

Odermennig

Oliven
(Oliva)

stammen aus dem östlichen Mittelmeerraum. Mittlerweile wird die Olive aber auch in vielen anderen Ländern und auf allen Kontinenten angebaut. In der Volksheilkunde wendet man das Öl für Salben, Emulsionen und Lotionen an.

Olive

und auf unseren Wiesen anzutreffen. Er ist schon seit alters als Heilpflanze bekannt. Er schmeckt und riecht angenehm bitter. In der Volksmedizin wird Odermennig bei Magen- und Darmkatarrhen sowie bei Durchfällen angewendet. Die Heilpflanze soll auch die Sekretion der Magensäfte fördern und bei Nieren- und Leberleiden, besonders bei Nierensteinen, helfen (täglich eine Tasse des Absuds aus einem Teelöffel Odermennig auf eine Tasse Wasser).
Außerdem nimmt man Odermennig als Gurgelmittel, als Umschlag bei Hautausschlägen sowie als Badezusatz.

Oregano
(Origanum vulgare)

wird auch Dost oder Wilder Majoran genannt. Die mehrjährige Pflanze blüht von Juli bis August; in diesen Monaten sammelt man das Kraut bei trockenem

Oregano

Wetter um die Mittagszeit. Dann wird es im Schatten in dünnen Schichten oder in Bündeln hängend schonend getrocknet und schließlich trocken gelagert. Oregano kann man im Garten oder auf dem Balkon selbst ziehen. Früher sah man den Dost fast als Allheilmittel an; heute ist er auch als Gewürz sehr beliebt. In der Volksmedizin gibt man Oregano als krampflösendes Mittel; als Tee (ein Teelöffel auf eine Tasse Wasser) soll Oregano auch gegen Appetitlosigkeit, Magen- und Gallenbeschwerden sowie Durchfälle helfen. Außerdem wendet man Oregano als Gurgelmittel, für Bäder und zur Inhalation an.

Pestwurz
(Petasites hybridus)

ist eine ausdauernde Pflanze, die überall in Europa vorkommt. Sie blüht von März bis April, die Wurzelstöcke erntet man im Februar und März. Die Blätter werden im April und Mai gesammelt. Die Wurzeln werden vorsichtig getrocknet. In früheren Zeiten galt die Rote Pestwurz als Heilmittel gegen die Pest. In der Volksheilkunde gibt man einen Aufguß aus Pestwurz gegen Krankheiten der oberen Atemwege, vor allem gegen Husten, Heiserkeit und asthmatische Anfälle. Frische Blätter nimmt man als Auflage bei Schwellungen, Ausschlägen, geschwollenen Adern und sogar Rheumatismus.

Petersilie
(Petroselinum crispum)

wird auch Peterling, Suppenwurzel oder Silk genannt. Die zweijährige Pflanze blüht im Juni und Juli; die Wurzeln erntet man in den Monaten März, Oktober oder November. Das Kraut wird von Juni bis November geschnitten, die Früchte sammelt man im August und im September. Alles wird nach dem Waschen vorsichtig getrocknet. Petersilie kann man im Garten und auf dem Balkon gut selbst ziehen. Die Pflanze stammt ursprünglich aus dem Mittelmeerraum. Heute ist sie aber überall verbreitet. In der Volksmedizin wird Petersilie zur Erhöhung der Harnausscheidung verwendet. Sie ist deshalb oft in diuretischen und urologischen Tees enthalten. Kleinere Dosen regen den Appetit an und unterstützen die Verdauung. Ein Aufguß (vier Teelöffel Petersilie auf eine Tasse Wasser) sollte dreimal täglich getrunken werden.

✳ **ACHTUNG:** Petersilie bewirkt eine verstärkte Durchblutung der Schleimhäute im Verdauungsapparat und löst Gebärmutterkontraktionen aus. Schwangere sollten daher vorsichtig sein! Große Mengen Petersilie können giftig wirken!

Pfefferminze

Pfefferminze
(Mentha piperita)

ist eine Kreuzung aus der Grünen Minze *(Mentha spicata)* und aus der Wasserminze *(Mentha aquatica).* Echte Pfefferminze wird auch Englische Minze, Balsam oder Schmeckerts genannt. Die Poleiminze ist ebenfalls ein Verwandter der Minze.
Die mehrjährige Pflanze blüht von Juli bis September; das Kraut und die Blätter sammelt man in genau diesem Zeitraum. Es wird dann in dünnen Schichten im Schatten getrocknet. Man kann Pfefferminze im Garten selbst ziehen.

Pfefferminze ist ein beliebtes Hausmittel seit dem Altertum, das sehr aromatisch duftet. In der Volksmedizin wendet man diese Heilpflanze gegen alle möglichen Beschwerden an: Sie soll gegen Übelkeit, Erbrechen, Völlegefühl, Magen- und Darmbeschwerden sowie Appetitlosigkeit und Gallenleiden helfen. Wissenschaftlich ist die Wirkung bei diesen Beschwerden ebenfalls nachgewiesen.
Man nimmt Pfefferminze meist in Form von Tee zu sich. Aber man kann sie auch äußerlich anwenden: zum Inhalieren oder als Zusatz zu Massageölen.

Pfennigkraut
(Lysimachia nummularia)

ist eine mehrjährige Pflanze aus der Gattung der Primelgewächse. Sie blüht von Mai bis Juni; in dieser Zeit sammelt man das Kraut. Es wird im Schatten getrocknet und bekommt dann eine hellgrüne Farbe. Pfennigkraut schmeckt bitter und wirkt zusammenziehend. In der Volksmedizin setzt man diese Heilpflanze als beruhigendes Mittel bei Magen- und Darmkatarrhen sowie bei starken Durchfällen ein: Dann sollte man dreimal täglich einen Aufguß (ein Teelöffel Pfennigkraut auf eine Tasse Wasser) trinken. Auch äußerlich wird Pfennigkraut angewendet: Aus frischen, gestoßenen Blättern macht man Umschläge auf schlecht heilende Wunden, auf Geschwürerkrankungen und auf Hautausschläge. Dieser Blätterbrei soll auch die Schmerzen bei Muskelrheumatismus und Gelenkentzündungen lindern.

Pomeranze

Pomeranzen
(Citrus aurantium)

heißen auch Bittere Orangen und gehören botanisch zu den Orangen. Sie stammen aus China und Indien. Die Beerenfrüchte sind zum unmittelbaren Verzehr kaum geeignet, spielen aber eine wichtige Rolle bei der Arznei- und Lebensmittelherstellung. In der Volksmedizin verwendet man vor allem die getrockneten Blüten und Schalen: Sie sind angenehm duftend und werden häufig Beruhigungs- und Schlaftees beigemengt. Auch gegen Appetitlosigkeit sollen die Bitterstoffe der Pomeranzen helfen.

Portulak
(Portulaca oleracea)

wird auch Postelein, Bürzelkohl, Bürzelkraut oder Sauburtzel genannt. Ursprünglich stammt der Portulak aus Griechenland, aus Vorderasien und aus Ägypten.

Das Blattgemüse ist eine einjährige Pflanze, die von Mai bis September blüht.
In der Volksmedizin wird dem Portulak blutreinigende Wirkung nachgesagt. Außerdem soll er Sodbrennen lindern. Portulaktee soll bei Blasen- und Nierenleiden helfen.

Preiselbeeren
(Vaccinium vitis-idaea)

stammen von einem niedrigen Halbstrauch, der im Juni und im Juli blüht; die Blätter werden von Juni bis August gesammelt, die Früchte von Juli bis September. Man muß die Blätter sorgfältig von Hand pflücken; werden sie nämlich einfach nur abgestreift, so wird dabei die ganze Pflanze vernichtet. Die Preiselbeerblätter werden im Schatten an luftigen Plätzen so getrocknet, daß sie keine braunen Stellen bekommen. In der Volksmedizin hat man Preiselbeerblätter bei Entzündungen der Harn- und Gallenwege, bei Nierensteinen, gegen Rheuma und gegen Durchfälle angewendet.
Die Blätter sind oft auch in Teegemischen zur Behandlung der Zuckerkrankheit enthalten. Die reifen Beeren helfen bei Kindern gegen Appetitlosigkeit: Täglich zwei- bis dreimal sollte man einen Teelöffel Preiselbeermus geben.

Quecke
(Agropyron repens)

ist ein Gras, das man bei uns überall findet. Es blüht von Juni bis Juli; die Wurzelstöcke werden von März bis April sowie von September bis Oktober gesammelt. Die Wurzel wird gewaschen, sorgfältig gesäubert und noch in frischem Zustand zerkleinert. Erst dann trocknet man sie. Quecke ist schon in früherer Zeit als Heilmittel verwendet worden. In der Volksmedizin hat man diese Pflanze als Kräftigungsmittel, gegen Rheuma und Gicht, vor allem aber gegen chronische Hautausschläge verordnet. Auch als Hustenmittel ist die Quecke bekannt. Wissenschaftlich sind nicht alle diese Wirkungen nachgewiesen. Jedoch hat sich gerade bei Akne und anderen Hauterkrankungen ein Tee aus Queckenwurzeln bewährt. Äußerlich kann man den Absud für Waschungen verwenden.

Rainfarn
(Chrysanthemum vulgare)

ist eine mehrjährige Pflanze, die von Juli bis September blüht. Das Laub sammelt man im gleichen Zeitraum, die Blüten von August bis September. Blüten und Blätter werden schonend im Schatten getrocknet.
Rainfarn wächst in Europa und Asien

fast überall und gilt seit dem Altertum als Mittel gegen innere und äußere Parasiten. Die Dosierung dieser Pflanze muß immer durch den Arzt oder Therapeuten erfolgen!

Raute
(Ruta graveolens)

ist eine giftige Pflanze, die mehrjährig wächst. Sie blüht von Juni bis August, das Kraut wird von Mai bis September gesammelt. In der Volksheilkunde setzte man die Wirkstoffe der Raute bei Kopfschmerzen, Verdauungsbeschwerden und gegen Darmparasiten ein.
Ohne ärztlichen Rat darf man diese Pflanze nicht verwenden!

Rhabarber
(Rheum palmatum)

darf nicht mit unserem Gartenrhabarber verwechselt werden, dessen Stiele wir in der Küche verwenden. Der Medizinalrhabarber ist in Westchina und in Tibet heimisch und wird bei uns als Heilpflanze angebaut; man erntet die Wurzeln von mindestens dreijährigen Pflanzen, trocknet und pulverisiert sie. Rhabarber wirkt in kleinen Gaben (Tee von einem Teelöffel pulverisierter Wurzel auf einen Liter Wasser) magen-

stärkend und leicht stopfend. Eine höhere Dosierung (einen Teelöffel auf eine Tasse Wasser) bewirkt das Gegenteil: Schon unsere Großmütter schätzten Rhabarberwurzel als zuverlässiges, aber mildes Abführmittel. Die Wissenschaft hat diese beiden unterschiedlichen Wirkungen bestätigt.
✳ ACHTUNG: Bei kurmäßiger Anwendung färbt Rhabarber Schweiß, Urin und Speichel gelb. Diese Wirkung ist völlig unschädlich und verschwindet nach der Anwendung wieder.

Reiherschnabel
(Erodium cicutarium)

stammt ursprünglich aus dem Mittelmeergebiet, ist mittlerweile aber auch bei uns heimisch. Das niedere Kraut wächst auf trockenen Wiesen, sandigen Feldern und an Wegrändern. In der Heilkunde verwendet man Reiherschnabel zur Blutreinigung.

Ringelblume
(Calendula officinalis)

wird außerdem Gold- oder Studentenblume genannt. Auch unter den Namen Totenblume, Marigold oder Sonnenblümli ist sie bekannt. Die einjährige Pflanze blüht von Juni bis September; die Blüten sammelt man bei sonnigem

Ringelblume

tee bekommen: Er soll gegen Gallen-blasenbeschwerden helfen. Wissen-schaftlich sind die Heilwirkungen der Ringelblume bei Entzündungen von Haut und Schleimhäuten, bei Riß-, Brand- und Quetschwunden anerkannt.

Römische Kamille
(Anthemis nobilis)

ist der echten Kamille sehr ähnlich. Im Gegensatz zu dieser hat die Römi-sche Kamille einen kugelförmigen Blütenboden, der nicht hohl ist. Die Römische Kamille ist eine aus-dauernde Pflanze, deren Blüten man

Wetter. Sie werden im Schatten aus-gebreitet und bei guter Belüftung getrocknet.
Die Ringelblume stammt ursprünglich aus dem Mittelmeerraum. Heute findet man sie auch bei uns überall und kann sie gut selbst im Garten ziehen. In der Volksmedizin wird die Ringel-blume heute vor allem äußerlich ange-wendet: In Salben und Tinkturen ver-ordnet man sie bei Wunden und Hautausschlägen, bei Unterschenkel-geschwüren und Nagelbettabszessen. Auch bei Verstauchungen, Verrenkun-gen, Zerrungen und Blutergüssen sind die Wirkstoffe der Ringelblume lin-dernd. Man kann auch Ringelblumen-

Römische Kamille

zu Heilzwecken im Juli und im August sammelt und trocknet. In der Volksmedizin wird die Römische Kamille wie die echte Kamille als Tee bei Bauchgrimmen (ein Teelöffel auf eine Tasse Wasser) und zu warmen Umschlägen etwa bei Darmkrämpfen verabreicht. Bei uns wird meistens die echte Kamille verwendet, wie auch schon Großmutters Hausschatz verzeichnet: »Der Gebrauch der Römischen Kamille ist hauptsächlich in Frankreich, Italien und England verbreitet.« Heute noch nennt man die echte Kamille in England »German camomile«.

✳ **ACHTUNG:** Die Römische Kamille enthält auch Bitterstoffe, die bei Überdosierung den Magen reizen!

Rosmarin

Rosmarin
(Rosmarinus officinalis)

wird auch Rosmarie, Braut- oder Weihrauchkraut genannt. Die immergrüne Pflanze blüht von Juli bis August, und in diesem Zeitraum sammelt man auch die Blätter. Sie werden im Schatten getrocknet. Rosmarin kann man im Garten pflanzen; besser jedoch zieht man ihn im Blumentopf, denn er ist nicht winterhart.

Ursprünglich stammt Rosmarin aus dem Mittelmeerraum. Die Benediktiner brachten ihn über die Alpen. Im Mittelalter galt Rosmarin schon fast als All-

heilmittel; Pfarrer Kneipp wußte natürlich auch um seine Heilwirkung. In der Volksmedizin wurde Rosmarin vor allem in Tee oder Wein verordnet.

Ein Wein aus 10 bis 20 Gramm Rosmarinblättern auf eine Flasche leichten Moselwein (fünf Tage ziehen lassen, danach abseihen, zweimal täglich ein Gläschen) soll gegen Magen- und Darmbeschwerden, bei Appetitmangel, Krankheiten der Unterleibsorgane, Nieren-, Gallen- und Leberleiden, Herz- und Kreislaufbeschwerden, Rheuma und Gicht, vor allem aber bei nervöser Erschöpfung helfen. Äußerlich wird Rosmarin in Bädern und Umschlägen angewendet. Wissenschaftlich empfohlen wird Rosmarintee bei Völle-

gefühl, bei Blähungen und leichten Magen- und Darmbeschwerden. Äußerlich angewandt wird Rosmarin bei Muskel- und Gelenkrheuma sowie als aktivierender Badezusatz.
✳ ACHTUNG: Schwangere sollten keinen Rosmarintee trinken!

Roßkastanie
(Aesculus hippocastanum)

ist ein Baum, der von Mai bis Juni blüht. Die stacheligen Früchte werden von September bis Oktober geerntet und von der Schale befreit. Die Kastanien werden zerstoßen und getrock-

Roßkastanie

net. In der Volksmedizin verordnet man Roßkastanien zur Heilung von Herz- und Kreislaufleiden. Auch Beschwerden mit Krampfadern und Entzündungen der oberen Atemwege sollen von Kastanien gelindert werden. Der Absud von Kastanien wird auch äußerlich angewendet: um Erfrierungen, Flechten und Hämorrhoiden zu heilen. Ein Tee aus Kastanienblüten (30 Gramm Blüten auf einen Liter Wasser, zweimal täglich eine Tasse schluckweise trinken) soll vorbeugend gegen Venenentzündungen helfen. Roßkastanien kennt man auch als Badezusatz.

Roter Klee
(Trifolium pratense)

ist ein ausdauerndes Kraut, dessen Blüten von Juni bis September gesammelt werden. Man soll darauf achten, daß man die vollständigen Blütenköpfchen bei schönem Wetter und zu Beginn der Blütezeit erntet. An einem schattigen Platz müssen sie dann gründlich durchtrocknen. In der Volksheilkunde wird Tee aus Rotem Klee bei Bronchialkatarrh, Husten, Heiserkeit und Durchfällen verordnet. Dafür nimmt man sechs Teelöffel getrocknete Blüten und übergießt sie mit einer Tasse kochendem Wasser; zehn Minuten ziehen lassen und dann tagsüber davon trinken.

Äußerlich verwendet man den Roten Klee für Bäder und Umschläge bei Hauterkrankungen.

Rotes Sandelholz
(Pterocarpus santalinus)

stammt von einem Baum aus der Gattung der Schmetterlingsblütler, der in Indien, auf Ceylon und auf den Philippinen vorkommt. Das dunkelrote Kernholz wird wegen seiner Farbe vielen Blutreinigungstees zugemischt.

Ruprechtskraut
(Geranium robertianum)

oder Ruprechtsstorchschnabel ist eine ein- oder zweijährige Pflanze. Sie blüht von Mai bis September; das Kraut wird im gleichen Zeitraum gesammelt. Der Pflanzensaft kann Blasen hervorrufen; deshalb am besten mit Handschuhen pflücken!
In der Heilpraxis wurde die Pflanze vor allem wegen ihrer zusammenziehenden und harntreibenden Wirkung eingesetzt.
Bei Angina nimmt man den Absud (aus zwei Teelöffeln getrockneter Pflanze auf einen Viertelliter kaltes Wasser, acht Stunden ziehen lassen) als Gurgelmittel.

Safran
(Crocus sativus)

ist eine mehrjährige Pflanze, die aus Vorderasien stammt. Sie blüht von September bis November, die Blüten werden im gleichen Zeitraum gesammelt. Safran ist eines der teuersten Gewürze der Welt. Denn man sammelt nur die Blütennarben, die innerhalb einer halben Stunde getrocknet sein sollten. Nur dann behalten sie ihren Duft und ihre charakteristische orangene Färbung.

Safran

In der Heilkunde wird Safran zur Herstellung von Tinkturen und Extrakten verarbeitet.

Salbei
(Salvia officinalis)

wird auch Muskatellerkraut, Kreuz- oder Tugendsalbei genannt. Er ist ein Halbstrauch, der von Juni bis Juli blüht. Die Blätter sammelt man von Mai bis Juli. Sie werden getrocknet und dann in geschlossenen Behältern aufbewahrt. Man kann Salbei zweimal jährlich ernten. Er läßt sich gut im eigenen Garten oder auf dem Balkon ziehen. Ursprünglich stammt der Salbei aus dem Mittelmeerraum. Er war schon in der Antike als Heilpflanze bekannt.

In der Volksmedizin wird Salbei vor allem bei Magen- und Darmkrankheiten verordnet; aber auch bei übermäßigem Schwitzen, bei Entzündungen der Atemwege und gegen Husten soll er helfen.

Ein Aufguß (ein Teelöffel Salbei auf eine Tasse kochendes Wasser, acht Minuten ziehen lassen) soll die vorgenannten Beschwerden lindern.

Wissenschaftlich wird Salbei auch zur Anwendung als Gurgellösung bei Entzündungen von Zahnfleisch, Mund- und Rachenschleimhaut sowie bei Prothesendruckstellen empfohlen.

✳ ACHTUNG: Bei Dauergebrauch von Salbeitee kann es zu Darmstörungen kommen!

Tab.176.

SALVIA. Off.
Salvia officinalis. Bot
Salbey.

Salbei

Sanikelkraut
(Sanicula europea)

ist eine mehrjährige Pflanze, die an schattigen Plätzen in Mischwäldern wächst und im Mai und Juni blüht. Man sammelt das Kraut im gleichen Zeitraum, die Wurzeln werden im März und April sowie im Oktober und November ausgegraben.

Schon von alters her ist Sanikel als Heilpflanze bekannt. Kraut und auch Wurzel werden nach dem Säubern an einer luftigen, schattigen Stelle getrocknet.

In der Volksmedizin setzt man Sanikelkraut zur Behandlung von Verdauungsbeschwerden, gegen kolikartige

Schmerzen und bei Entzündungen der Harnorgane ein. Als Gurgelmittel oder als Badezusatz soll Sanikel bei schlecht heilenden Wunden, für Mund- und Nasenspülungen und gegen Hautausschläge helfen.

Sarsaparille
(Smilax regelii)

stammt aus Zentralamerika. Die Wurzeln werden zur Heilmittelherstellung verwendet.
In früherer Zeit galt die Sarsaparille sogar als Arznei gegen Syphilis. In der heutigen Volksheilkunde gibt man Sarsaparille als Mittel zur Blutreinigung.

Sauerampfer
(Rumex acetosa)

ist eine mehrjährige Pflanze, die im Mai und im August blüht. Das Kraut wird kurz vor der Blütezeit gesammelt und dann gebündelt getrocknet.
Der Sauerampfer wächst vor allem an Bachufern, in Gräben und auch als Unkraut.
In der Heilkunde wird der Sauerampfer als bewährtes Mittel bei Appetitlosigkeit und zur Blutreinigung verwendet.

Schafgarbe
(Achillea millefolium)

wird auch Bauchweh-, Achilles-, Frauenkraut, Tausendblatt, Grillenkraut oder Feldgarbe genannt. Die mehrjährige Pflanze blüht von Mai bis August; in diesem Zeitraum sammelt man sowohl Blüten als auch Kraut. Danach wird beides getrocknet und dunkel gelagert. Schafgarbe kann man im Garten selbst ziehen. Sie ist schon in der Antike als Heilmittel bekannt gewesen. Der griechische Held Achilles soll sie durch den Zentauren Chiron kennengelernt und weiterverbreitet haben. Im Mittelalter galt sie als All-

Schafgarbe

heilmittel. In der Volksmedizin wird die Schafgarbe bei vielerlei Beschwerden verordnet: Meist gibt man sie bei Magen-, Darm- und Gallenbeschwerden, bei Appetitlosigkeit und Katarrhen der Verdauungsorgane. Dies ist auch wissenschaftlich nachgewiesen.

Ebenso wirksam soll ein Aufguß aus Schafgarben (zwei Teelöffel Schafgarbe auf eine Tasse Wasser, tagsüber trinken) gegen Nervosität und Schlafstörungen sein. Bei Frauenleiden und Rheumabeschwerden hat sich die Heilpflanze ebenfalls bewährt. Vor allem bei Rheuma kann man Schafgarbe auch äußerlich als Badezusatz verwenden.

✳ ACHTUNG: Manche Menschen reagieren allergisch auf Schafgarbe. Sie bekommen gerötete Haut sowie jukkende Ausschläge. Wenn dies auftritt, sofort mit der Verwendung von Schafgarbe aufhören!

Scharbockskraut
(Ranunculus ficaria)

ist eine mehrjährige Pflanze, die von März bis April bevorzugt an feuchten Orten blüht; in dieser Zeit sammelt man auch das Kraut. Es wird im Schatten getrocknet. In der Volksmedizin wird Scharbockskraut als Tee gegen Skorbut – eine Krankheit, die auf Vitamin-C-Mangel zurückzuführen ist – verordnet. Äußerlich kann man Schar-

bockskraut als Badezusatz gegen Hämorrhoiden, gegen Warzen und die Krätze verwenden.

Schlehdorn
(Prunus spinosa)

oder Schwarzdorn ist ein Strauch, der im April blüht. Die Blüten sammelt man im Frühjahr, die Früchte im Oktober. Diese müssen völlig ausgereift und leicht überfroren sein; erst dadurch wird ihr herber Geschmack etwas gemildert, die vitaminreichen Steinfrüchte sind dann genießbar. Schlehdorn kann man gut im Garten

Schlehdorn

anpflanzen, er wird oft als Hecken-
pflanze eingesetzt. In der Volksheilkunde verwendet man die Schlehdorn-
blüten vereinzelt noch für Tees. Er soll
den Stoffwechsel unterstützen und
wirkt schwach abführend. Die trockenen Schlehenfrüchte haben zusammenziehende Wirkung und werden
bei Erkrankungen der Harnblase, der
Harnwege und bei Verdauungsstörungen angewendet. Schlehenmus wirkt –
nimmt man täglich morgens zwei Teelöffel – appetitanregend.

Schlüsselblume
*(Primula veris oder Primula
officinalis)*

wird auch Primel, Petriblume oder
Himmelsschlüssel genannt.
Sie ist eine mehrjährige Pflanze, deren
Blüten man von April bis Mai sammelt;
die Wurzelstöcke sticht man im März
oder im Oktober. In der Volksmedizin
wird die Schlüsselblume besonders
als Heilmittel gegen Husten und fest-
sitzende Verschleimungen eingesetzt.
Ein Tee entwässert zusätzlich, was den
Kreislauf entlastet. Wissenschaftlich
empfohlen wird die Pflanze bei Katarrhen der Luftwege.
✳ ACHTUNG: Schlüsselblumen stehen
unter Naturschutz und dürfen deshalb
in freier Natur nicht gesammelt
werden!

Schöllkraut
(Chelidonium majus)

wird auch Schell-, Gold- oder Warzenkraut genannt. Es ist eine mehrjährige
Pflanze, die von Mai bis August blüht.
Das Kraut wird von Mai bis Juli gesammelt. Man sollte dabei Handschuhe
tragen, denn der Saft des Schöllkrauts
ist giftig und verätzt Haut und Augen.
Das gesammelte Kraut wird in dünnen
Schichten getrocknet. In der Volksmedizin wurde Schöllkraut von alters her
gegen Gelbsucht, Leberleiden, Verstopfung und Gallensteine verabreicht.
Heute wird Schöllkrauttee alleine
kaum mehr verordnet. Die Heilpflanze
ist fast nur noch in Teemischungen

Schöllkraut

enthalten. Der Name Warzenkraut deutet darauf hin, daß man früher Warzen durch Bestreichen mit frischem Schöllkrautsaft beseitigen wollte. Von der Verwendung der ätzenden Milch wird jedoch heute abgeraten. Wissenschaftlich nachgewiesen ist die Wirkung des Schöllkrauts bei krampfartigen Beschwerden im Bereich der Galle sowie im Magen-Darm-Trakt.

✳ ACHTUNG: Der Saft des Schöllkrauts ist giftig. Beim Sammeln nur mit Handschuhen arbeiten – der Saft kann sonst Haut und Augen verätzen!

Schnittlauch

Schnittlauch
(Allium schoenoprasum)

wird auch Schnittling, Graslauch, Binsenlauch, Brislauch, Schnittzwiebel, Spaltlauch oder Jakobszwiebel genannt. Man kann Schnittlauch leicht im Garten oder im Balkonkasten selbst ziehen.

In der Volksheilkunde gilt Schnittlauch als appetitanregend, verdauungsfördernd, blutbildend und harntreibend. In der Küche ist Schnittlauch wegen seines typisch zwiebelähnlichen Geschmacks ein beliebtes Gewürz.

Schwarze Brennessel
(Ballota nigra)

ist eine mehrjährige Pflanze, die als Unkraut gilt. Sie blüht von Juni bis September; das Kraut wird von Juni bis August gesammelt und dann getrocknet. Das getrocknete Kraut riecht unangenehm und muß deshalb in gut verschlossenen Behältnissen aufbewahrt werden. Die Schwarznessel ist eine gute Honigpflanze.

In der Volksheilkunde ist die Schwarze Brennessel schon von alters her als Mittel gegen Augen- und Ohrenleiden, später auch gegen Nervenleiden bekannt. Auch wirkt sie schweißtreibend. Äußerlich wendet man Umschläge gegen rheumatische Schmerzen an.

Schwarzkümmel
(Nigella sativa)

ist eine einjährige Pflanze, die im
Juni und Juli blüht. Den Samen ern-
tet man von Juli bis September und
trocknet ihn anschließend.
Kümmel ist schon seit Urzeiten als
Heil- und Gewürzpflanze bekannt.
Ursprünglich kommt er aus dem west-
lichen Asien, wird aber seit Jahrtau-
senden auch in Europa, besonders in
Südosteuropa, angepflanzt.
In der Volksheilkunde wird Kümmel
als Mittel gegen Blähungen verwendet
– ähnlich wie die Samen von Anis und
Fenchel. Ein Aufguß (ein Teelöffel
Kümmel auf eine Tasse Wasser) soll
auch gegen Bronchialkatarrhe helfen.

Schwarzer Senf

Schwarzer Senf
(Brassica nigra)

ist eine einjährige Pflanze, die im Juni
und Juli blüht. Man erntet den Samen
im Juli.
Schwarzer Senf stammt aus dem Mittelmeerraum und wurde ursprünglich
als Ölpflanze gezüchtet. Man läßt die
nicht ganz ausgereiften Samen trocknen.
In der Heilkunde gilt der Schwarze
Senf als stark durchblutend bzw. hautreizend. Senfpflaster sollen bei rheumatischen Beschwerden, bei Muskel-
zerrungen und Krämpfen helfen.

Schwertlilie
(Iris germanica)

oder Veilchenwurz ist eine ausdauernde Pflanze, die im Juni blüht.
Die Wurzelstöcke werden im März
und im Oktober gesammelt und, auf
Schnüre aufgezogen, getrocknet. Während des Trocknens riecht die Pflanze
nach Veilchen.
In der Volksmedizin wird die Schwertlilie vor allem bei Gallenleiden und bei
Entzündungen der Atemwege verordnet. Dann soll ein Aufguß (ein halber
Teelöffel Schwertlilien auf eine Tasse
Wasser, nicht mehr als ein Teelöffel
pro Tag) helfen.

Seifenkraut

Seifenkraut
(Saponaria officinalis)

oder Seifenwurzel hat ihren Namen von der früheren Verwendung der Pflanze als mildes Wollwaschmittel. Sie wächst verstreut in ganz Europa und trägt von Juni bis September zart duftende, weiße Blüten. Für Heilzwekke gesammelt werden allerdings die Wurzeln (Frühjahr und Herbst) und die Blätter (Mai bis Juni).
Die Volksmedizin verwendete Seifenkraut als Wurzelabkochung oder als Tee aus den Blättern gegen Magen-, Darm-, Leber- und Nierenleiden, bei festsitzendem Husten und – äußerlich – gegen Hautausschläge. Vor allem

die Wirksamkeit bei zähem Husten hat auch die Wissenschaft bestätigt. ✳ ACHTUNG: Die in der Pflanze enthaltenen Saponine sind schwach giftig! Bei magenempfindlichen Personen kann es zu Erbrechen und Magenbeschwerden kommen. Deshalb sollte Seifenkraut innerlich nicht ohne genaue Dosierung durch den Arzt oder Apotheker angewendet werden!

Senna
(Cassia angustifolia)

stammt aus Arabien und Südindien. Man erntet die Blätter *(Folia Sennae)* und die Früchte *(Fructus Sennae)* und

Senna

trocknet sie anschließend. In der Volksheilkunde setzt man Sennablätter vor allem als Abführmittel ein. Heute noch sind die Sennesfrüchte in vielen Abführtees enthalten.

Silberdistel
(Carlina acaulis)

wird auch Große oder Stengellose Eberwurz genannt und ist eine mehrjährige Pflanze, die von Juni bis September blüht; die Wurzeln sammelt man von September bis Oktober. Sie wird getrocknet und dann in geschlossenen Behältern gelagert. Schon in der Antike kannte man die Heilwirkungen der Silberdistel. Sie sollte gegen Hautausschläge, gegen Bandwürmer und sogar gegen die Pest helfen.
In der Volksmedizin wird die Silberdistel heute als harn- und schweißtreibendes Mittel verwendet. Ein Aufguß (ein bis zwei Teelöffel pro Tasse Wasser, 20 Minuten ziehen lassen, täglich drei Tassen) soll auch gegen Verdauungsstörungen, zur Appetitanregung und als Abführmittel wirken. Äußerlich werden Silberdistelwurzeln in verdünntem Essig oder in Wein gekocht und für Bäder verwendet. Sie sollen gegen Hautausschläge, Pilzerkrankungen, Ekzeme und Flechten helfen.
✳ ACHTUNG: Die Silberdistel ist eine geschützte Pflanze. Sie darf in der freien Natur nicht gesammelt werden!

Silberweide
(Salix alba)

ist ein Strauch oder Baum, der von März bis Mai blüht. Die Rinde sammelt man im März – sie wird getrocknet und ist schon seit der Antike als Heilmittel im Gebrauch.
In der Heilkunde sind die Wirkstoffe der Silberweide als fiebersenkend bekannt, auch sollen sie Rheuma lindern sowie bei Erkältungskrankheiten schweißtreibend sein.

Sonnenblume
(Helianthus annuus)

ist eine einjährige Pflanze, die von Juni bis September blüht. Die Samen werden von August bis Oktober gesammelt, die Blütenkörbe von Juni bis August. Der Samen liefert Sonnenblumenöl.
Ursprünglich stammt die Sonnenblume aus Amerika; heute wird sie auf der ganzen Welt in Gärten und auf dem Balkon gezogen und sogar in Kulturen angebaut. In der Volksmedizin ist Sonnenblumenöl der Grundstoff für verschiedene Medikamente. Wunden und rheumatische Beschwer-

den werden durch das Auflegen von in Öl getränkten Tüchern behandelt. Die Blüten werden in manchen Ländern getrocknet und als Aufguß gegen Entzündungen der oberen Atemwege, gegen Blähungen und Durchfälle sowie als harntreibendes Mittel getrunken.

Sonnenhut
(Echinacea purpurea)

wird auch Roter Sonnenhut genannt. Die Wirkstoffe der Pflanze sind hervorragend zur Immunstärkung geeignet. Man bekommt Tinkturen und Tropfen mit den Inhaltsstoffen des Roten Sonnenhuts in der Apotheke.

Sonnentau
(Drosera rotundifolia)

ist eine mehrjährige, fleischfressende Pflanze. Sie blüht von Juni bis August; in dieser Zeit wird das Kraut gesammelt und schonend im Schatten an gut belüfteten Stellen getrocknet. Ein heißer Aufguß (zwei Teelöffel Sonnentau auf zwei Tassen Wasser, schluckweise trinken) soll das Nervensystem beruhigen und Krämpfe lösen. In der Volksmedizin wird Sonnentau auch gegen starken Hustenreiz gegeben. ✳ ACHTUNG: Sonnentau ist vom Aussterben bedroht und steht deshalb

unter Naturschutz. Die Pflanze darf in der freien Natur nicht gesammelt werden!

Spitzwegerich
(Plantago lanceolata)

ist eine ausdauernde Pflanze, die von Mai bis September blüht; die Blätter werden von Juni bis September gesammelt. Man trocknet sie schonend – sie dürfen nicht braun werden. Spitzwegerich ist überall zu finden, an Wegrändern wie auf Wiesen, und gilt als Unkraut. Er enthält Schleimstoffe;

Spitzwegerich

Weidetiere sollen von großen Mengen Spitzwegerich Durchfall bekommen. In der Volksmedizin gibt man Spitzwegerich bei Husten, Heiserkeit, Bronchialkatarrh und Keuchhusten. Ein Aufguß (ein Teelöffel Spitzwegerich auf eine Tasse Wasser) sollte dann täglich getrunken werden. Wissenschaftlich empfohlen wird Spitzwegerich bei Katarrhen der oberen Luftwege. Der frische Saft der Pflanze, mit Zucker oder Honig gesüßt, hilft Kindern gegen Husten. Äußerlich kann man die Blätter des Spitzwegerichs zerstoßen auf Blutergüssen, Prellungen, Verbrennungen und Insektenstiche legen. Der Saft wird außerdem als Gurgelmittel bei Mandelentzündungen und zu Augenspülungen verwendet.

Steinklee

Steinklee
(Melilotus officinalis)

wird auch Gelber Steinklee, Honigklee oder Mottenklee genannt. Die Pflanze blüht von Mai bis Oktober; Kraut und Blüten sammelt man von Juni bis August und läßt sie trocknen. Sie setzen beim Trocknen den Stoff Kumarin frei, dessen charakteristischer Duft an Waldmeister erinnert.
In der Volksheilkunde verordnet man Steinklee bei der Behandlung von Thrombosen und Krampfadern, als Badezusatz auch gegen Geschwürerkrankungen und Hämorrhoiden.

Steinsame
(Lithospermum officinale)

ist eine ausdauernde Pflanze, die von Mai bis August blüht. Man sammelt die Früchte im Juli und August.
Der Echte Steinsame ist in ganz Europa und Asien verbreitet. Manchmal wird er in Gärten als Heil- und Honigpflanze gezüchtet.
In der Heilkunde gilt Steinsame als harntreibend und ist somit gut geeignet gegen Blasenleiden sowie gegen Erkrankungen der Harnwege.

Sternanis
(Illicum verum)

wird auch Badian oder China-Anis genannt. Er ist die Frucht des kleinwüchsigen südchinesischen Magnolienbaums, die in der Fruchtschale ätherische Öle enthält, vor allem Anethol. Sie schmeckt etwas bitterer, aber sehr viel feiner als unser »normaler« Anis.
Beide Pflanzen sind in ihren Inhaltsstoffen sehr ähnlich, obwohl sie botanisch nicht miteinander verwandt sind. Sie werden auch beide bei Magen- und Darmbeschwerden eingesetzt. Man kann Sternanis ganz oder pulverisiert kaufen.

VIOLA TRICOLOR. Off.
Viola tricolor. Botan.
Dreyfaltigkeitsblume.

Stiefmütterchen

Stiefmütterchen
(Viola tricolor)

ist eine ein- bis zweijährige Pflanze, die von Mai bis August blüht. In dieser Zeit sammelt man das Kraut, trocknet es im Schatten und bewahrt es danach dunkel in gut verschlossenen Behältern auf. In der Volksmedizin wird Stiefmütterchenkraut vor allem als Aufguß gegen unreine Haut verwendet. Der Aufguß soll auch gegen Schuppenflechte und Akne helfen. Stiefmütterchentee (zwei Teelöffel pro Tasse Wasser, kurz aufkochen lassen) wirkt schleimlösend und erleichtert das Abhusten. Dieser Absud

hilft auch bei rheumatischen Schmerzen und soll als Kräftigungs- und Vorbeugungsmittel gegen Erkältungskrankheiten dienen.
✳ ACHTUNG: Die Tagesdosis von zwei Teelöffeln sollte man nicht überschreiten, denn Stiefmütterchentee kann sonst Erbrechen verursachen!

Stranddistel
(Eryngium campestre)

wird auch Brachdistel, Mannstreu oder Feldmannstreu genannt.
Die Pflanze blüht von Juli bis Sep-

tember; im Frühjahr und im Herbst werden die Wurzelstöcke gesammelt.
In der Volksmedizin hat Mannstreu eine uralte Tradition: Schon bei den alten Griechen soll es als Aphrodisiakum gebraucht worden sein. Aber auch zur Regulierung der Menstruation und bei Magenbeschwerden wurde es eingesetzt; ebenso bei Skorbut, Gelb- und Schwindsucht sowie Hautkrankheiten.

Süßholz
(Glycyrrhiza glabra)

wird auch Lakritzenwurzel genannt und ist eine ausdauernde Pflanze aus der Gattung der Schmetterlingsblütler. In Südeuropa und Südrußland wird sie angebaut. Ihre Stengel erreichen eine Höhe von eineinhalb Metern. Sie blüht im Juni und im Juli. Die Wurzelstöcke sammelt man von September bis Oktober. Sie werden getrocknet und als Basis für die auch als »Bärendreck« bekannten schwarzen Lakritzen verwendet; sie enthalten Glyzyrrhizinsäure, die eine 150mal stärkere Süßkraft hat als Rohrzucker. Die Pflanze stammt ursprünglich aus Südeuropa und dem Orient. Schon seit alters ist die hustenlösende Wirkung von Süßholz bekannt.
In der Volksmedizin wird Süßholz aber auch allgemein zum Krampflösen

sowie zur Heilung von Magen- und Zwölffingerdarmgeschwüren eingesetzt. Die Pflanze ist außerdem ein beliebtes Abführmittel.

Sumpfschafgarbe
(Achillea ptarnica)

ist eine ausdauernde Pflanze, die von Juli bis September blüht. Die Wurzelstöcke werden im September und Oktober gesammelt.
Schon seit dem Mittelalter ist die Sumpfschafgarbe als Heil- und Zierpflanze gezüchtet worden. In der Heilkunde setzt man die Pflanze als Mittel gegen Ermüdung, Appetitlosigkeit und Leiden der Harnorgane ein. Auch gegen Blähungen, Rheuma- und Zahnschmerzen sowie zur Regulierung des Stuhlgangs wird Sumpfschafgarbe verordnet.

Syzygium
(Syzygium jambos)

stammt aus Ostindien und Malaysia. Es wird auch Jambuse oder Rosenapfel genannt und ist ein Myrtengewächs mit grünlichen oder weißlichen Früchten, deren Duft an Rosen erinnert. Den Samen der Pflanze gab man in der Volksmedizin gegen Durchfall.

Taubnessel
(Lamium album)

wird auch Weiße Taubnessel genannt.
Sie ist eine ausdauernde Pflanze, die
von April bis September blüht. Man
trocknet die Blüten im Schatten sehr
schnell und bewahrt sie dann dunkel
in geschlossenen Behältern auf.
In der Volksmedizin wird die Taubnessel traditionell als Mittel gegen
Menstruationsbeschwerden eingesetzt.
Ein Aufguß (zwei bis drei Teelöffel
Taubnessel auf eine Tasse Wasser) soll
das Husten erleichtern, gegen Schlaflosigkeit helfen und auch Katarrhe der
oberen Atemwege lindern. Äußerlich
wird ein stärkerer Aufguß als Bad und
Umschlag bei Ausschlägen, Ekzemen
sowie zur Heilung von Verbrennungen
und Krampfadern verwendet.

Tausendgüldenkraut

Tausendgüldenkraut
(Centaurium erythraea)

wird auch Fieber-, Magen-, Bauchweh-,
Laurin- und Sanktorikraut genannt.
Die ein- bis zweijährige Pflanze blüht
im Juni und im Juli; das Kraut wird
von Juni bis August gesammelt. Danach wird es in dünnen Schichten im
Schatten ausgebreitet und getrocknet.
Tausendgüldenkraut muß in gut geschlossenen Behältern trocken und
dunkel gelagert werden. Es ist eine
geschützte Pflanze.

Schon seit alters ist die Heilwirkung
dieser Pflanze bekannt.
Laut Volksmedizin sorgt das bittere
Tausendgüldenkraut für eine bessere
Verdauung. Einen Aufguß aus einem
Teelöffel Kraut und einem Viertelliter
Wasser sollte man morgens und
abends auf nüchternen Magen trinken.
Wissenschaftlich empfohlen wird das
Tausendgüldenkraut zur Förderung der
Magensaftbildung und gegen Appetit-
losigkeit.
✳ ACHTUNG: Tausendgüldenkraut ge-
hört zu den Enzianpflanzen und steht
unter Naturschutz! Man darf es also
nicht selbst sammeln.

Thymian
(Thymus vulgaris)

wird auch Demut oder Quendel, Gundelkraut oder Kudlkraut genannt. Der Halbstrauch blüht von Mai bis Juni; das Kraut wird von Juni bis August gesammelt und getrocknet. Thymian stammt eigentlich aus dem Mittelmeerraum, er ist aber auch bei uns im Kräutergarten heimisch geworden. Man kann ihn zweimal jährlich ernten.

Schon seit mehr als 4000 Jahren ist Thymian als Gewürz- und Arzneipflanze bekannt. Er wirkt besonders auf den Magen und die Verdauung, deshalb werden vor allem fette Braten mit Thymian gewürzt.

In der Volksmedizin gilt Thymian wegen seiner ätherischen Öle als gutes Hustenmittel, das eine schleim- und krampflösende Wirkung hat. Ein Aufguß (aus einem Teelöffel Thymian auf eine Tasse Wasser) soll bei Husten und Bronchialkatarrh besonders schnell helfen. Wissenschaftlich wird Thymian empfohlen.

Äußerlich kann man Thymian ebenfalls anwenden: Bäder als Vorbeugung gegen Erkältungskrankheiten, Inhalationen bei Husten, Schnupfen und Stirnhöhlenkatarrh.

Tab 206

THYMUS. Off.
Thymus vulgaris. Bot.
Der Thymian

Thymian

Tüpfelfarn
(Polypodium vulgare)

wird, weil er den Zuckerstoff Mannit enthält, auch Engelsüß genannt. Das ausdauernde Kraut blüht nicht; die Wurzelstöcke sammelt man in den Monaten März und April sowie September und Oktober. Sie werden in der Sonne getrocknet und höchstens ein Jahr aufbewahrt.

In der Volksmedizin nimmt man Tüpfelfarn zur Herstellung von Tees mit schleimlösender Wirkung, die das Abhusten erleichtern sollen. Außerdem hilft Tüpfelfarn bei der Heilung von Bronchitis und bei Entzündungen der Harnblase.

Ulme
(Ulmus minor)

wird auch Feldulme, Parkulme oder
Rüster genannt.
Der Baum wächst bei uns fast überall;
die Rinde sammelt man im Frühjahr
(März bis April) vor allem von jungen
Ästen und Zweigen.
In der Heilkunde verordnet man Ul-
menrinde als entzündungshemmendes
Mittel bei Magen- und Darmschleim-
hautentzündungen, aber auch bei
Rachen- und Mundentzündungen.
Als Badezusatz hat sich Ulmenrinde
gegen Hämorrhoiden und zur Wund-
behandlung bewährt.

Veilchen

Vanille
(Vanilla planifolia)

stammt aus tropischen Regionen und
ist die schotige Frucht eines Orchide-
enbaums. Er kommt vor allem in
Mittel- und Südamerika vor. Vanille
gilt nicht nur als Gewürz, sondern
wurde früher auch als Aphrodisiakum
benutzt.

Veilchen
(Viola odorata)

wird auch Märzveilchen genannt. Die
ausdauernde Pflanze blüht von März

bis Mai. Das Kraut, die Blüten und die
Blätter sammelt man in diesen Monaten, die Wurzel dagegen im September und im Oktober. Die einzelnen
Teile werden in dünnen Schichten an
einer luftigen, schattigen Stelle getrocknet.
In der Volksmedizin wird ein Aufguß
aus Veilchen (zehn Gramm auf einen
Liter Wasser, schluckweise trinken)
gegen Bronchialkatarrh verordnet.
Veilchen sind auch harntreibend und
sollen gegen rheumatische Schmerzen
helfen.
Äußerlich werden sie als Umschläge
auf eitrige Wunden, Geschwüre und
Ausschläge gelegt.

Vogelbeerbaum
(Sorbus aucuparia)

heißt eigentlich Eberesche. Der Baum wächst überall an Waldrändern und in Gebüschen; er trägt im Frühjahr weiße Blüten in Dolden, die sich dann bis September/Oktober in leuchtendrote Beeren verwandeln. Wir müssen sie uns im Herbst mit den Vögeln teilen, die sie gern als Reiseproviant vor ihrem Zug nach Süden in großen Mengen fressen – kein Wunder, die Beeren enthalten viel Vitamin C und Zucker. Vom frischen Saft oder Sirup empfiehlt die Volksmedizin täglich mehrmals einen Teelöffel zur Blutreinigung, zur Vorbeugung von Nieren- und Blasensteinen, bei Gicht, Rheuma und zur Regelung einer gestörten Verdauung. Man kann statt dessen auch frische oder getrocknete Beeren kauen oder aus den Vogelbeeren eine leckere Marmelade kochen und diese regelmäßig zu sich nehmen.
✳ ACHTUNG: Überdosierungen vermeiden!

Vogelknöterich
(Polygonum aviculare)

ist eine einjährige Pflanze, die von Juni bis September blüht; in dieser Zeit sammelt man das Kraut. Im Schatten an gut belüfteten Stellen wird es dann getrocknet. Der Vogelknöterich ist schon seit alters als Heilpflanze bekannt und wurde im Mittelalter gegen Cholera und Tuberkulose eingesetzt. In der Volksmedizin gilt Vogelknöterich als Pflanze mit blutstillender und zusammenziehender Wirkung. Man setzt ihn gegen äußere und innere Blutungen ein, auch gegen Magen- und Darmkatarrhe sowie gegen starke Durchfälle. Ein Aufguß (zwei bis drei Teelöffel auf zwei Tassen Wasser), über den ganzen Tag verteilt getrunken, soll den Körperstoffwechsel regulieren.

Vogelmiere
(Stellaria media)

wird auch Alsine, Feldsternmiere, Hühnerbiß, Hühnerdarm, Hühnermiere oder Mausdarm genannt.
Die Pflanze findet sich fast das ganze Jahr hindurch, bis zur Frostzeit, als Unkraut auf Äckern und in Gärten. Man sammelt das Kraut im Frühjahr und trocknet es an einer luftigen Stelle. In der Volksmedizin wird der Vogelmiere krampflösende Wirkung zugeschrieben. Pfarrer Kneipp verordnete die Pflanze bei Hämorrhoiden und als »Lungenkraut« gegen Husten. Auch soll man entzündete Augen mit einer Abkochung von Vogelmiere auswaschen – das soll heilend und kräftigend wirken.

Wacholder
(Juniperus communis)

ist ein immergrüner, in Trockenwäldern und Heiden gedeihender Nadelbaum, der von April bis Mai blüht. Aus den Blüten der weiblichen Pflanzen entstehen nach zwei Jahren die Früchte, die man von September bis November erntet. Das Holz wird im Februar und im März geschnitten.
Die Früchte werden getrocknet. In der Volksmedizin hat vor allem Pfarrer Kneipp die Wacholderbeeren gegen Gicht und Rheuma empfohlen. Der Wacholder wirkt stark harntreibend. Ein Aufguß (aus einem Teelöffel zerstoßenen Früchten auf eine Tasse) wirkt außerdem desinfizierend. Wissenschaftlich empfohlen wird der Wacholder lediglich zur Behandlung von Verdauungsbeschwerden (Aufstoßen, Völlegefühl, Sodbrennen).
Zur äußerlichen Anwendung setzt man Wacholder Bädern zu, die eine antirheumatische und erfrischende Wirkung haben. Auch das Holz des Wacholders hat die oben beschriebenen Wirkungen.
✳ ACHTUNG: Menschen mit Nierenleiden und Schwangere sollten Wacholder nicht verwenden!

Tab 108.

IVNIPERVS OF
Iuniperus communis. B.A.
Der Wacholder

Wacholder

Waldbingelkraut
(Mercurialis annua)

wird auch Büngel- oder Bingelkraut, Hundskohl, Schuttbingel oder Wintergrün genannt.
Die Pflanze wächst in Laub- oder Mischwäldern und blüht von April bis Mai in unscheinbaren grünlichen Blättchen; man sammelt das Kraut zur gleichen Zeit.
In der Heilkunde ist das Bingelkraut schon seit der Antike bekannt. Man verordnete es gegen Frauenleiden; seit dem Mittelalter wurde es auch gegen Verstopfung, Appetitlosigkeit, Verschleimung der Bronchien sowie als Rheuma- und Gichtmittel verwendet.

Walderdbeere
(Fragaria vesca)

ist eine mehrjährige Pflanze, die im
Mai und im Juni blüht. Die Blätter
sammelt man jung von Mai bis August, die Früchte im Juli. Die Blätter
werden getrocknet und als Tee verwendet. Die Früchte werden frisch
verzehrt.
In der Volksmedizin verordnet man
einen Tee aus Erdbeerblättern als
Kräftigungsgetränk für Menschen, die
an Blutarmut und Nervosität leiden.
Ein Aufguß heilt auch Magen- und
Darmkatarrhe und wirkt günstig bei
Erkrankungen der Harnwege. Äußerlich legt man überbrühte Erdbeer-
blätter auf entzündete Wunden zur
raschen Heilung; den Absud kann
man auch als Gurgelmittel gegen
Mundgeruch nehmen. Die frischen
Früchte verbessern die Leber- und
Gallenfunktion.

Waldmeister
*(Asperula odorata oder
Galium odoratum)*

wird auch Maikraut oder Maitee genannt. Die mehrjährige Pflanze hat
einen charakteristischen, würzigen
Duft und blüht im Mai und im Juni; in
dieser Zeit wird das Kraut gesammelt
und schnell im Schatten getrocknet.
Es darf sich dabei nicht braun verfär-

ben. Dann wird es in dunklen, geschlossenen Behältern aufbewahrt.
Waldmeister wurde schon im Mittelalter gezüchtet und gesammelt und
dann Spirituosen sowie Tabak beige-
fügt. In der Volksmedizin wird Waldmeister gegen nervöse Gereiztheit, bei
Krämpfen, als Beruhigungsmittel, bei
Herzklopfen, unregelmäßigem Pulsschlag und Schlaflosigkeit bei Kindern
und alten Menschen eingesetzt. Dann
wird daraus ein Aufguß bereitet (zwei
Teelöffel Waldmeister auf eine bis
zwei Tassen Wasser, über den ganzen
Tag verteilt trinken).
Man kann diesen Tee auch kalt durch
Auslaugen herstellen. Äußerlich verwendet man Waldmeister als Bad
oder Umschlag zur Heilung von
eitrigen Wunden, Ausschlägen und
Geschwüren.
✳ ACHTUNG: Höhere Dosen von
Waldmeister sollte man vermeiden!
Diese können Schwindelanfälle,
Erbrechen und Kopfschmerzen ver-
ursachen.

Waldweidenröschen
(Epilobium angustifolium)

wird auch Feuerkraut genannt und ist
eine mehrjährige Pflanze, die von Juni
bis August blüht. In diesem Zeitraum
sammelt man die Blätter. Sie werden
bei trockenem, warmem Wetter geerntet und dann im Schatten an einer

gut belüfteten Stelle getrocknet. In der Volksmedizin wird der Aufguß als Beruhigungsmittel für die Nerven, gegen Kopfschmerzen und Migräne verwendet. Ein Tee soll gegen Frühjahrsmüdigkeit helfen.
Äußerlich wird ein Absud des Waldweidenröschens als Umschlag auf Wunden angewendet.

Walnuß
(Juglans regia)

ist ein Baum, der im Mai blüht. Die Fruchthüllen sammelt man von August bis September, die Blätter von Juni bis Juli. Beides wird getrocknet.
In der Volksmedizin wird Walnuß bei Magen- und Darmbeschwerden angewendet. Die Pflanze soll auch nervenberuhigend wirken und Krämpfe lösen.
Außerdem wendet man die Walnuß zur Behandlungen von Erfrierungen und als Gurgelmittel an.

Wasserfenchel
(Oenanthe aquatica)

wird auch Rohr- oder Pferdekümmel bzw. auch Roßfenchel genannt. Früher verordnete man Wasserfenchel gegen Husten, gegen Blähungen und zur Entwässerung.

✳ **ACHTUNG:** Die Pflanze ist giftig und darf nur unter Aufsicht des Arztes oder Therapeuten angewendet werden!

Wasserpfeffer
(Polygonum hydropiper)

ist eine einjährige Pflanze, die von Juni bis September blüht. Das Kraut sammelt man im gleichen Zeitraum. Es wird getrocknet.
In der Volksheilkunde ist Wasserpfeffer schon seit der Antike bekannt. Früher nahm man das frische Kraut als Pfefferersatz und als Heilmittel gegen Skorbut. Wasserpfeffer soll blutstillend wirken.

Wegwarte
(Cichorium intybus)

wird auch Wilde Zichorie genannt und ist eine ausdauernde Pflanze, die von Juli bis September blüht. Die Wurzeln werden im September und Oktober gesammelt. Man trocknet sie in Scheiben geschnitten. Schon im alten Ägypten galt die Wegwarte als Heil- und Gemüsepflanze.
In der Volksmedizin verordnet man einen Absud (zwei Teelöffel Wegwarte auf eine Tasse Wasser, zweimal täglich) zur Förderung der Gallensaftproduktion und zur Appetitanregung.

Auch soll die Wegwarte bei Lebererkrankungen, Gallen- und Nierensteinen sowie Entzündungen der Harnwege helfen.

Weide
(Salix)

gibt es in vielen verschiedenen Arten, die für Heilzwecke alle gut zu gebrauchen sind. Der Baum blüht sehr früh im Jahr, in den Monaten März bis Mai, und ist mit seinen Weidenkätzchen oder Palmkätzchen wohl einer der bekanntesten Frühlingsboten. Im April und im Oktober wird die Rinde etwa dreijähriger Zweige abgeschält, ge-

trocknet und kleingeschnitten. Die Volksmedizin verwendet eine Abkochung von zehn Gramm Rinde auf eine Tasse Wasser (vorher einige Stunden kalt ziehen lassen) als Mittel gegen Gicht und Rheuma und gegen innere Blutungen. Außerdem wird sie als Auflage auf Wunden, Geschwüren und Ausschlägen und zum Gurgeln bei Mandel- und Zahnfleischentzündung benutzt.
Die Wissenschaft weiß inzwischen, daß in der Weidenrinde ein Stoff enthalten ist, den man heute künstlich herstellen kann. Er wird in vielen Schmerzmitteln, u. a. als Aspirintablette, verkauft. Deshalb verwendet die Naturmedizin Weidenrinde heute in Präparaten gegen leichte fieberhafte Erkrankungen, gegen Kopfschmerzen und in Rheumamitteln.
✳ ACHTUNG: Bei empfindlichen Menschen kann Weidenrinde Magen-Darm-Beschwerden auslösen!

Tab. 171.

SALICIS CORTEX. Officin.
Salix fragilis. Botanic.
Bruchweide.

Weide

Weißdorn
(Crataegus)

wird auch Hagedorn, Heckendorn oder Zaundorn genannt. Er gehört zur Familie der Rosengewächse. Es gibt mehrere Arten, die in der Heilkunde Verwendung finden. Weißdorn ist eine mehrjährige Pflanze; er blüht von Mai bis Juni. Blüten, Kraut und Blätter sammelt man in diesem Zeitraum, die

Früchte von September bis November. Alles wird getrocknet. Der Weißdorn spielt erst seit Anfang dieses Jahrhunderts eine Rolle als Heilpflanze.

In der Volksmedizin wird er älteren Menschen als Herzstärkungsmittel verabreicht; er schützt vor nachlassender Leistungsfähigkeit. Tee aus Weißdornblüten kann kurmäßig bei Herzüberlastung angewendet werden. Wissenschaftlich empfohlen wird Weißdorn bei leichten Herzrhythmusstörungen sowie bei Druck- und Beklemmungsgefühlen in der Herzgegend.

✳ **ACHTUNG:** Weißdorn darf nicht ohne Befragen eines Arztes angewendet werden!

Weißer Senf
(Sinapis alba)

ist ein einjähriges Kraut, das von Juni bis Juli blüht. Man erntet den Samen im Juli und im August. Die aus dem Mittelmeergebiet stammende Pflanze ist seit alters eine Heil- und Gewürzpflanze. Auch als Gegengift wurde der Weiße Senf gerne angewendet.

In der Volksmedizin gilt der Same des Weißen Senfs als heilend. Man verwendet ihn als Umschlag und Pflaster bei rheumatischen Beschwerden. Für beide Senfarten gilt: Sie können starke Hautreizungen, ja sogar Hautverwundungen hervorrufen!

Wermut
(Artemisia absinthium)

wird oft Magen- oder Wiegenkraut genannt. Auch unter den Namen Absinth, Artenheil, Bitterer Beifuß, Eberreis oder Heilbitter ist der Wermut bekannt.

Die mehrjährige Pflanze blüht von August bis September. Das Kraut sammelt man schon von Juli an bis in den September. Es wird getrocknet. Wermut kann man im Garten und sogar auf dem Balkon selbst ziehen.

Schon seit dem Altertum kennt man die heilende Wirkung des Wermuts. Vor allem gegen Magenbeschwerden wurde er verordnet. In der Volksme-

ABSINTHIUM VULGARE. off.
Artemisia Absinthium. Bet.
Gemeiner Wermuth.

Wermut

dizin hat sich daran nichts geändert. Ein Aufguß (aus ein bis zwei Teelöffeln Wermut auf eine Tasse Wasser) kann gegen Darmkoliken, zur Appetitanregung, zur Unterstützung der Magensäfte und gegen Blähungen angewendet werden. Wissenschaftlich empfohlen wird Wermut bei Magenbeschwerden und zur Appetitanregung. Außerdem kann man Wermut als Gurgelmittel und als Umschläge für Prellungen anwenden. Aus dem frischen Kraut gewinnt man ein ätherisches Öl, das für Tinkturen gegen Krämpfe gebraucht wird.

✳ ACHTUNG: Bei häufigem Genuß von alkoholischen Getränken mit Wermut (etwa französischem Absinth) kann es zur Abhängigkeit kommen!

Wiesenknopf
(Sanguisorba officinalis)

ist eine mehrjährige Pflanze, die von Juni bis August blüht. Die Wurzelstökke sammelt man im März und April sowie von August bis Oktober; das Kraut wird von Juni bis August geerntet. Wiesenknopf hat die zusammenziehende Wirkung von Gerbstoffen und ist schwach antiseptisch sowie blutstillend. In der Volksmedizin nimmt man den Absud der Pflanze gegen Magen- und Darmkatarrhe und zur Stillung von Nasen- und Zahnfleischblutungen.

Außerdem wendet man den Absud des Krauts als Badezusatz bei offenen Wunden, Ausschlägen und Geschwüren an, als Gurgelmittel auch bei Zahnfleischleiden und eitriger Angina.

Wiesenknöterich
(Polygonum bistorta)

heißt auch Schlangenknöterich und ist eine ausdauernde Pflanze auf feuchten Bergwiesen, die von Juni bis September blüht. Die Wurzelstöcke werden im März sowie von September bis November gesammelt.
In der Heilkunde wird Wiesenknöterich zur Behandlung von Magen- und Darmkatarrhen, bei starken Durchfällen und früher sogar gegen Ruhr verwendet.
Als Gurgelmittel nimmt man ihn auch gegen Entzündungen der Mundhöhle und Mandeln sowie nach dem Ziehen eines Zahnes.

Wolfsmilch
(Euphorbium)

stammt aus Marokko und ist giftig. Die Blätter *(Herba euphorbiae)* bekommt man in der Apotheke.
In der Heilkunde wurde Wolfsmilch früher gegen Hautleiden eingesetzt.

Wolfstrappkraut
(Lycopus europaeus)

ist eine mehrjährige Pflanze, die von Juni bis September blüht. Das Kraut erntet man von Juli bis September; es wird an gut belüfteten Stellen getrocknet.
Im Mittelalter benutzte man Wolfstrapp gegen Malaria.
In der Volksheilkunde wurden die Wirkstoffe der Pflanze zur Heilung von Schilddrüsenstörungen eingesetzt. Auch gegen Nervosität, bei Angstgefühlen, Herzklopfen und Krämpfen soll Wolfstrapp helfen.

Ysop
(Hyssopus officinalis)

wird auch Ysopkraut oder Iosop genannt. Der mehrjährige Halbstrauch blüht von Juni bis September; in dieser Zeit sammelt man das Kraut. Schneidet man den Ysop möglichst weit oben bereits Anfang Mai, dann kann man durchaus zwei- bis dreimal im Jahr ernten. Das Kraut wird im Schatten getrocknet und dann in geschlossenen Behältnissen gelagert. Ysop war ursprünglich im Mittelmeerraum beheimatet und wurde früher zur Heilung von Magen- und Brustkrankheiten verwendet. In der Volksmedizin hat sich Ysop auch gegen Husten, entzündete Bronchien und Asthma bewährt. Ein Aufguß (aus zwei Teelöffeln Ysop auf einen Viertelliter Wasser, stündlich einen Löffel) soll bei Entzündungen der Harnwege, der Nieren und der Galle helfen.
✳ ACHTUNG: Ysop sollte bei nervöser Reizbarkeit nicht angewendet werden! Höhere Dosen, vor allem von Ysopöl, können Krämpfe hervorrufen.

Zaunwinde
(Calystegia sepium)

wird auch Ackerranke, Feldwindling, Teufelsdarm oder Uferzaunwinde genannt.
Sie blüht von Juni bis September; das Kraut wird zur gleichen Zeit gesammelt und im Schatten an einer luftigen Stelle getrocknet. Die Zaunwinde ist auch eine gute Honigpflanze.
In der Volksmedizin gibt man die Zaunwinde als Abführmittel. Auch bei Blähungen und Bauchschmerzen soll sie lindernd wirken.

Ziest
(Stachys officinalis)

wird auch Betonie, Heilziest, Pfaffenblume, Zahn- oder Zehrkraut genannt. Die Pflanze blüht von Juni bis September; das Kraut sammelt man von Juni bis August.

Man trocknet es an gut belüfteten Stellen im Schatten.
In der Volksheilkunde verordnet man Ziest zur Heilung von Krankheiten der Atemwege und auch bei Asthma. Ebenso gegen Darmleiden und Magenbeschwerden soll Ziest helfen.

Zitterpappel
(Populus tremula)

ist ein Baum, der in unseren Breiten oft zu finden ist. Er blüht von März bis April. Man sammelt die Knospen im Februar und März, die Rinde im März und April und die Blätter der Pflanze im Mai und Juni. Alles wird im Schatten schonend getrocknet.
In der Volksmedizin wird die Pflanze als harntreibend und desinfizierend bezeichnet und deshalb bei Entzündungen der Harnwege und der Blase, aber auch zur Linderung von Gicht und Rheuma verwendet.

Zwiebel

hört die Zwiebel heute zu den beliebtesten Gemüsearten. In der Volksmedizin wird die Zwiebel bei Erkrankungen der oberen Atemwege, vor allem bei Husten und Schnupfen, und bei Magen- und Darmbeschwerden verordnet. Äußerlich angewendet hilft sie gegen Insektenstiche.

Zwiebel
(Allium cepa)

ist eine ausdauernde Pflanze, die von Juni bis Juli blüht. Die Zwiebel erntet man von Juni bis September. Man läßt sie auf dem Feld trocknen und lagert sie anschließend trocken und frostfrei. Schon seit dem Altertum bekannt, ge-

Zypresse
(Cupressus sempervirens)

ist ein immergrüner Baum, den man vor allem im Mittelmeerraum findet. Sein Öl wird oft bei Bronchitis und Asthma zur Inhalation verwendet.

Heilkräuter und Gewürze

Richtig sammeln, trocknen und aufbewahren

Jahrhundertealte Erprobung steht hinter so mancher Regel der Kräuterheilkunde. Was man sammelt und wie man mit den gesammelten Kräutern weiter verfährt, ist aus alter Zeit überliefert. Einige Pflanzen sollte man am besten gleich frisch verwenden, bei anderen kann man die Wirkung durch eine bestimmte Behandlung für längere Zeit bewahren.

Heidelbeeren

Knoblauch

Schöllkraut

Senna

Arnika

Koriander

Das Wissen um die heilenden Kräfte, die in vielen Pflanzen schlummern, ist uralt.

Immer mehr Menschen besinnen sich auf die Heilkräfte der Natur und sind sogar bereit, die alten Hausmittel der Großeltern wieder anzuwenden – auch wenn das vielleicht mehr Mühe macht, als einfach nur eine Pille zu schlukken, die der Arzt verordnet hat. Mehr Mühe auch deshalb, weil man sich mit den Hausmitteln aus alter Zeit ein bißchen beschäftigen muß, bevor man sie erfolgreich anwenden kann.
Man kann die Heilpflanzen für alle möglichen Hausmittel natürlich in der Apotheke oder im Reformhaus kaufen.

Der Apotheker ist gesetzlich verpflichtet, alle Heilpflanzen auf ihre Reinheit und Qualität zu überprüfen. Doch vielleicht macht es Ihnen auch Freude, selbst ein wenig zu gärtnern.

Viele Pflanzen und Kräuter kann man nämlich selbst im Garten oder sogar auf dem Balkon im Blumenkasten ziehen.
Das macht nur wenig Arbeit, und man hat dann die Gewißheit, wirklich Pflanzen zu bekommen, deren heilende Wirkstoffe nicht durch Insektenvernichtungsmittel oder Kunstdünger beeinträchtigt wurden.
Im vorangegangenen Kapitel haben wir Sie immer darauf hingewiesen, wenn sich eine Heilpflanze leicht selbst ziehen läßt.

Was man vor dem Sammeln wissen muß

Auch in der freien Natur findet man immer noch viele Heilpflanzen. Man muß nur mit offenen Augen durch Wald und Wiesen und über Felder gehen – dann entdeckt man so manches Kraut, das heilende Kräfte hat. Doch bevor Sie Heilkräuter selbst sammeln, sollten Sie sich fragen:

Kräuter erkennen

• Können Sie die gesuchte Pflanze wirklich zweifelsfrei erkennen? Wenn nicht, lassen Sie lieber die Finger davon. Es gibt eine ganze Reihe von

Pflanzen, die sich ähneln, die aber in der Wirkung sehr unterschiedlich, ja sogar giftig sein können. Lassen Sie sich lieber von Fachleuten beraten (vielleicht gibt es in Ihrem Wohnort ja einen Kräuterdoktor, der Ihnen behilflich ist).
• Sind Sie sicher, daß die Pflanzen, die Sie selbst sammeln, auch gesund und unbelastet sind? Viele wachsen neben dem Straßenrand oder in der Umgebung von Feldern, die mit Kunstdünger verseucht sind.

Dann sollten Sie lieber auf gekaufte Pflanzen aus der Apotheke zurückgreifen oder aber einige Heilkräuter auf dem Balkon ziehen.

- Wissen Sie, welche Pflanzen giftig sind? Welche Sie deshalb auf gar keinen Fall für Ihre eigene Hausmittelapotheke pflücken dürfen? Sie müssen sich absolut sicher sein, daß Sie giftige Heilpflanzen auf den ersten Blick erkennen. Sonst geraten Sie beim Zubereiten Ihrer Hausmittel in Lebensgefahr.
- Kennen Sie alle Heilpflanzen, die unter Naturschutz stehen? Geschützte Pflanzen dürfen Sie auf keinen Fall sammeln!

- Ist Ihnen bekannt, zu welcher Jahreszeit die gesuchte Heilpflanze ihre größte Wirkung entfaltet? Es hat nämlich keinen Sinn, eine Pflanze dann zu sammeln, wenn sie noch (oder schon wieder) ohne Wirkungskräfte ist. Dann bringt sie Ihnen und Ihrer Gesundheit kaum Nutzen, und Ihre ganze Mühe scheitert an dieser oft entscheidenden Bedingung.
- Wissen Sie genau, welcher Teil der Pflanze die größte Heilkraft enthält? Denn was nützt es Ihnen, wenn Sie die Blüten und Blätter eines Heilkrauts sammeln, die größte Heilkraft aber in der Rinde oder in den Wurzeln steckt?

Wie und wann sammelt man Kräuter und Gewürze?

Nur wenn Sie alle diese Fragen positiv beantworten können, dürfen Sie guten Gewissens in freier Natur nach Heilpflanzen suchen und diese auch sammeln. Andernfalls sollten Sie sich wirklich lieber auf den eigenen Garten oder Balkon beschränken. Aber auch dann gelten einige Regeln, die Sie unbedingt beachten müssen:

Kräuter sammeln

- Ernten Sie immer nur frische und gesunde Kräuter.
- Die Pflanzen sollten auch nicht von Schnecken angefressen, von Schim-

mel befallen oder sonstwie geschädigt sein.
- Vermischen Sie die Kräuter nicht.
- Sortieren Sie schon beim Sammeln nach den einzelnen Arten – dann müssen Sie daheim nicht alles mühsam verlesen.
- Zum Sammeln von Pflanzen eignet sich am besten ein Korb.
- Plastikbehälter sind völlig ungeeignet, denn die Kräuter dunsten darin.
- Sammeln Sie Heilpflanzen nicht an Regentagen und nicht bei Nebel.
- Die Kräuter sollen auch nicht mehr vom Tau benetzt sein.

• Die beste Sammelzeit ist der späte Vormittag oder der Mittag.
• Lediglich Wurzeln muß man früh-morgens sammeln. Doch in der freien Natur sollte man Wurzeln lieber belassen: Graben Sie nämlich die Wurzel einer Heilpflanze aus, so gefährden Sie damit den Bestand. Wenn Sie wirklich die Wurzel einer Heilpflanze für ein Hausmittel benö-tigen, sollten Sie in die Apotheke gehen. Hier verkauft man Wurzeln von Heilpflanzen, die aus Anbaukul-turen stammen.
• Heilpflanzen muß man (schauen Sie auch noch einmal im zweiten Kapitel nach) zur rechten Jahreszeit ernten.
• Sammeln Sie niemals mehr Pflanzen oder Pflanzenteile, als Sie verarbei-ten können.

Wie trocknet man Kräuter und Gewürze?

Früher war das Trocknen der einzige Weg, Kräuter für den Winter zu kon-servieren. Küchenkräuter – die ja zum Teil durchaus auch Heilkräfte haben – kann man aber auch sehr gut in die Gefriertruhe geben. Dann behalten sie ihren Geschmack und lassen sich auch noch zum Würzen und Kochen ver-wenden.

Heilpflanzen aber gehören nicht in die Tiefkühltruhe. Sie müssen möglichst schonend getrocknet werden. Auch hierfür gibt es einige Regeln:

Kräuter trocknen
• Heilpflanzen darf man weder in der Sonne noch zu nah am Ofen trock-nen.
• Der Trockenplatz sollte nicht zugig sein, wohl aber luftig.
• Am besten geeignet ist ein trockener Dachboden oder ein gut belüfteter Kellerraum.

• Tradition hat die Methode, Kräuter-bündel zusammenzustellen und diese auf einem Gestell über dem Ofen zu trocknen. So machten es jedenfalls unsere Großmütter auf dem Land.
• Wildwachsende, aber auch Garten-kräuter trocknet man heute am besten ausgebreitet auf großen Tabletts.
• Die Heilpflanzen werden in nur einer Schicht auf dem Tablett ausgelegt und mit Mull abgedeckt, damit sie nicht verstauben.
• Die Gestelle oder Tabletts kann man in der Nähe des Ofens aufstellen – aber nicht zu nah, damit sie nicht zu heiß werden.
• Die Kräuter müssen knisternd trok-ken, aber noch grün sein.
• Wenn sie braun werden, war die Hitze zu groß – sowohl Geschmack als auch Heilwirkung sind beein-trächtigt.

Wie bewahrt man Kräuter und Gewürze auf?

Kräuter aufbewahren

- Wenn die Pflanzen getrocknet sind, müssen sie so schnell wie möglich an ihrem endgültigen Platz gelagert werden.
- Sie dürfen auf gar keinen Fall mit Feuchtigkeit in Berührung kommen: Sie werden sonst modrig und können sogar schimmeln. Dies würde nicht nur ihre Heilwirkung zerstören, sondern auch noch zur Entwicklung giftiger Stoffe führen.
- Zerreiben Sie die Kräuter zwischen den Händen auf einem Stück sauberen Papiers.
- Geben Sie sie dann in Gläser, Dosen oder Pappschachteln zur Aufbewahrung.
- Wenn die Gläser aus hellem, durchsichtigem Glas sind, muß man sie in einen dunklen Schrank stellen: Licht kann die Wirkung der Pflanzen beeinträchtigen.
- Am besten legen Sie sich für Ihre Heilpflanzen dunkle Glasgefäße oder Weißblechdosen zu. Darin sind die wertvollen Kräuter vor Lichteinfall und Feuchtigkeit geschützt.
- Wichtig ist auch, die Aufbewahrungsgefäße genau zu beschriften. Denn getrocknete und zerkleinerte Heilpflanzen kann man nur schwer voneinander unterscheiden oder bestimmen.
- Das Datum der Ernte (oder des Einkaufs) ist genauso wichtig wie das Datum der Zubereitung.

Führen Sie Buch!

Wenn Sie künftig sich selbst und auch Ihre Familie mit Hausmitteln behandeln, sollten Sie genau Buch führen:
- Wer hat das Mittel bekommen?
- Welche Beschwerden lagen vor?
- Wann hat der oder die Kranke das Hausmittel genommen?
- Wie oft wurde der Tee (oder eine andere Zubereitung) verabreicht?
- In welcher Dosis wurde er gegeben?
- Wie schnell hat er geholfen?

Sie erkennen natürlich, wie wichtig eine solche Buchführung ist: nicht nur für Sie selbst und Ihre Familie, sondern auch für Ihren Hausarzt. Wie schnell erinnert man sich sonst nicht mehr so genau, wann man mit der Behandlung angefangen hat, wie oft und in Verbindung mit was ein Mittel gegeben wurde und wie der Krankheitsverlauf war. Solche Berichte werden mit der Zeit zu einem Erfahrungsschatz.

Und damit kommen wir zum nächsten Kapitel: Darin erfahren Sie, welche Hausmittel Sie gegen alle möglichen Krankheiten und Beschwerden einsetzen können.

Krankheiten und Beschwerden von A bis Z

und was dagegen hilft

»Gegen alles ist ein Kraut gewachsen«, heißt eine alte Redewendung. Das war ein starker Trost in einer Zeit, in der es noch keine Arzneimittel gab. Das kann aber auch heute noch ein Trost sein, wenn wir feststellen, daß die alten Hausmittel schonender wirken als manche Medizin der Industrie.

Königskerze (siehe z. B. Seite 178)

Zwiebel (siehe z. B. Seite 161)

Ingwer (siehe z. B. Seite 150)

Pfefferminze (siehe z. B. Seite 241)

Baldrian (siehe z. B. Seite 176)

Pomeranze (siehe z. B. Seite 151)

Erst die technische Entwicklung unseres Jahrhunderts hat mit hochkomplizierten Geräten die Medizin in die Lage versetzt, das Geschehen im gesunden und im kranken Körper zu beobachten und zu analysieren.

Noch nicht sehr lange gibt es Mikroskope, mit denen man Zellen und Mikroorganismen erkennen kann, gibt es Meßgeräte und Meßmethoden, die fein genug sind, um über Körpergewebe und Körpersäfte einen chemisch-physikalischen Krankheitsbefund festzustellen. Früher war die Heilkunst mehr auf Erfahrungen angewiesen, die von Generation zu Generation weiter-

gegeben wurden. Oft genug war es ein Zufall, wenn man die Wirksamkeit eines bestimmten Mittels entdeckte, und oft genug mußten Menschen mit ihrer Gesundheit und ihrem Leben bezahlen, wenn Mittel angewendet wurden, über die man noch zu wenig wußte.

Der Erfahrungsschatz der uralten Heilkunde kann in der Regel kaum erklären, weshalb seine Mittel wirken, jedoch kann er bezeugen, wo sie wirken und daß sie wirken.

Dieses alte Wissen kann auch für uns moderne Menschen noch ein Schatz sein. Es lehrt uns, mit einfachen Mitteln, die wir selbst in den Händen haben, für unsere Gesundheit zu sorgen.

Sorgfalt vor der Hausmittelbehandlung

Wenn Sie zum erstenmal versuchen wollen, sich mit Hausmitteln selbst zu behandeln, müssen Sie einige Dinge beachten:
Hausmittel ersetzen nicht den Arzt oder Therapeuten.
Hausmittel sind zwar Naturheilmittel. Aber sie haben – genauso wie alle anderen Arzneien – auch ihre Nebenwirkungen. Man darf nicht glauben, daß alles, was die Natur uns bietet, immer nur heilend und niemals schädlich ist. Hausmittel erreichen manchmal – genauso wie »richtige« Arzneien – ihre Wirkung in kleinster Dosierung.

Gehen Sie deshalb vorsichtig und mit Bedacht vor, wenn es sich um Maßnahmen für Ihre Gesundheit handelt:
● Hausmittel muß man genauso sorgfältig anwenden wie andere Medikamente
● Man muß genauestens auf die Dosierung achten
● Man darf sie nicht länger als nötig zu sich nehmen
● Man sollte über die eigene Hausapotheke genau Buch führen
● Wenn Sie noch keine Erfahrung mit Hausrezepten haben, wenn Sie erst beginnen, sich selbst und Ihre Fami-

lie mit Hausmitteln zu behandeln, sollten Sie aufschreiben,

- welches Mittel jemand genommen hat
- aus welchem Grund er oder sie es genommen hat
- wie lange er oder sie es genommen hat
- ob es geholfen hat

- Nur dann haben Sie einen Überblick über die Wirkung der Hausmittel
- Nur dann können Sie genau feststellen, was Ihnen und Ihrer Familie hilft
- Dann haben Sie – wenn Sie über einen längeren Zeitraum hinweg Buch führen – irgendwann einmal Ihr ganz persönliches »Hausmittelbuch«. Auch die Erfahrungen, die wir heute haben, die selbstverständlich auch in dieses Buch eingeflossen sind, stammen aus solch alten und wertvollen Familienbüchern. Bewährte Erfahrungen wurden über Jahrhunderte hinweg für die nachfolgenden Generationen gesammelt und aufgeschrieben.
- Natürlich kann man in der Schwangerschaft ohne Bedenken Kopfweh statt mit Tabletten besser mit einem Tee kurieren, sollte bei Halsweh lieber mit Salbei gurgeln, statt Medikamente einzunehmen. Grundsätzlich jedoch muß gelten: Schwangere sollten bei stärkeren Beschwerden unbedingt einen Therapeuten zu Rate ziehen, bevor sie zu einem Hausmittel greifen.

Haben Sie einmal angefangen, Beschwerden und Krankheiten mit Hausmitteln zu behandeln, so beachten Sie bitte:

- Sie sollten Ihren Hausarzt darüber informieren, daß Sie sich künftig auch mit Hausmitteln behandeln wollen. Viele Ärzte sind heute bereit, neben dem schulmedizinischen Wissen auch wieder alte Rezepte aus Großmutters Zeiten zu akzeptieren und als Unterstützung ihrer eigenen Therapie zuzulassen.
- Das Hausmittel muß sofort abgesetzt werden, wenn sich Magenschmerzen, Übelkeit, Durchfall oder allergische Hautreaktionen zeigen.
- Dann gilt: Sind diese Beschwerden nicht zwei Tage nach dem Absetzen des Mittels verschwunden, suchen Sie bitte Ihren Arzt oder Therapeuten auf!
- Hausmittel müssen – wir erwähnten es schon – genauso vorsichtig eingesetzt werden wie »richtige« Arzneien. Nicht alle sind für eine Dauerbehandlung geeignet. Deshalb achten Sie darauf, wann Linderung oder Heilung eintreten. Sicher wollen Sie ja nicht zu einer überflüssigen »Dauereinnehmerei« kommen, sondern im Gegenteil zu einer gesunden Lebensweise, die mit Hausmitteln wie mit Medikamenten behutsam umgeht.
- Treten Heilung oder Linderung nicht ein, sind Ihre Beschwerden nach spätestens drei Tagen nicht abge-

klungen oder sogar ganz verschwunden, so sollten Sie unbedingt einen Arzt zu Rate ziehen.

- Das gilt auch, wenn Ihre Beschwerden nach Absetzen des Hausmittels wieder auftreten: Gehen Sie dann unbedingt zum Arzt oder Therapeuten!
- Ein wichtiges Alarmsignal sind starke Schmerzen und hohes Fieber: auf jeden Fall sofort den Arzt aufsuchen!
- In sehr seltenen Fällen kann es bei jedem fremden Heil-, Nahrungs- oder Pflegemittel vorkommen, daß sich ein Hautausschlag am ganzen Körper ausbreitet, daß die Schleimhäute anschwellen, daß Atemnot eintritt. Bei einer solchen allergischen, den ganzen Körper betreffenden Reaktion informieren Sie bitte sofort Ihren Therapeuten, Ihren Hausarzt oder einen Notdienst.
- Allergien können bei pflanzlichen Heilmitteln auftreten, wenn in einem Rezept Korbblütler enthalten sind.

Wir haben deshalb bei allen Tees und Teemischungen vermerkt, wenn Korbblütler enthalten sind.

Für Ihre Gesundheit

Sie können selbst viel für sich tun! Im nachfolgenden Text finden Sie für die häufigsten Beschwerden und Leiden des Alltags verschiedene Hausmittel. Auch die exakte Zubereitung und Anwendung ist dort nachzulesen. Bitte achten Sie genau auf die Dosierung – nur dann können die Rezepte aus Großmutters Zeiten ihre Wirkung entfalten. Und denken Sie an unsere Hinweise auf Allergien und Unverträglichkeiten.

In Ihrem eigenen Interesse sollten Sie Zubereitungen, Anwendung und vorsorgliche Ermahnungen beachten. Wir wünschen Ihnen viel Erfolg und Freude bei den folgenden Naturrezepten gegen Krankheiten und Beschwerden von A bis Z!

Abszesse und Geschwüre

Abszesse und Geschwüre werden seit alters mit Mitteln aus der Natur erfolgreich behandelt. Eiteransammlungen unter der Haut bilden oft recht schmerzhafte Entzündungsherde; die Entzündung kann in schwerwiegenderen Fällen auch zu Fieber führen. Furunkel und Abszesse müssen sich öffnen, ehe sie abheilen können.

Bockshornkleeauflagen

Bockshornkleeauflagen sind besonders gut in der Wirkung zum »Aufziehen« von Abszessen und Furunkeln. Auch wenn feste Geschwüre aufweichen sollen, nimmt man eine Bockshornkleeauflage.

Zubereitung: 1 Eßlöffel gemahlener Bockshornkleesamen wird mit etwas abgekochtem, warmem Wasser zu einem dicken Brei verrührt (abgekocht muß das Wasser sein, damit beim Auflegen auf das Furunkel keine zusätzlichen Keime eindringen). Man streicht den Brei auf ein Mulläppchen.

Anwendung: Das mit Bockshornklee bestrichene Mulläppchen wird – so warm es der Patient aushält – auf die zu behandelnde Stelle gelegt. Man läßt es etwa 15 bis 20 Minuten einwirken. Den Umschlag sollte man mehrmals täglich erneuern (auch nach dem Aufgehen des Eiterherdes) – so lange, bis die Haut an der Oberfläche glatt, weich und normal gefärbt ist.

Eisenkrautkompresse

Man läßt diese Kompresse etwa 1 Stunde lang auf die wunde Stelle einwirken; ist die Kompresse ausgetrocknet, sollte man die Auflage erneuern. Bis der Eiterherd verschwunden ist, wird dieses alte Hausmittel zweimal pro Tag angewendet. Eisenkrautkompressen helfen auch bei Nagelbettvereiterungen.

Zubereitung: 1 Eßlöffel getrocknetes Eisenkraut wird – in einem Mullsäckchen – für etwa 3 Minuten in Wasser aufgekocht. Man kann es auch in den Dampf hängen.

Anwendung: Das warme Kraut legt man dann in einer Mullbinde mindestens 1 Stunde lang auf die Wunde.

Kohlblätter

Kohlblätter legt man auf Geschwüre, Schwellungen, Verhärtungen. Sie heilen dann besser ab. Allerdings darf man Kohl wegen seines Enzymgehalts nicht auf offene Wunden legen.

Zubereitung: Frische Blätter aus dem Inneren eines Weißkohlkopfs werden fein gehackt. Leidet der Patient an sehr trockener Haut, kann man den gehackten Kohl mit dickem Rahm (Schmant) verrühren.

Anwendung: Die gehackten Kohlblätter wickelt man in ein Stück Gaze und legt dieses auf die betroffenen Stellen. Man umwickelt alles locker mit einer Mullbinde oder mit Bandagen und Pflastern. Nach und nach werden Eiter und Verhärtungen durch das Kohlpäckchen aus der Wunde gezogen. Man sollte den Kohlwickel täglich mehrmals wechseln.

Lärchensalbe

Lärchensalbe kann helfen, Ekzeme, Hautausschläge und Hautflechten zu lindern.

Zubereitung: 10 Gramm frische Lärchenbaumspitzen werden im Mixer zu einem Brei verarbeitet, den man dann – nach kurzem Erwärmen – in 100 Gramm frisches Schweineschmalz oder Vaseline einrührt. Diese Mischung wird kurz aufgekocht (Pflanzenteile muß man immer stark in Fett erhitzen, damit keine Infektionsgefahr entsteht). Das heiße Fett (oder die Vaseline) seiht man dann durch ein Mulltuch ab.

Anwendung: Die Lärchensalbe sollte mehrmals täglich direkt auf trockene, rissige Haut oder juckende Stellen gegeben werden.

....

Leinsamensäckchen

Leinsamensäckchen helfen, Furunkel und Geschwüre »aufzuziehen« und Schmerzen zu lindern.

Zubereitung: Ein Mull- oder Leinensäckchen in der dem Geschwür oder Furunkel entsprechenden Größe wird mit ganzen Leinsamen gefüllt und für 10 Minuten in siedendes Wasser oder den Wasserdampf gehängt. Bei trockener Haut kann man unter den erhitzten Leinsamen 1 Teelöffel Olivenöl rühren. Das Kochwasser des Leinsamens kann man – mit 1 Eßlöffel Essig vermischt – zur Wundbehandlung nehmen.

Anwendung: Man läßt das Leinsamensäckchen auf etwa 42 °C abkühlen (oder auf eine niedrigere Temperatur, falls der Patient 42 °C als zu heiß empfindet. Das Säckchen muß aber so warm wie nur möglich aufgelegt werden!). Man legt das Säckchen dann unmittelbar auf die schmerzende Stelle. Mit einem Wolltuch wird es so umwickelt, daß es fest am Körper anliegt.

Man läßt das Leinsamensäckchen etwa 30 Minuten einwirken.

Berufstätige, die dieses Hausmittel auch tagsüber anwenden möchten, können den Leinsamen mit 1 Teelöffel Olivenöl sowie 1 Eßlöffel Honig verrühren, auf einem Pflaster verstreichen und dieses den ganzen Tag über auf die entsprechende Körperstelle legen.

Gut wirkt dieses Hausmittel auch, wenn man das Pflaster über Nacht (dann noch je 2 Tropfen Thymian- und Rosmarinöl zufügen) auflegt.

....

Salzwasser

hilft bei Geschwüren und Abszessen, vor allem dann, wenn diese hartnäckig jucken. Ein Umschlag mit Salzwasser lindert den Juckreiz.

Zubereitung: 5 Teelöffel Kochsalz werden in 1 Liter kaltem, aber zuvor abgekochtem Wasser aufgelöst.

Anwendung: Man tränkt einen Wattebausch mit dieser Salzwasserlösung und reibt die betroffenen Stellen damit gründlich ein. Als Umschlag kann man auch einen mehrlagigen Mulllappen mit Salzwasser tränken, auf die betroffenen Stellen legen und mit einer Mullbinde befestigen. Ist dieser Verband trocken, gießt man neue Salzlösung darüber.

Bei Eiterungen darf man auf keinen Fall reiben, weil sonst auch noch andere Hautstellen infiziert werden könnten.

....

Schafgarbentee

Schafgarbentee (Korbblütler!) wird innerlich und äußerlich bei Ekzemen angewandt.

Zubereitung: 1 Eßlöffel Schafgarbentee aus Blüte und Kraut wird mit 1/4 Liter kochendheißem Wasser überbrüht und soll darin etwa 3 Minuten ziehen. Dann seiht man ihn ab.

Anwendung: Dieser Tee hat sich auch als Vorbeugungsmittel für Infektionen bei Operationen bewährt: Dann sollte man ihn 3 Tage vor und 10 Tage lang nach einer Operation zu sich nehmen.

Schafgarbenkompressen

Schafgarbenkompressen (Korbblütler!) unterstützen und beschleunigen den Heilungsverlauf einer Wunde sanft, aber wirkungsvoll.

Zubereitung: 1 Eßlöffel Schafgarbenblätter (oder 1 Eßlöffel Hirtentäschelkrauttee oder je 1/2 Handvoll der frischen Kräuter) in 1/4 Liter siedendes Wasser geben und für 1 Minute aufkochen. Man kann den Tee auch in einem Säckchen in den Dampf hängen.

Anwendung: Man legt diese Blätter dann warm und feucht mit Verbandmull direkt auf die Wunde. Ist der Verband trocken, sollte man ihn – nach Möglichkeit mehrmals täglich – erneuern.

Thymian

Thymian wirkt bei Furunkeln und Hautentzündungen antiseptisch. Er hilft außerdem, starke Narbenbildungen bei schlecht heilenden Wunden zu vermindern.

Zubereitung: Man gibt 3 Tropfen Thymianöl in 1 Tasse lauwarmes, zuvor abgekochtes Wasser.

Anwendung: Die betroffene Körperstelle wird sofort mit dieser Thymianölmischung betupft (die Mischung kann man nicht aufbewahren, denn das ätherische Öl verdunstet relativ schnell, nach 6 Stunden ist keinerlei Thymianwirkstoff mehr enthalten).

Vogelmierenkompressen und Vogelmierensalbe

Vogelmierenkompressen und Vogelmierensalbe (gibt es in der Apotheke) wirken bei Ekzemen ebenfalls lindernd.

Anwendung: Man tränkt eine Mullkompresse mit dem Aufguß des Vogelmierenkrauts und legt diese dann auf die entsprechende Hautstelle. Das frische Kraut ist besonders wirksam. Eine Zugpaste, die angeblich von den Zigeunern verwendet wird, hat auch in die Volksmedizin Eingang gefunden:

Zubereitung: 1 kleine Handvoll Holunderblätter wird im Mörser zerrieben; man gibt 7 Bärlauchblätter hinzu und zerreibt diese ebenfalls. Dann gibt man so viele Tropfen Aloesaft dazu, bis ein Brei entsteht, den man gut auftragen kann.

Anwendung: Man bestreicht ein Mull- oder Leinentuch mit diesem Brei und bedeckt den Abszeß damit. Diese Zug-

paste sollte höchstens 2 Stunden ein- wirken; man kann die Behandlung aber mehrmals täglich – alle 3 Stun- den – wiederholen.

Altersbeschwerden

Während des ganzen Lebens sterben ständig Zellen im Körper ab und wer- den durch neue ersetzt. Mit der Zeit jedoch reduzieren sich diese Erneue- rungsprozesse. Wenn der Mensch ein höheres Alter erreicht hat, laufen man- che Körperfunktionen langsamer ab – man erkennt, daß so manches Zipper- lein das Wohlbefinden beeinträchtigt. Selbstverständlich ist das Alter nicht automatisch eine Zeit des Schmerzes oder der Kraftlosigkeit; es ist eher wie der Herbst in der Natur – eine Zeit der Besinnung auf Altbewährtes. Hausmittel sind deshalb bei Alters- beschwerden hauptsächlich darauf ausgerichtet, Schwächen zu lindern und zu beheben oder ganz allgemein den Organismus zu stärken.

Zur allgemeinen Stärkung

Zur allgemeinen Stärkung gibt es allerlei probate Mittel, die aus dem Schatzkästlein unserer Großmütter stammen und die bis heute nichts von ihrer Aktualität verloren haben.

Bärlauch

Bärlauch gilt – ebenso wie Knoblauch – als gutes Heilmittel. Er wirkt aber stärker, weil der Anteil an Allizin etwa zwölfmal höher ist. Wer die Gelegen- heit hat, frische Bärlauchblätter zu sammeln – im Frühjahr bis etwa Juni –, sollte dies tun. Man kann Bärlauchblätter als Vorrat auch gut einfrieren.

Anwendung: Bärlauchblätter ganz oder gehackt aufs Butterbrot oder unter den Salat gemischt roh essen.

Brennesselsamen-Wein

ist als Entlastungsmittel nicht jedem bekannt. Weißwein gibt es in Apothe- ken und Reformhäusern mit aller-lei Zusätzen, die stärkend wirken sollen. Brennesselsamen-Wein kann man je- doch ganz leicht selbst herstellen:

Zubereitung: 50 Gramm Brennessel- samen werden im Mörser zerstoßen und dann mit 3/4 Liter naturreinem Weißwein übergossen. Man läßt diese Mischung etwa 10 Tage lang stehen und schüttelt sie immer wieder kräftig durch. Danach seiht man den Wein ab, am besten durch einen Kaffeefilter oder einige Lagen Mull oder Leinen. Wenn diese Mischung durch Pflanzenteile eintrübt, sollte man sie sofort aufkochen und erneut abfiltern. Die Flaschen spült man vorher mit heißem Wasser aus, dem man 1 Teelöffel Zitronensäure – auf 1/2 Liter Spülwasser – zugesetzt hat. Man gibt noch 100 Gramm reinen Bienenhonig oder Fruchtzucker dazu. Gut verschlossen im Kühlschrank aufbewahrt, hält sich der Brennesselsamen-Wein etwa 1 Monat lang.

Anwendung: Täglich trinkt man 1 bis 3 Likörgläser von diesem Wein.

✳ ACHTUNG: Diabetiker dürfen diese Mischung nur mit Fruchtzucker süßen! Sie müssen diesen auf die Broteinheiten anrechnen.

Knoblauch

Knoblauch ist ein Heilmittel, das schon den alten Ägyptern bekannt war. Wegen des starken Geruchs ist er bei uns lange Zeit nicht verwendet worden, doch heutzutage kann man sich – will man keinen frischen Knoblauch zu sich nehmen – mit Knoblauchpillen behelfen.

Knoblauch wird heute vor allem zur Behandlung von Arterienverkalkung, Durchblutungsstörungen und zur Senkung des Bluthochdrucks gegeben. Knoblauch wirkt nämlich gefäßreinigend und stellt die natürliche Gefäßspannung wieder her.

Anwendung: Täglich 2 frische Knoblauchzehen (z. B. auf einem Butterbrot) essen. Man kann Knoblauch auch als Präparat in Apotheken und Reformhäusern kaufen. Dann hält man sich an die Angaben auf der Verpackung.

Rosmarin-Salbei-Rotwein-Elixier

Rosmarin-Salbei-Rotwein-Elixier ist nur eines von vielen altbewährten Rotweinrezepten, die zur allgemeinen Stärkung dienen sollen.

Zubereitung: Je 1 Handvoll frischer Rosmarin und Salbeiblätter werden gemischt und in einem Tontopf mit 1 Liter herbem, naturreinem Rotwein übergossen. Gut zugedeckt läßt man alles etwa 12 Stunden ziehen und erhitzt es anschließend im Tontopf im Wasserbad. 1/2 Stunde lang soll die Rotwein-Kräuter-Mischung unter dem Siedepunkt ziehen und wird dann auf Körpertemperatur abgekühlt. Man rührt 1 Eßlöffel Fruchtzucker unter und läßt die Mischung nochmals 1 Stunde zugedeckt stehen, bevor man sie durch ein Mulltuch abseiht und dann in eine dunkle Glasflasche füllt.

Anwendung: Zweimal täglich sollte man vor dem Mittag- und Abendessen 1 Likörglas des Rosmarin-Salbei-Rotwein-Elixiers trinken.

Altersherz

Ein altes Herz ist eben alt – man kann es nicht verjüngen. Aber man kann durch Hausmittel bei Beschwerden helfen. Schon unsere Vorfahren wußten, daß man sich bei so mancherlei Beschwerden auch im Herzbereich mit den richtigen Gewürzen helfen kann. Nicht nur die Verdauung wird durch sie besser geregelt. Scharfe Gewürze wie etwa Ingwer, Muskat, Rettich, Paprika, Pfeffer oder Senf können auch das Altersherz wieder in Schwung bringen.

Galgantwurzel

Galgantwurzel hilft bei leichten Herzstauungen mit Kurzatmigkeit oft verblüffend schnell. Das Mittel ist schon seit den Zeiten der Hildegard von Bingen bekannt.

Galgantmus kann man als Kur einige Wochen, ja sogar Monate zu sich nehmen.

Zubereitung: 6 Gramm Galgantwurzelpulver werden mit je 12 Gramm Majoran- und Selleriesamenpulver gemischt; dazu gibt man noch 4 Gramm weißen Pfeffer. Man mischt alle Pulver in 400 Gramm abgeschäumten Honig, erwärmt alles zusammen im Wasserbad und verrührt es zu einem Mus.

Anwendung: Als Kur – 4 bis 6 Wochen lang – nimmt man täglich dreimal je 1/2 Teelöffel zu sich, am besten in einem Honig-Petersilie-Wein.

Herzgespannkraut-Quecken-Teemischung

Herzgespannkraut-Quecken-Teemischung ist bei Herzenge hilfreich. Man mischt 50 Gramm Herzgespannkraut mit jeweils 30 Gramm Gänsefingerkraut, Königskerzenblüten, Queckenwurzel, Melissenkraut sowie Arnikablüten. Alle Pflanzenteile verwendet man getrocknet (Arnika ist ein Korbblütler!).

Zubereitung: 2 gehäufte Eßlöffel der Mischung werden mit 1/2 Liter Wasser überbrüht, sollten eine 1/4 Stunde lang ziehen und werden dann abgeseiht.

Anwendung: Man trinkt diesen Tee über den Tag verteilt. Als Kur kann man ihn über einen Zeitraum von bis zu 4 Wochen zu sich nehmen.

Honig-Petersilie-Wein

Honig-Petersilie-Wein ist ein Medizinwein, den schon Hildegard von Bingen hergestellt und bekanntgemacht hat.

Zubereitung: 19 Stengel frische Petersilie mit Blättern mit 2 Eßlöffeln Weinessig etwa 5 Minuten lang aufkochen. Danach gibt man 80 bis 150 Gramm Honig oder Fruchtzucker (ganz nach Geschmack) sowie 1 Liter naturreinen Wein hinzu. Alles muß noch 5 Minuten weiterkochen. Der Herzwein wird dann abgeschäumt, durch einen Kaffeefilter abgeseiht und in Flaschen gefüllt. Man kann die Wirkung des Weins noch ver-

stärken, wenn man eine kleingeschnittene Petersilienwurzel mitkocht. Hauptsächlich wirkt der Wein mehr oder weniger stark entwässernd.
Anwendung: Dreimal täglich sollte man 1 Likörgläschen davon zu sich nehmen, und zwar immer nach dem Essen.
✳ **ACHTUNG:** Diabetiker dürfen den Wein nur mit einer Zugabe von Fruchtzucker einnehmen!
Bei Wadenkrämpfen muß man dieses Hausmittel sofort absetzen!
Man sollte entwässernde Mittel auch nicht über einen längeren Zeitraum ohne Rücksprache mit dem Arzt oder Therapeuten einnehmen.

Petersilienwein forte

Petersilienwein forte fördert eine stärkere Durchblutung des Herzmuskels.
Zubereitung: Man stellt einen Honig-Petersilie-Wein nach obigem Rezept her und gibt entweder 1 Handvoll frische, gewaschene Weißdornblüten oder 2 Eßlöffel getrocknete Weißdornblüten hinzu. Ist der Weißdorn im Mai abgeblüht, kann man auch 3 Eßlöffel der getrockneten, im Mörser zerriebenen Früchte mit in die Flasche geben.
Anwendung: Dreimal täglich nimmt man 1 Likörgläschen des etwas stärkeren Weins zu sich.
✳ **ACHTUNG:** Diabetiker sollten den Petersilienwein nur mit Fruchtzucker

herstellen und dies dann mit den Broteinheiten verrechnen.

Mariendistel-Arnika-Teemischung

Mariendistel-Arnika-Teemischung hilft bei Bluthochdruck. Man mischt je 30 Gramm Mariendistelsamen und Ehrenpreiskraut plus -samen mit je 20 Gramm Arnikablüten, Johanniskraut plus -blüten und Melissenkraut (sowohl Mariendistel als auch Arnika sind Korbblütler!).
Zubereitung: 2 gehäufte Eßlöffel der Mischung mit 1/2 Liter kochendem Wasser überbrühen, 1/4 Stunde lang ziehen lassen, dann abseihen.
Anwendung: Man trinkt diese Teemenge über den Tag verteilt für einen Zeitraum von mindestens 6 Wochen.

Misteltee

Misteltee entlastet ebenfalls das Herz durch seine blutdrucksenkende Wirkung. Man darf ihn aber nicht bei niedrigem Blutdruck trinken.
Zubereitung: 1 gehäufter Teelöffel Mistel wird mit 1/4 Liter kaltem Wasser übergossen und sollte dann 10 bis 12 Stunden lang ziehen. Danach wird der kalte Auszug abgeseiht.
Anwendung: Von diesem Misteltee sollte man täglich 2 Tassen lauwarm und schluckweise trinken.

Quendel-Kümmel-Teemischung

Die Quendel (Feldthymian)-Kümmel-Teemischung hilft bei Herz- und Bauchdruck. Man mischt 15 Gramm Quendelblättchen mit 10 Gramm Kümmel sowie je 30 Gramm Herzgespann- und Gänsefingerkraut und gibt 15 Gramm Ysopkraut hinzu.
Zubereitung: 2 gehäufte Eßlöffel der Mischung mit 1/2 Liter kochendem Wasser überbrühen, 1/4 Stunde ziehen lassen und abseihen.
Anwendung: Bei akuten Beschwerden trinkt man diese Menge innerhalb 1/2 Stunde; bei chronischen Beschwerden nimmt man 1 Liter Tee (aus 4 Eßlöffeln der Mischung) zu sich – und zwar für einen Zeitraum von 3 Wochen.

Weißdorntee

Weißdorntee wird gerne als Kur verordnet. Denn natürlich kann man keinen sofortigen Erfolg verzeichnen, wenn man altersbedingte Herzschwäche mit einer einzigen Tasse Weißdorntee vermindern will.
Dieser Tee zeigt jedoch auch dann keine Nebenwirkungen, wenn man ihn über einen längeren Zeitraum oder ständig trinkt.
Zubereitung: 1 Teelöffel getrocknete Weißdornblüten mit 1 Tasse heißem Wasser überbrühen. Man läßt den Tee 10 Minuten ziehen und seiht ihn ab. Man kann ihn mit Honig, Fruchtzucker oder Sanddornsaft süßen.

Anwendung: Kurmäßig trinkt man täglich 2 Tassen Weißdorntee über einen Zeitraum von 6 bis 8 Wochen.
❋ ACHTUNG: Diabetiker dürfen diesen Tee nur mit Fruchtzucker süßen!

Altershusten

Altershusten tritt oft bei älteren Menschen auf. Eine solche chronische Bronchitis entsteht auch durch eine verminderte Leistung des Herzens. Dabei kommt es zu einem Blutrückstau in der Lunge und als Folge davon zu einem Hustenreiz. Ehe man jedoch bei Altershusten mit einem Hausmittel selbst kuriert, sollte man auf jeden Fall durch ein EKG und einen Lungenfunktionstest ausschließen lassen, daß man unter Angina pectoris oder gar einem Koronarverschluß leidet. Chronische Bronchitis kann man mit mancherlei Hausmitteln zu lindern versuchen.

Heckenrosenelixier

Das Heckenrosenelixier gibt es schon seit dem Mittelalter. Es ist auch zu Hause recht unproblematisch herzustellen.
Zubereitung: 75 Gramm Heckenrosenzweige mit Blättern und Früchten werden mit 150 Gramm abgeschäumtem Honig oder der entsprechenden Menge Fruchtzucker sowie 1 Liter naturrei-

nem Frankenwein 5 Minuten aufgekocht, abgeschäumt und dann abgeseiht. Man muß das Elixier innerhalb
von 4 Wochen noch dreimal aufkochen, abschäumen und abseihen.
Anwendung: Täglich nimmt man zweimal je 1 Likörglas (oder bis zu 1/2 Tasse) des Heckenrosenelixiers zu sich.
Nach 2 Wochen Pause kann man diese
Kur wiederholen.

Heckenrosen-Hagebutten-Elixier

Heckenrosen-Hagebutten-Elixier erzielt
in etwa dieselbe Wirkung. Man mischt
jeweils 25 Gramm Heckenrosen- und
Weißdornblüten mit Hagebuttenscha-
len und Königskerzenblüten.
Zubereitung: Man verfährt genauso
wie beim Heckenrosenelixier.
Anwendung: Da in diesem Auszug
kein Holz (aus den Zweigen) und somit keine Harze enthalten sind, kann
man diese Mischung ohne Sorge
6 Wochen lang als Kur einnehmen.

Thymian-Eukalyptus-Tee

Thymian-Eukalyptus-Tee hilft bei Bronchialasthma. Das Rezept ist schon
sehr alt und hat sich seit Jahrhunderten bewährt.
Je 1 Handvoll Thymian- und Eukalyp-
tusblätter sowie je 2 Eßlöffel Salbeiblätter und Holunderblüten werden
gemischt.

Zubereitung: 1 Teelöffel dieser Mischung mit 1 Tasse kochendem Wasser
übergießen und knapp 1/4 Stunde
lang ziehen lassen.
Anwendung: 3- bis 6mal täglich sollte
man 1 Tasse dieses Tees trinken. Am
besten bewahrt man die Tagesration
in der Thermoskanne auf.

Veilchenwurzel-Primelblüten-Tee

Veilchenwurzel-Primelblüten-Tee
kann den Altershusten lindern. Man
mischt 20 Gramm Veilchenwurzeln
mit 10 Gramm Primelblüten sowie je
5 Gramm gemörserten Anis- und Fen-
chelfrüchten und gibt noch 15 Gramm
Lungenkraut mit Blüten dazu.
Zubereitung: 1 gehäufter Eßlöffel
der getrockneten Mischung wird mit
1/2 Liter kochendem Wasser überbrüht, sollte 1/4 Stunde lang ziehen
und wird dann abgeseiht. Man kann
mit Honig oder Fruchtzucker süßen.
Anwendung: Täglich trinkt man 2 Tassen dieser Teemischung.
✳ **ACHTUNG:** Diabetiker dürfen ihren
Tee nur mit Fruchtzucker süßen!

Appetitlosigkeit

Appetitlosigkeit kommt bei vielen älteren Menschen vor. Man kann den
Appetit aber mit ganz einfachen Mitteln anregen:

Kandierter Ingwer

Kandierter Ingwer wirkt um so besser, je schärfer er schmeckt.

Anwendung: Vor den Mahlzeiten sollte man jeweils einige Stückchen zu sich nehmen.

✳ **ACHTUNG:** Diabetiker können ihre Nahrung mit frisch geschabter Ingwerwurzel würzen.

Löwenzahngelee

Zubereitung: 500 Gramm Löwenzahnblüten (Korbblütler!) werden von allem Grün sowie den Außenblättern und Blütenböden befreit. Dann gibt man den Saft von 1 Zitrone zu und so viel abgekochtes Wasser, daß die Blüten gerade bedeckt sind und wie ein Brei aussehen. Diesen Ansatz stellt man 12 Stunden kalt und drückt ihn dann durch ein Tuch oder ein Sieb fest aus. 3 Orangen werden sorgfältig geschält (alles Weiße entfernen), die Schnitze enthäutet, entkernt und in feinste Stückchen geschnitten.

Mit 1/2 Teelöffel Ingwerpulver bringt man alles zum Kochen und füllt nach 12 Minuten so viel Gelierzucker hinzu, daß ein streichfähiges Gelee entsteht, das man noch heiß in kleine Haushaltsgläser (mit Deckel verschließbar!) füllt. Um ein dauerhaftes Vakuum zu erreichen, muß man das Gelee heiß einfüllen, den Deckel und Schraubrand des Glases gut trocknen und säubern. Dann gibt man 1/2 Teelöffel Schnaps in den Deckel, zündet den Schnaps auf der Oberfläche des Gelees mit einem Feuerzeug an und dreht den Deckel sofort zu.

Anwendung: Man ißt jeden Morgen 1 Teelöffel des Löwenzahngelees.

Mistelwein

Mistelwein hilft ebenfalls gut gegen Appetitlosigkeit.

Zubereitung: Je 1 Handvoll frische Mistelblätter und Tausendgüldenkrautwurzeln werden zerschnitten und mit 1 Liter herbem, naturreinem Rotwein übergossen. Diese Mischung sollte man über Nacht stehenlassen. Dann läßt man sie kurz aufkochen und danach etwa 10 Minuten köcheln. 3 Wacholderbeeren werden gemörsert und zugegeben; alles muß nochmals 3 Minuten köcheln. Danach fügt man 1 Eßlöffel blühende Melisse zu, nimmt den Topf vom Herd und läßt den Wein zugedeckt abkühlen. Der Wein wird dann abgeseiht und in gut verschließbare Flaschen abgefüllt.

Wem das Tausendgüldenkraut zu bitter schmeckt, der kann als Ersatz Mariendistelsamen (Korbblütler!) oder Ysopkraut nehmen.

Anwendung: Vor dem Essen sollte man täglich zweimal 1 Likörglas trinken.

✳ **ACHTUNG:** Diesen Wein darf man nur trinken, wenn man nicht unter niedrigem Blutdruck leidet!

Muskatellersalbei-Elixier

Muskatellersalbei-Elixier schmeckt sehr gut und ist nicht nur bei Appetitlosigkeit hilfreich, sondern auch bei allgemeinen Verdauungsstörungen.
Zubereitung: 10 Gramm Muskatellersalbeiblätter werden mit 6 Gramm Poleiminze und 2 Gramm Fenchelsamen in 1 Liter naturreinem Weißwein gekocht. Man gibt nach und nach 50 Gramm Honig oder Fruchtzucker hinzu. Das Ganze sollte etwa 3 bis 5 Minuten kochen, wird dann abgeseiht und in verschließbare Flaschen abgefüllt.
Anwendung: Nach dem Mittag- und dem Abendessen nimmt man je 1 bis 2 Likörgläschen zu sich.
✳ **ACHTUNG:** Bei empfindlichem Magen sollte man dieses Elixier nur teelöffelweise einnehmen!

Pomeranzensirup

Pomeranzensirup ist ein altes Hausmittel, das schon unsere Großmütter als Appetitanreger verwendeten.
Zubereitung: 12 naturbelassene Pomeranzen werden gewaschen und dünn geschält (die weiße Innenhaut sollte möglichst vollständig auf der Frucht bleiben!). Die Schalen schneidet man klein und bedeckt sie in einem Topf mit 1 Liter trockenem, naturreinem Weißwein. Man kocht alles knapp 1/4 Stunde lang. Danach wird die weiße Pomeranzenhaut von der Frucht abgezogen, das Fruchtfleisch kleingeschnitten und zu den vorgekochten Schalen gegeben. Man gibt 12 Eßlöffel braunen Rohrzucker oder Fruchtzucker zu dieser Mischung und läßt alles 1/2 Stunde kochen. Der Sirup soll dann abkühlen und wird in gut verschließbare Gläser gefüllt.
Anwendung: Morgens und abends vor dem Essen nimmt man 1 Eßlöffel des Pomeranzensirups ein.
✳ **ACHTUNG:** Diabetiker dürfen dieses Hausmittel nur mit Fruchtzucker zubereiten und müssen den Sirup auf ihre Broteinheiten anrechnen!

Rosa-Canina-Spezialtrunk

Rosa-Canina-Speziatrunk hilft ebenfalls gegen Appetitlosigkeit. Er ist nur für Erwachsene geeignet.
Zubereitung: In ein sauberes Weckglas schichtet man abwechselnd eine Schicht entkernte, getrocknete und halbierte Hagebuttenfrüchte, frische Rosenblüten und kleingeschnittene Orangenschalen von unbehandelten Früchten (ohne Weißes). Ist das Glas halb voll, gibt man 8 Eßlöffel Fruchtzucker dazu und gießt das Ganze mit 0,7 Liter Wodka auf. Alles muß 10 Tage lang ziehen und wird dann im Wasserbad erhitzt und solange geschwenkt, bis sich der Zucker aufgelöst hat. Dann filtert man den Rosa-Canina-Spezialtrunk ab und füllt ihn in saubere Flaschen um.

Anwendung: Bei Appetitlosigkeit trinkt man 1 Likörgläschen vor den Hauptmahlzeiten.

Anwendung: Jeden Tag vor den Hauptmahlzeiten nimmt man 1 Likörgläschen zu sich.

Sternanis-Kardamom-Trunk

Ebenfalls nur für Erwachsene geeignet ist der Sternanis-Kardamom-Trunk. Man braucht dazu je 5 Gramm Kardamom, Koriander und Ingwer sowie je 10 Gramm Kümmel und Sternanis, 2 Nelken, 1 Handvoll (frisch – getrocknet sind das etwa 15 Gramm) Löwenzahnblüten ohne Grün (Korbblütler!) sowie 3 Zweiglein Melisse und 5 Stiele Gänsefingerkraut.

Zubereitung: Die gemörserten Gewürze und die Kräuter in ein Weckglas geben, 10 Eßlöffel Honig (oder Fruchtzucker) zugeben und mit klarem Schnaps aufgießen, bis die Flüssigkeit etwa 2 Fingerbreit über den Kräutern steht. Das Weckglas muß dann 10 Tage stehen – es sollte täglich geschwenkt werden, damit der Zucker sich auflöst. Danach erhitzt man es im Wasserbad, bis Siedeperlen aufsteigen, filtert alles gründlich ab und füllt erneut klaren Schnaps auf, bis die Endmenge von 1 Liter Likör erreicht ist. Der Sternanis-Kardamom-Trunk muß noch einige Tage beobachtet werden, ob sich erneut Bodensatz bildet. Ist dies der Fall, muß man ihn nochmals erhitzen und abfiltern. Der Trunk ist zum Gebrauch bereit, wenn alles klar und bernsteinfarben bleibt.

Tausendgüldenkrauttee

Tausendgüldenkrauttee schmeckt sehr bitter, ist aber eine hilfreiche Arznei gegen Appetitlosigkeit und bei vielerlei Verdauungsbeschwerden. Der Tee wirkt besonders gut, wenn er kalt ausgezogen wird.

Zubereitung: 1 gehäufter Teelöffel frisches, zerschnittenes Tausendgüldenkraut wird mit 1 Tasse kalten Wasser übergossen und soll dann 6 bis 10 Stunden lang ziehen. Danach wird dieser Kaltauszug abgeseiht.

Anwendung: Vor den Mahlzeiten trinkt man 1 Tasse des ungesüßten Tausendgüldenkrauttees, am besten lauwarm.

✳ **ACHTUNG:** Patienten mit Magen- und Zwölffingerdarmgeschwüren dürfen diesen Tee nicht zu sich nehmen!

Arthritis und Arthrose

Arthritis, Arthrose und viele andere Gelenkerkrankungen treten besonders im Alter auf. Ein Tee aus Teufelskralle hat sich gut dagegen bewährt. Man kann Teufelskrallentee in Apotheken erhalten. Die Anwendung richtet sich nach den Angaben auf der Packung. Wenn der Patient allerdings magenempfindlich ist, sollte er vorher seinen Arzt oder Therapeuten befragen. In der Volksmedizin kennt man aber auch noch andere alte Hausmittel gegen Arthritis und Arthrose:

Buchweizensamen

Buchweizensamen, mit Obstessig gemischt, können arthritische Verhärtungen lösen.
Zubereitung: 100 Gramm gemörserte Buchweizensamen werden in 1 Liter Obstessig gekocht und nach 1/2 Stunde abgefiltert.
Anwendung: Mehrmals täglich wird diese Mischung an den betroffenen Stellen einmassiert.

Cayennepfeffer-Kampfer-Öl

Cayennepfeffer-Kampfer-Öl soll arthritische Schmerzen in den Gliedmaßen lindern.
Zubereitung: 2 Gramm Cayennepfeffer werden mit 8 Gramm Olivenöl sowie 16 Gramm Kampferessenz (aus der Apotheke) gemischt. Um Hautreizungen zu vermeiden, läßt man dieses Gemisch für 3 Tage am Licht stehen und erhitzt es dann im Wasserbad. Danach seiht man es durch ein Mull- oder Leinentuch ab.
Anwendung: Die schmerzenden Gelenke werden mit dieser Ölmischung eingerieben, und zwar mehrmals täglich.

Eschenblätterpackungen

Eschenblätterpackungen sind vor allem bei Fingerarthritis hilfreich.
Zubereitung: 2 bis 3 Handvoll Eschenblätter werden in 1/2 Liter Wasser für 5 Minuten aufgekocht. Dann wird das Wasser abgeseiht.
Anwendung: Die warmen Eschenblätter bindet man mindestens 1 Stunde lang mit einer Mullbinde als Kompresse um die Hände.
Für dieses Rezept kann man auch getrocknete Eschenblätter verwenden. Allerdings muß man diese über Nacht einweichen und dann erst kochen.

Heublumensack

Das Auflegen eines Heublumensacks bringt ebenfalls Schmerzlinderung.
Zubereitung: Man näht einen Leinensack, der etwa die Größe der zu behandelnden Stelle hat, und füllt ihn mit Heublumen – so lange, bis er etwa 5 bis 8 Zentimeter dick ist. Der Sack wird zugenäht und in einem Topf mit kochendem Wasser übergossen. Man läßt ihn darin etwa 15 Minuten zugedeckt ziehen.
Anwendung: Nach dem Herausnehmen wird der Heublumensack gut ausgepreßt und in ein Tuch eingeschlagen (er sollte immer noch eine Temperatur zwischen 40 und 45 °C haben – so heiß, wie der Patient es nur aushalten kann). Man legt den eingeschlagenen

Sack dann auf die schmerzende Stelle und umwickelt ihn so mit einem Wolltuch, daß er fest am Körper anliegt. Er bleibt so lange auf der Stelle, bis er ausgekühlt ist.

Apfelessig mit Honig

Apfelessig mit Honig hat eine reinigende Wirkung und soll deshalb von innen heraus gegen arthritische Beschwerden helfen.
Zubereitung: 1 Eßlöffel Apfelessig wird in 1 Glas heißem Wasser mit einem Teelöffel Honig vermischt.
Anwendung: Täglich trinkt man zweimal 1 Glas dieser Mischung.
✳ **ACHTUNG:** Magenempfindliche Menschen sollten keinen Apfelessig, sondern lieber einen im Eichenfaß gereiften, mehrjährigen Balsamessig verwenden!

Lebertran-Orangensaft

Lebertran-Orangensaft wirkt ebenfalls von innen und hilft bei vielerlei Gelenkerkrankungen.
Zubereitung: Man mischt 1 Teelöffel Lebertran mit 2 Teelöffeln frisch gepreßtem Orangensaft.
Anwendung: Morgens vor dem Frühstück und abends vor dem Zubettgehen trinkt man jeweils diese Saftmischung.

Lilien-Lavendel-Öl

Lilien-Lavendel-Öl kann man gut als äußerliches Mittel bei leichten Formen der Arthritis anwenden.
Zubereitung: Man gibt in eine 0,7-Liter-Flasche 8 gehackte Blüten von weißen Lilien (keine gespritzten Blüten aus dem Blumenhandel verwenden!) und 2 Handvoll frische Lavendelblüten (oder 10 Milliliter reines Lavendelöl aus der Apotheke) und füllt mit naturreinem Olivenöl auf. Die Flasche sollte 3 Wochen in der Sonne stehen und wird dann abgefiltert.
Anwendung: Mehrmals täglich massiert man die betroffenen Körperstellen mit diesem Öl.

Löwenzahn

Löwenzahn (Korbblütler!) ist ein altbewährtes Hausmittel bei arthritischen Beschwerden.
Zubereitung: 2 bis 3 Löwenzahnwurzeln werden für etwa 1 Stunde in 1 Liter Wasser gekocht.
Anwendung: Von diesem Sud trinkt man vor jeder Mahlzeit je 1 Glas.

Schellblumenöl

Schellblumenöl ist ein Rezept des Albertus Magnus und soll verhärtete Sehnen verbessern.
Zubereitung: 2 Handvoll Schöllkraut werden zerstoßen und in eine Flasche

mit 1 Liter Olivenöl gegeben. 2 Wochen lang soll dieses Öl ziehen, dann wird es abgefiltert.

Anwendung: 4 Wochen lang sollte man die verhärteten Sehnen mit dem Schellblumenöl massieren.

✳ **ACHTUNG:** Schöllkraut darf nur äußerlich angewendet werden!

Blähungen

Blähungen, aber auch Bauchkrämpfe, kann man leicht mit Tees zum Abklingen bringen.

Anis-, Fenchel-, Koriander- und Kümmeltee

Besonders bewährt haben sich dafür Anis-, Fenchel-, Koriander- und Kümmeltee.

Zubereitung: 1 gehäuften Teelöffel zerdrückte Früchte (je nach Geschmack Anis, Fenchel, Koriander oder Kümmel) mischt man mit 1 gehäuften Eßlöffel Gänsefingerkraut, übergießt das Ganze mit 1/2 Liter kochendem Wasser und läßt es zugedeckt 10 Minuten ziehen. Danach abseihen.

Anwendung: Nach dem Essen trinkt man 1 Tasse des ungesüßten Tees warm und schluckweise. Leidet man unter heftigen Blähungen, sollte man über den Tag verteilt 2 bis 3 Tassen Tee zu sich nehmen.

Brustwurztee

Zubereitung: 25 Gramm kleingeschnittene, getrocknete Brustwurz werden mit 1/2 Liter kochendem Wasser übergossen. Der Tee sollte 10 Minuten lang ziehen. Danach seiht man ihn ab.

Anwendung: Dreimal täglich nimmt man von diesem Aufguß vor den Mahlzeiten 2 Eßlöffel ein.

Knoblauch

Knoblauch ist, wenn man ihn einnimmt, ein kräftiges Heilmittel bei bakteriellen Magen-Darm-Störungen. Seine Wirkstoffe helfen auch – wenn sie äußerlich angewandt werden – bei Blähungen. Man verwendet ihn in diesem Fall als ein Gemisch: als Knoblauchöl.

Zubereitung: 3 Tropfen Knoblauchöl mit 2 Eßlöffeln Sojaöl mischen.

Anwendung: Besonders bei Darmstörungen massiert man den Bauch nach dem Essen mit ein paar Tropfen des Knoblauch-Soja-Ölgemischs.

Senfkörner

Senfkörner – auf nüchternen Magen mit viel Wasser gekaut – sollen bei Blähungen Wunder wirken. Man nimmt dazu immer nur die Körner des milden Schwarzen Senfs (*Brassica nigra*).

Durchfall

Durchfall kann auch altersbedingte Ursachen haben. Dann helfen bewährte alte Hausmittel, die fast jeder kennt:

Roher Apfel

Roher Apfel ist schon für Kinder bei Durchfall ein bewährtes Rezept.
Zubereitung und Anwendung: Ein Apfel wird gewaschen, dann mit der Schale gerieben. Erst wenn sich die Raspeln bräunlich verfärbt haben, sollte man sie zu sich nehmen.

Brombeerblätter

Brombeerblätter kann man bei Durchfall als Tee trinken.
Zubereitung: 2 Teelöffel Brombeerblätter werden mit 1 Tasse kochendem Wasser überbrüht und sollen etwa 10 Minuten lang ziehen.
Anwendung: Schluckweise wird dieser Aufguß getrunken, und zwar 1 bis 2 Tassen nach Bedarf.

Heidelbeerentee

Heidelbeerentee hilft vor allem jenen Patienten, die unter Durchfällen mit Gärungserscheinungen leiden. Man darf bei diesem Tee nur getrocknete Beeren, nie frische, verwenden.

Zubereitung: 3 Eßlöffel getrocknete Heidelbeeren werden mit 1/2 Liter kaltem Wasser übergossen und dann bis zum Sieden erhitzt. Man läßt den Tee 10 Minuten kochen und seiht dann ab.
Anwendung: Mehrmals täglich trinkt man 1 Tasse des ungesüßten Tees lauwarm.

Fehlender Durst

Unter fehlendem Durst leiden ältere Menschen sehr häufig. Normalerweise sollte man täglich etwa 2 Liter Flüssigkeit zu sich nehmen. Doch Untersuchungen haben gezeigt, daß viele Senioren nicht einmal ein Viertel dieser Menge zu sich nehmen. Das kann zu Funktionsstörungen der Nieren führen, ja sogar zu Harnsteinen. Eine Teemischung schafft hier Abhilfe und regt den Durst wieder an:

Brombeer-Himbeer-Kamillen-Teemischung

Die Brombeer-Himbeer-Kamillen-Teemischung wird aus 20 Gramm Brombeerblättern, 15 Gramm Himbeerblättern, 10 Gramm Kamillenblüten (Korbblütler!), 20 Gramm Hagebutten ohne Kerne, 20 Gramm Hibiskusblüten (Rote Malve) und 10 Gramm Pfefferminzblättern hergestellt.
Zubereitung: 3 Eßlöffel dieser Teemischung übergießt man mit 1 Liter ko-

chendem Wasser, läßt sie 10 Minuten zugedeckt ziehen und seiht dann ab.
Anwendung: Mehrmals täglich sollte man – auch ohne Durst – 1 Tasse des ungesüßten Tees trinken.

Schlaflosigkeit

Schlaflosigkeit kann man heutzutage natürlich nicht nur bei älteren Menschen beobachten. Dennoch: Es gibt Schlafstörungen, die altersbedingt sind. Dagegen kennt man einige Hausmittel.

Bohnenkaffee

Bohnenkaffee wirkt vor allem bei solchen älteren Menschen als Schlafmittel, bei denen Beruhigungsmittel versagt haben. Das ist immer dann der Fall, wenn Schlafstörung oder allgemeine Unruhe von schlechter Hirndurchblutung verursacht werden.
Anwendung: Vor dem Schlafengehen trinkt man 1 Tasse Bohnenkaffee.

Kamillen- und Lavendelbäder

Kamillen- und Lavendelbäder sind altbewährte Mittel gegen Schlaflosigkeit.
Anwendung: Man gibt 6 Tropfen ätherisches Kamillen- oder Lavendelöl ins warme Badewasser. Die Badezeit

sollte nicht länger als 1/4 Stunde betragen.

Salzbäder

Bewährt haben sich auch Salzbäder: Man nimmt 1/2 Pfund Salz auf ein Vollbad. Die Badezeit sollte nicht länger als 1/4 Stunde, die Badetemperatur etwa 38 °C betragen.

Orangenblütenöl

Orangenblütenöl wird auch Neroliöl genannt. Es wird schon lange als schlaffördernder Badezusatz genutzt.
Anwendung: Man gibt 5 Tropfen des Orangenblütenöls ins warme Badewasser. Auch hier sollte man nicht länger als 1/4 Stunde im Bad bleiben.
✳ **ACHTUNG:** Wenn man offene Hauterkrankungen hat, darf man keine Bäder mit ätherischen Ölen machen!

Waldweidenröschen-Tee

Ein Waldweidenröschen-Tee empfiehlt sich als Schlafvorbereitung für ältere Menschen.
Zubereitung: 1 Eßlöffel Waldweidenröschen-Blätter wird mit 1 Tasse kochendem Wasser übergossen und muß dann 5 Minuten ziehen.
Anwendung: Etwa 1/2 Stunde vor dem Schlafengehen (oder zum Abendes-

sen) trinkt man 1 Tasse ungesüßten Tee, der sehr warm sein sollte. Empfehlenswert sind auch Tees aus Baldrianblüten, Primelblüten, Johanniskraut, Melisse, Fenchel, Süßholz (allerdings nicht bei Bluthochdruck trinken!), Katzenpfötchen (Korbblütler!), Hopfen, Pomeranzenblättern, Brombeerblättern und Lavendelblüten.

Seh- und Hörstörungen

Ältere Menschen leiden eher als andere an Seh- und Hörstörungen. Dagegen gibt es ein paar gute alte Hausmittel:

Fußbad mit ausgekochtem Farn

Bei Augenleiden und Druck im Kopf soll – nach Pfarrer Künzle – ein Fußbad mit ausgekochtem Farn helfen. Man kann den Farn auch in Essig kochen und zum Einreiben verwenden. Oder man legt frische Farnblätter in den Schuh – sozusagen als »grüne Sohle« – ein.

Feuchte Auflagen

Feuchte Auflagen auf die Augen haben sich – als Kur – ebenfalls gegen Sehschwäche bewährt. Dafür eignen sich besonders Augentrostkraut, Eibischblätter, Fenchelknollen, Holunderblüten, Kornblumenblüten (Korbblütler!), Löwenzahnblüten (Korbblütler!), Möhrenbrei, Sauerampferblätter und Schöllkraut.
Zubereitung und Anwendung: Man überbrüht die Kräuter kurz zur Desinfektion und schlägt sie dann in einen Gazestreifen ein. Dieser wird auf die Augen gelegt. Man sollte feuchte Augenauflagen als Kur mehrere Wochen lang durchführen.
✳ **ACHTUNG:** Schöllkraut darf immer nur äußerlich angewendet werden!

Farn-Kräuterkissen

Gegen Schwerhörigkeit gibt es mehrere altbewährte Rezepte:
Das Farn-Kräuterkissen legt man beim Schlafen unter den Kopf.
Zubereitung und Anwendung: Man füllt einen kleinen Kissenbezug mit frischem, grünem Wurmfarn. Wenn das Kraut verdörrt ist, muß man die Blätter erneuern. Mit der Zeit kommt – so Pfarrer Künzle – das Gehör wieder.

Schwarzer Farnsamen

Auch Schwarzer Farnsamen soll gegen Schwerhörigkeit helfen.
Zubereitung und Anwendung: Man füllt ein sehr kleines Kissen mit den Farnsamen und bindet dies nachts über dem Ohr fest.

Gundelrebensaft

Bei Ohrensausen und Ohrgeräuschen hilft Gundelrebensaft (Gundermannsaft).

Anwendung: Man träufelt den Saft ins Ohr. Gleichzeitig sollte man mit einem Aufguß der Gundelrebe täglich eine Dampfinhalation vornehmen.

Wer nicht inhalieren kann, nimmt den frischen Preßsaft mehrmals täglich als Nasentropfen. Man kann aus den überbrühten Blättern der Gundelrebe auch einen Umschlag machen und diesen nachts hinter den Ohren festbinden.

✳ **ACHTUNG:** Nie zu heiß inhalieren! Patienten mit Bluthochdruck dürfen dieses Hausmittel nicht anwenden!

Nelkenöl

Nelkenöl soll ebenfalls gegen Ohrsummen helfen.

Zubereitung: Man vermischt 1 Teil Nelkenöl mit 2 Teilen Zwiebelsaft.
Anwendung: Vor dem Zubettgehen tränkt man einen Wattebausch mit dieser Mischung und steckt ihn über Nacht ins Ohr. Dies sollte man mehrere Wochen lang tun.

Rosenöl und Wermut

Rosenöl und Wermut sind bei Ohrsummen ebenfalls zu empfehlen.
Zubereitung: 20 Gramm Rosenblätter und 10 Gramm Wermutblätter werden gemörsert, mit demselben Anteil Kleie vermengt und mit gepreßtem Knoblauchsaft zu einem wachsähnlichen Brei verknetet.
Anwendung: Man wickelt abends je eine bohnengroße Menge dieses Breis in ein Stückchen Gaze und steckt dies über Nacht ins Ohr.

Beschwerden im Kopfbereich

Natürlich ist die Versuchung groß, gerade bei Schmerzen im Kopfbereich schnell zur Tablette zu greifen. Denn sie sind besonders unangenehm, man möchte sie so schnell wie möglich wieder loswerden. Doch Schmerzen sind immer ein Alarmsignal des Körpers. Man sollte sie nicht einfach mit Schmerzmitteln unterdrücken und statt dessen – vor allem dann, wenn Schmerzen häufiger ohne erkennbare Ursache auftreten – den Arzt oder Therapeuten zu Rate ziehen.

Heuschnupfen

Heuschnupfen oder Pollenallergien sind schwer mit Hausmitteln zu bekämpfen.

Augentrost

Ein Aufguß aus Augentrost kann die schlimmsten Beschwerden lindern.
Zubereitung: 1 Teelöffel Augentrostkraut wird mit 1 Tasse heißem Wasser überbrüht.
Anwendung: Täglich sollte man dreimal 1 kleine Tasse Augentrosttee trinken.

Gärungshefe

Gärungshefe soll gut als Vorbeugungsmaßnahme bei Heuschnupfen sein.
Anwendung: Ein paar Wochen vor der Heuschnupfensaison soll man Hefetabletten (aus der Apotheke) zu sich nehmen.

Honigwaben

Als erfolgreich soll sich auch erwiesen haben, den Heuschnupfen mit Honigwaben loszuwerden.
Anwendung: Kleine Klumpen von Honigwaben – am besten aus der näheren Umgebung des Wohnorts – soll man als »medizinischen Kaugummi« im Frühling und im Winter kauen.

Kalter Gesichtsguß

Ein kalter Gesichtsguß kann ebenfalls helfen.
Anwendung: Zweimal täglich richtet man den Duschkopf der Handbrause auf die Nase und läßt für etwa 5 bis 10 Sekunden kaltes Wasser darüberlaufen. Auch eine Rubbelmassage jeden Morgen kann helfen.

Kurtee

Auch ein Kurtee hat sich bei Heuschnupfen gut bewährt. Man mischt je 15 Gramm Hirtentäschelkraut und Schafgarbe mit Blüten (Korbblütler!) mit je 10 Gramm Eichenrinde und Blutwurz sowie jeweils 20 Gramm blühendem Augentrostkraut, dreifarbigem Stiefmütterchen und Katzenpfötchen (Korbblütler!).
Zubereitung: 5 Eßlöffel dieser getrockneten Mischung überbrüht man mit 1 Liter kochendem Wasser, läßt alles 1/4 Stunde ziehen und seiht dann ab.
Anwendung: Man trinkt diesen Tee schluckweise über den Tag verteilt, allerdings nicht auf nüchternen Magen. Die Teekur sollte 3 Wochen lang durchgehalten werden.

Ysop

Ysop hilft bei Heuschnupfen besonders gut – auch hiervon sollte man einen Tee bereiten.
Zubereitung: 1 Teelöffel Ysopkraut wird mit 1 Tasse kochendem Wasser überbrüht.
Anwendung: Dreimal täglich nimmt man 1 kleine Tasse Ysoptee zu sich.

✳ ACHTUNG: Während der Schwangerschaft sollte man dieses Heilmittel meiden!

Zwiebeln

Zwiebeln sind nicht nur in der Küche wichtig, sondern galten schon bei unseren Großeltern als probates Hausmittel gegen verschiedene Beschwerden. Bei Heuschnupfen sollen sie ebenfalls lindernd wirken.
Anwendung: Täglich sollte man – auch wenn es nicht besonders gut schmeckt – ein Glas Wasser trinken, in das man einige Stunden lang rohe Zwiebelscheiben gelegt hat.

Kopfschmerzen

Kopfschmerzen treten bei einigen Menschen häufig und regelmäßig auf. Die Ursachen sind in den meisten Fällen erst einmal unbekannt – man sollte aber auf jeden Fall versuchen, sie vom Arzt klären zu lassen. Im Rezeptschatz unserer Großmütter finden sich mehrere Hausmittel, die ohne Nebenwirkungen bleiben.

Ätherische Öle

Ätherische Öle – wie Pfefferminzöl oder Menthol – haben sich als gutes Mittel erwiesen.

Anwendung: Die Schläfen werden mit ein paar Tropfen des entsprechenden Öls eingerieben.
✳ ACHTUNG: Neurodermitispatienten und Kleinkinder unter 18 Monaten dürfen mit ätherischen Ölen nicht behandelt werden! Es kann zu Haut- bzw. Schleimhautreizungen kommen.

Augentrost

Ein Tee aus Augentrost hat sich bei denjenigen Arten von Kopfschmerz bewährt, die mit einer Überempfindlichkeit gegen helles Licht und klassischen Sehstörungen einhergehen.
Zubereitung: 2 Teelöffel Augentrostkraut werden mit 1/4 Liter kochendem Wasser überbrüht. Das Ganze soll 10 Minuten lang ziehen und wird dann abgeseiht.
Anwendung: Man trinkt vom Augentrosttee tagsüber 2 bis 3 Tassen.

Eisauflage

Eine Eisauflage ist ein einfaches Mittel, um Kopf- und Migräneschmerzen zu lindern, vorausgesetzt, man leidet nicht an Nackenschmerzen oder Schnupfen.
Anwendung: Man faltet ein Mulltuch auf Stirnbreite zusammen, gibt mehrere Eisstückchen hinein und legt das Tuch auf die Stirn.

Kaltes Armbad

Ein kaltes Armbad kann bei Kopfschmerzen Wunder wirken: Es macht
einen klaren Kopf und ist sehr anregend.
Anwendung: Man hält Hände und
Unterarme ein paar Minuten unter
fließendes kaltes Wasser. Anschließend reibt man die Haut mit einem
rauhen Handtuch trocken.
✳ ACHTUNG: Wer wegen Herzkrankheiten behandelt wird, darf kalte Armbäder nur nach Rücksprache mit dem
Arzt oder Therapeuten anwenden!

Kräutertees

Kräutertees, die gegen Kopfschmerzen
helfen, gibt es viele. Bewährt haben
sich Hopfen, Ingwer, Kamille (Korbblütler!), Lavendel, Melisse, Minze
oder Rosmarin.
Zubereitung: Man nimmt jeweils 1 Teelöffel der getrockneten Kräuter (bei
Ingwer: 1 Teelöffel frisch geriebene
Wurzel) und überbrüht diese mit
1 Tasse kochendem Wasser. Der Tee
soll 5 Minuten lang ziehen.
Anwendung: Bei Bedarf trinkt man 1
bis 2 Tassen Kräutertee schluckweise.

Silberweiden-Gänsefingerkraut-Tee

Entkrampfend bei Kopfschmerzen wirkt
der Silberweiden-Gänsefingerkraut-Tee.
Man mischt ihn aus 30 Gramm Silberweidenblättern, 30 Gramm Gänsefingerkraut, 25 Gramm Lavendelblüten
und jeweils 15 Gramm Stiefmütter-
chen-, Primel- und Ringelblumenblüten
(Korbblütler!).
Zubereitung: 2 Eßlöffel der Mischung
werden mit 1/2 Liter kochendem Wasser überbrüht, sollten 1/4 Stunde lang
ziehen und werden dann abgeseiht.
Anwendung: Bei akuten Kopfschmerzen trinkt man diese Teemischung innerhalb von 1/4 Stunde; bei chronischen Beschwerden die doppelte
Menge über den Tag verteilt. Man
kann dann auf andere Schmerzmittel
verzichten. Diese Mischung ist auch
für eine Teekur geeignet; nach 3 Wochen sollte man aber eine zehntägige
Pause einlegen.
✳ ACHTUNG: Wenn der Patient unter
Magengeschwüren leidet oder schon
einmal eine Magenblutung hatte, darf
er diesen Tee nicht zu sich nehmen!
Er enthält Salizylsäure, die den Magen
reizt.

Stiefmütterchen-Mädesüß-Teemischung

Ebenfalls entkrampfend und lindernd
bei Kopfschmerzen wirkt die Stiefmüt-
terchen-Mädesüß-Teemischung.
Man mischt 30 Gramm Mädesüß plus
-blüten mit je 25 Gramm Johanniskraut
plus -blüten, Gänsefingerkraut, Labkraut sowie 15 Gramm Kraut von drei-
farbigen Stiefmütterchen plus -blüten.

Zubereitung: 2 Eßlöffel der Mischung werden mit 1/2 Liter kochendem Wasser überbrüht, sollten 1/4 Stunde lang ziehen und werden dann abgeseiht.
Anwendung: Bei akuten Beschwerden trinkt man den Tee schluckweise innerhalb von 1/4 Stunde; bei chronischen Beschwerden nimmt man die doppelte Teemenge über den ganzen Tag verteilt zu sich. Nach einer dreiwöchigen Teekur sollte man eine zehntägige Pause einlegen.
✳ ACHTUNG: Auch hier gilt: Der Tee ist nicht für Patienten geeignet, die an Magen- und Darmgeschwüren leiden oder schon einmal eine Magenblutung hatten.

Malzessig

Malzessig ist seit alters als wirkungsvolles Hausmittel gegen Kopfschmerzen bekannt.
Anwendung: Man inhaliert den Dampf von Malzessig und kochendem Wasser (zum gleichen Teilen gemischt).

Malzessig auf Packpapier

Malzessig auf Packpapier hilft äußerlich gegen Kopfschmerz.
Anwendung: Man weicht zusammengefaltetes Packpapier in Malzessig ein und hält es gegen die schmerzende Stirn.

Meerrettichauflage

Eine Meerrettichauflage hilft nicht nur gegen Kopf-, sondern auch gegen Zahnschmerzen.
Zubereitung: 1/4 Stange frischer Meerrettich wird gerieben. Die Raspeln versetzt man dann mit 2 bis 3 Teelöffeln Wasser. Diesen Brei streicht man messerrückendick auf ein Leinentuch.
Anwendung: Das mit dem Meerrettichbrei bestrichene Tuch legt man bei Kopfschmerzen in den Nacken. Nach 3, längstens aber 5 Minuten, muß die Leinenauflage wieder abgenommen werden.
✳ ACHTUNG: Bei der Meerrettichauflage muß man vorher ausprobieren, wie die Haut des Patienten reagiert. Bei Überreaktionen und Hautrötungen sollte man die Haut vorher mit ungesalzener Butter, Schweinefett oder Vaseline einreiben.

Mutterkraut

Mutterkraut (Korbblütler!) soll nach alter Überlieferung gegen Migräneanfälle helfen – vor allem dann, wenn diese kurz vor dem Einsetzen der Menstruation auftreten.
Anwendung: 1 Teelöffel frische, zerhackte Mutterkrautblätter (oder 1/4 Teelöffel getrocknete Mutterkrautblätter) werden ohne weitere Zusätze eingenommen, und zwar am besten als Kur über 4 bis 6 Wochen hinweg.

Schwarzer-Holunder-Tee

Schwarzer-Holunder-Tee soll ebenfalls gut helfen, und zwar dann, wenn Kopfweh mit einer beginnenden Grippe einhergeht.

Zubereitung: 2 Eßlöffel Holunderblüten (oder getrocknete Früchte) werden mit 1/4 Liter kochendem Wasser überbrüht. Das Ganze soll 10 Minuten lang ziehen und wird dann abgeseiht.

Anwendung: Täglich trinkt man – über den Tag verteilt – 3 Tassen Holundertee.

Spitzwegerichtee

Spitzwegerichtee wirkt bei grippalen Kopfschmerzen genauso gut wie Holundertee.

Zubereitung: 2 Teelöffel Spitzwegerichblätter werden mit 1 Tasse kochendem Wasser übergossen und sollen dann 10 Minuten lang ziehen.

Anwendung: Nach dem Abseihen trinkt man täglich 2 bis 3 Tassen.

Zitronenschalen

Zitronenschalen haben sich als ähnlich wirksam wie ätherische Öle (siehe oben) gezeigt.

Anwendung: Man reibt die Schläfen mit der Schale einer ungespritzten Zitrone ein.

❋ ACHTUNG: Bei Hautekzemen darf man dieses Hausmittel nicht anwenden! Auch für Kleinkinder unter 18 Monaten ist die Anwendung nicht geeignet.

Zwiebelpackung

Eine Zwiebelpackung ist als Hausmittel bei Kopfschmerz in Vergessenheit geraten, soll aber sehr wirksam sein.

Zubereitung: 1 große Zwiebel wird kleingehackt und in eine Gazebinde gewickelt.

Anwendung: Diese Packung legt man für 20 Minuten in den Nacken. Danach gibt man ein warmes Handtuch darüber.

Nasenbluten

Nasenbluten tritt immer dann auf, wenn kleine Adern in der Nase platzen. Das kann durch einen Stoß oder Schlag geschehen. Wenn Nasenbluten häufig auftritt oder aber die Blutung nach einer halben Stunde noch nicht gestillt werden kann, muß man auf jeden Fall einen Arzt oder einen Therapeuten zu Rate ziehen. Mehrere Hausmittel sollen gegen Nasenbluten besonders gut helfen.

Bindfaden

Ein Bindfaden wird – je nachdem, aus welchem Nasenloch die Blutung

kommt – um den kleinen Finger der entgegengesetzten Hand gewickelt: bei Blutungen aus dem rechten Loch um den kleinen Finger der linken Hand zwischen dem vorderen und mittleren Gelenk; bei Blutungen aus dem linken Nasenloch wird der kleine Finger der rechten Hand umwickelt. Der Bindfaden bleibt etwa 2 Minuten am Fingergelenk. Blutet der Patient aus beiden Nasenlöchern, müssen natürlich die Gelenke beider kleinen Finger umwickelt werden.
Hamamelisextrakt – man bekommt ihn in der Apotheke – wirkt bei Nasenbluten manchmal sofort.
Anwendung: Man betupft die Nase mit einem Wattebausch, der mit Hamamelisextrakt getränkt wurde.

Kalte Kompressen

Kalte Kompressen kennt jeder als Hausmittel bei Nasenbluten.
Anwendung: Tücher werden mit kaltem Wasser befeuchtet und auf Nakken, Nase und Stirn gelegt. Während die naßkalten Tücher aufliegen, darf man nicht sprechen und sich auch nicht schneuzen.

Ruprechtskraut

Ruprechtskraut gilt als Heilpflanze gegen Nasenbluten. Den Kaltauszug sollte man im Hause haben, wenn ein

Familienmitglied oft unter Nasenbluten leidet.
Zubereitung: 2 Teelöffel Ruprechtskraut werden mit 1/4 Liter kaltem Wasser übergossen und sollen dann etwa 8 Stunden lang ziehen.
Anwendung: Man trinkt den Ruprechtskrauttee über den Tag verteilt und bei akutem Nasenbluten.

Wiesenknopftee

Auch Wiesenknopftee ist ein gutes Mittel, das man immer vorrätig haben sollte, wenn jemand aus der Familie öfter Nasenbluten hat.
Zubereitung: 2 Eßlöffel Wurzeln (oder Kraut) werden mit 1/4 Liter kochendem Wasser übergossen und sollen dann 10 Minuten lang ziehen.
Anwendung: Über den Tag verteilt nimmt man alle 2 Stunden 1 Teelöffel des Absuds ein.

Zitronensaft

Zitronensaft, der auf einen Wattebausch geträufelt wird, gilt in der Volksmedizin als äußerlich einzusetzendes und äußerst effektives Heilmittel gegen Nasenbluten.
Anwendung: Man steckt den mit frisch ausgepreßtem Zitronensaft getränkten Wattebausch in das blutende Nasenloch.

Ohrenschmerzen

Ohrenschmerzen sind eine besonders unangenehme Sache. Natürlich muß man in solchen Fällen umgehend seinen Arzt oder Therapeuten aufsuchen, doch vorübergehende Linderung in leichteren Fällen, nachts oder am Wochenende können folgende Hausmittel bringen:

Braunwurz

Braunwurz wird äußerlich als Einlage verwendet.

Zubereitung: Man stellt einen Aufguß aus 2 bis 3 Eßlöffeln Braunwurzkraut oder -wurzeln her, und zwar nimmt man dazu 1/4 Liter kochendes Wasser. Das Ganze soll etwa 10 Minuten lang ziehen, kühlt dann ab und wird – auf einen Wattebausch geträufelt – ins Ohr gesteckt.

Öle eignen sich gut gegen akute Ohrenschmerzen. Man träufelt ein paar Tropfen des entsprechenden Öls ins Außenohr. Besonders gut eignet sich dafür Königsöl.

Königsöl

Zubereitung: 30 Gramm frische Königskerzenblüten werden leicht zerzupft in eine Flasche gegeben und mit 100 Gramm reinem, kaltgepreßtem Olivenöl gemischt. Die Öl-Pflanzen-Mischung dann 3 bis 4 Wochen in die Sonne stellen und täglich einmal gut schütteln. Danach wird das Öl durch ein Leinentuch abgeseiht.

Anwendung: Bei akuten Ohrenschmerzen werden mit einer Pipette bis zu dreimal täglich 3 Tropfen Königsöl in das schmerzende Ohr geträufelt.

Ohrkerzen

Ohrkerzen bekommt man in der Apotheke oder im Reformhaus.

Anwendung: Man steckt die Ohrkerze vorsichtig ins kranke Ohr und zündet sie an. Die entstehende Wärme reguliert den Innenohrdruck auf das Trommelfell, die Schmerzen klingen bald ab.

Salz

Auch Salz ist ein probates Mittel gegen Ohrenschmerzen:

Zubereitung: Salz wird in ein Mullsäckchen gefüllt und dann im Backofen erhitzt.

Anwendung: Das Salzsäckchen wird einige Zeit an das schmerzende Ohr gehalten.

Man kann in der Apotheke auch physiologische Kochsalzlösung bekommen, die man im Halbstundentakt mit einer Pipette ins schmerzende Ohr träufelt.

Zahnschmerzen

Zahnschmerzen können fast unerträglich sein. Natürlich heißt es dann sofort: »Zum Zahnarzt!« Dennoch kann man den Schmerz bis zum Behandlungstermin beim Arzt mit Hausrezepten lindern.

Gewürznelken

Gewürznelken kannten schon unsere Großmütter als schnell wirkendes Mittel bei Zahnschmerzen.

Anwendung: Man kaut eine Gewürznelke oder massiert ein paar Tropfen Gewürznelkenöl ins Zahnfleisch ein.

Meerrettichauflage

Eine Meerrettichauflage hilft nicht nur bei Kopfweh, sondern auch bei Zahnschmerzen.

Zubereitung: 1/4 Stange Meerrettich reiben und die Raspeln mit 2 bis 3 Eßlöffeln Wasser vermischen. Diesen Brei etwa messerrückendick auf einem Leinentuch verstreichen.

Anwendung: Die Leinentuchauflage samt dem Meerrettichbrei auf die Wange legen. Etwa 3, höchstens 5 Minuten aufliegen lassen, dann abnehmen.

�֍ **ACHTUNG:** Meerrettich ist sehr scharf – man sollte vorher ausprobieren, ob der Patient die Schärfe verträgt. Es kann zu Hautrötungen und -reizungen kommen. Sehr empfindliche Haut sollte man vor der Behandlung mit der Meerrettichauflage mit ungesalzener Butter oder Schweinefett einreiben.

Bei Ekzemkranken, Allergikern und Kleinkindern sollte man dieses Hausmittel keinesfalls verwenden!

Sumpfschafgarbe

Sumpfschafgarbe (Korbblütler!) soll gegen Zahnschmerzen helfen.

Zubereitung: 2 Teelöffel der Wurzel werden mit 1 Tasse heißem Wasser überbrüht. 10 Minuten ziehen lassen.

Anwendung: Vor dem Zubettgehen trinkt man 1 Tasse des Tees.

Wirsingauflage

Die Wirsingauflage ist ein uraltes Hausmittel gegen Zahnschmerzen. Schon nach 1/2 Stunde soll der Zahn – durch die abschwellende Wirkung der Kohlenzyme – nicht mehr weh tun.

Zubereitung: Man schneidet aus frischen Wirsingblättern die dicke Mittelrippe heraus und walkt die Blätter dann mit einem Nudelholz so lange durch, bis sie weich sind. Danach legt man sie auf einen Leinenlappen.

Anwendung: Den Leinenlappen mit den Wirsingblättern drückt man auf die Wange über dem schmerzenden Zahn.

Zimtöl

Zimt – oder besser: Zimtöl, das aus der Rinde des Zimtbaumes destilliert wird – soll bei Zahnschmerzen Linderung bringen.

Anwendung: Mehrmals täglich soll man einige Tropfen des unverdünnten Öls auf die schmerzende Stelle im Mund reiben.

Blasen- und Nierenbeschwerden

Blase und Nieren gehören zu den wichtigsten Entgiftungsorganen des menschlichen Körpers. Wenn ihre Funktion versagt oder gestört ist, kann es lebensgefährlich werden. Deshalb gilt für Erkrankungen von Blase und Nieren: Man sollte unbedingt einen Arzt aufsuchen! Nur er kann entscheiden, welche Hilfsmaßnahmen angebracht und notwendig sind.

✱ ACHTUNG: Schwangere mit Störungen des Harnsystems gehören jedoch in jedem Fall umgehend in die Behandlung des Facharztes!

So manches Hausmittel – selbstverständlich im Einvernehmen mit dem Arzt oder Therapeuten angewandt – kann dem Patienten bei Blasen- und Nierenbeschwerden jedoch auf natürliche Art Linderung und Heilung bringen. Das ist zum einen der Fall, wenn nur eine leichte Störung dieser Organe vorliegt. Zum anderen, wenn damit über lange Zeitabschnitte eingesetzte starke chemische Mittel reduziert werden können.

Hausmittel für diesen Bereich des Körpers gibt es vielerlei: Tees und Teemischungen genauso wie Heilbäder und Auflagen.

Als Heilpflanzen für Blasenleiden wirken
- entzündungshemmend: Ampferknöterich, Basilienkraut, Eisenkraut, Goldrute (Korbblütler!), Heidekraut, Heidelbeere, Kapuzinerkresse, Königskerze, Preiselbeere, Rosmarin, Silberdistel (Korbblütler!), Taubnessel, Ysop und Zwiebel
- schmerzlindernd: Leinkraut, Stiefmütterchen und Zitterpappel
- harntreibend: Bärentraube, Birke, Brennessel, Bruchkraut, Eberesche, Erdbeere, Liebstöckel, Quecke, Schwarzdorn und Wiesenknopf
- entkrampfend: Heckenrose, Hopfen, Kamille und Kornblume (beides Korbblütler!), Labkraut und Schwarzkümmel
- blutstillend: Hirtentäschel

✱ ACHTUNG: Für alle folgenden Hausmittel, die Bärentraubenblätter, Schachtelhalm, Orthosiphon oder

Goldrute enthalten, gilt: Patienten, die unter Wasseransammlungen im Körper leiden, die durch eine eingeschränkte Herz- oder Nierentätigkeit entstehen, sollten diese Mittel nicht ohne Therapiekontrolle anwenden. Auf jeden Fall müssen sie sich vorher mit ihrem Arzt oder Therapeuten beraten!

Akute Blaseninfektionen

Akute Blaseninfektionen entstehen oftmals, wenn der Patient längere Zeit nasse und kalte Füße hatte oder länger auf kaltem Boden saß. In der heißen Jahreszeit kann es zu Blasenentzündungen kommen, wenn man den nassen Badeanzug nach dem Schwimmen nicht wechselt. Erstes Anzeichen für die Blaseninfektion sind brennende Schmerzen beim Wasserlassen und häufiger Harndrang. Es gibt viele probate Hausmittel, die auch gerne von Ärzten verordnet werden, um eine akute Blaseninfektion in den Griff zu bekommen. Wird die akute Blaseninfektion nicht richtig behandelt, kann es zu einer chronischen Blaseninfektion kommen. Sie erfordert – vor allem dann, wenn Fieber auftritt – auf jeden Fall eine dringende Therapiekontrolle. Der Arzt oder Therapeut muß dann entscheiden, ob man die Erkrankung noch mit Hausmitteln kurieren kann, oder ob man bereits zu stärkeren Medikamenten greifen muß.

Die folgenden Tees sind für Blasenleiden gut geeignet – sie sind nur eine kleine Auswahl aus vielen anderen.

Blasenteemischung

Die folgende Blasenteemischung soll besonders bei Erkältungskatarrhen der Blase wirkungsvoll sein. Man verwendet 2 Handvoll Brennesselblätter, je 1 Handvoll Holunderbeeren und Schlüsselblumen.
Zubereitung: 1 Teelöffel dieser Mischung wird mit 1 Tasse kochendem Wasser übergossen, sollte 3 Minuten köcheln und wird dann abgeseiht.
Anwendung: Mehrmals täglich trinkt man je 1 Tasse schluckweise.

Birkenblätter-Bärentraubenblätter-Teemischung

Die Birkenblätter-Bärentraubenblätter-Teemischung wirkt harntreibend.
Man verwendet je 15 Gramm Birkenblätter, Odermennig mit Blüte, Schafgarbe mit Blüte (Korbblütler!) sowie je 20 Gramm Vogelknöterich und Bärentraubenblätter.
Zubereitung: 2 Eßlöffel der getrockneten Mischung werden mit 1/2 Liter kochendem Wasser überbrüht, sollten 1/4 Stunde lang ziehen und werden dann abgeseiht.
Anwendung: Man trinkt den Tee schluckweise über den ganzen Tag verteilt.

Bohnenschalen-Liebstöckel-Tee

Harntreibend ist auch der Bohnen-schalen-Liebstöckel-Tee. Man mischt 20 Gramm Bohnenschalen mit jeweils 20 Gramm Liebstöckel- und Hauhe-chelkraut sowie 20 Gramm kleinge-hackter Queckenwurzel.

Zubereitung: 2 Eßlöffel der getrockne-ten Kräuter werden mit 1/2 Liter ko-chendem Wasser überbrüht, sollten 1/4 Stunde lang ziehen und werden dann abgeseiht.

Anwendung: Man trinkt diesen Tee schluckweise über den ganzen Tag verteilt.

Gänsefingerkraut-Goldruten-Teemischung

Entkrampfend und entzündungshem-mend bei Blasenbeschwerden wirkt auch die Gänsefingerkraut-Goldruten-Teemischung.

Man mischt 30 Gramm Gänsefinger-kraut mit jeweils 20 Gramm Goldrute (Blüten und Kraut – Korbblütler!), Bärentrauben- und Brunnenkresse-blättern sowie 20 Gramm Sonnenhut (Blüte und Kraut – Korbblütler!).

Zubereitung: 2 Eßlöffel der Mischung werden mit 1/2 Liter Wasser über-brüht, sollten 1/4 Stunde lang ziehen und werden dann abgeseiht.

Anwendung: Man trinkt den Tee schluckweise über den ganzen Tag verteilt.

Gänsefingerkraut-Sonnenhut-Tee

Gänsefingerkraut-Sonnenhut-Tee ist entzündungshemmend und blutstil-lend.

Man mischt 50 Gramm Gänsefinger-kraut mit je 30 Gramm Sonnenhut und Goldrute (Blüte und Kraut – beide Pflanzen sind Korbblütler!) sowie je 20 Gramm Schafgarbe (Blüte und Kraut – Korbblütler!), Blutwurz, Eichenrinde und Brunnenkresseblättern.

Zubereitung: 2 gehäufte Eßlöffel über-brüht man mit 1/2 Liter kochendem Wasser, läßt das Ganze 1/4 Stunde lang ziehen und seiht dann ab.

Anwendung: Der Tee wird schluck-weise über den ganzen Tag verteilt getrunken.

Holunderrindentee

Holunderrindentee wirkt stark harn-treibend.

Zubereitung: Man zerstößt 1 Hand-voll Holunderrinde im Mörser, füllt sie dann in einen Tontopf und gibt 1 Liter kaltes Wasser zu. Man läßt diese Mischung aufkochen und dann 1/4 Stunde lang köcheln. Durch ein Mull-tuch seiht man den Tee ab.

Anwendung: Über den ganzen Tag verteilt wird der Holunderrindentee schluckweise getrunken.

✳ **ACHTUNG:** Wenn Wadenkrämpfe auftreten, muß der Tee sofort abge-setzt werden!

Maisbart

Maisbart – als Aufguß getrunken – fördert Wasserausscheidung und Durchblutung.

Zubereitung: 1 bis 2 Teelöffel getrockneter Maisbart werden mit 1/2 Tasse kochendem Wasser übergossen, sollten 10 Minuten lang ziehen und werden dann abgeseiht.

Anwendung: Je nach Bedarf sollte man täglich 2 bis 3 Tassen davon trinken.

✻ ACHTUNG: Dieser Tee führt dem Becken vermehrt Blut zu. Für Schwangere ist er deshalb ungeeignet!

Mistel-Holunder-Tee

Mistel-Holunder-Tee besteht aus je 1 Handvoll Mistelkraut, Birkenblättern, Holunderblüten, Bärentraubenblättern und Kamillenblüten (Korbblütler!).

Zubereitung: 1 Teelöffel der Mischung wird mit 1 Tasse kochendem Wasser überbrüht, 1/4 Stunde geköchelt und dann durch ein Mulltuch abgeseiht.

Anwendung: Man trinkt von diesem Tee jeweils 1/2 Stunde vor den Mahlzeiten 1 Tasse (dreimal täglich). Man kann nach Bedarf mit Honig oder Fruchtzucker süßen.

✻ ACHTUNG: Diabetiker dürfen ihren Tee nur mit Fruchtzucker süßen und müssen dies auf ihre Broteinheiten anrechnen! Dieser Tee ist blutdrucksenkend – Patienten mit niedrigem Blutdruck dürfen ihn nicht trinken!

Queckentee

Queckentee sorgt dafür, daß die Nieren gründlich durchspült werden; außerdem hat der Tee heilende und schmerzlindernde Wirkung.

Zubereitung: 1 bis 2 Teelöffel Queckenwurzel werden mit 1 Tasse kochendem Wasser übergossen, müssen dann 10 Minuten lang ziehen und werden abgeseiht.

Anwendung: Ganz nach Belieben trinkt man von diesem Tee mehrere Tassen täglich.

Stranddistel (Männertreu)-Tee

Stranddistel (Männertreu)-Tee wirkt bei einer ganzen Reihe von Blasenbeschwerden, auch bei chronischer oder akuter Entzündung.

Zubereitung: 1 Teelöffel getrocknete Wurzel übergießt man mit 1 Tasse kochendem Wasser und bringt die Mischung dann nochmals 10 Minuten lang zum Köcheln. Danach wird abgeseiht.

Anwendung: Dreimal täglich sollte man von dem Absud 1 kleine Tasse trinken.

Heublumen-Fußbad

Auch Bäder – Fuß- und Vollbäder – können bei Blasenentzündungen helfen und heilen. Ein Heublumen-Fußbad (oder ein Schachtelhalm-Fußbad) als ansteigendes Bad ist gut für all jene Patienten, die unter einer »schwachen Blase« leiden, also häufig Blasenentzündungen haben.

Zubereitung: 100 Gramm Heublumen (50 Gramm Schachtelhalm) übergießt man mit 1/2 Liter kochendem Wasser, läßt alles 10 Minuten lang ziehen und seiht dann ab.

Anwendung: Eine Fußbadewanne (oder ein Eimer) wird mit warmem Wasser gefüllt, der Heublumen-(Schachtelhalm-)aufguß zugesetzt. Man stellt die Füße in die Wanne und gibt in Minutenabständen immer wieder in kleineren Mengen heißes Wasser zu – so lange, bis eine Temperatur erreicht ist, die der Patient gerade noch aushält. Dann badet man die Füße darin 3 Minuten lang, kühlt sie für 10 Sekunden in einem Eimer mit kaltem Wasser ab und trocknet sie anschließend gut ab.

✳ **ACHTUNG:** Wer unter kranken Venen oder Bluthochdruck leidet oder wer schwanger ist, darf keine heißen Fußbäder nehmen!

Schachtelhalmbad

Ein Schachtelhalmbad als Vollbad ist ebenfalls ein vorzügliches Hausmittel bei der »schwachen Blase«. Es kräftigt die Blasenfunktion und beugt Nieren- und Blasenerkrankungen vor.

Zubereitung: 100 Gramm Schachtelhalm werden in einem großen Topf mit 2 Liter warmem Wasser übergossen. Nach einer Stunde Ziehenlassen erhitzt man diesen Aufguß bis zum Sieden, läßt ihn 15 Minuten lang kochen und seiht ihn dann ab.

Anwendung: Der Absud wird dem Vollbad zugesetzt. Die Badetemperatur sollte bei 38 °C liegen, die Badezeit 10 bis 15 Minuten betragen. Nach dem Bad empfiehlt sich Bettruhe für mindestens 60 Minuten. Das Bett muß auf jeden Fall vorgewärmt sein!

Nieren- und Blasensteine

Nieren- und Blasensteine entstehen immer dann, wenn Salze oder Fette im Harn auskristallisieren. In den meisten Fällen merkt man gar nichts davon; die Kristalle gehen beim Wasserlassen ab. Größere Steine jedoch können im Harnleiter steckenbleiben. Sie sind dann die Ursache für kolikartige Schmerzen. Natürlich muß in solchen Fällen unbedingt sofort ein Arzt zu Rate gezogen werden.

Folgende Tees können beim Ausspülen von Nieren- und Blasensteinen helfen:

Bärentraubentee

Bärentraubentee hilft bei Nierengrieß.

Zubereitung: 2 bis 3 Teelöffel Bärentraubenblätter mit 1/4 Liter kochendem Wasser überbrühen, 10 Minuten lang ziehen lassen, dann abseihen.

Anwendung: Man trinkt den Tee tagsüber in kleinen Schlucken.
✳ ACHTUNG: Bei längerer Anwendung des Bärentraubentees kann es zu Verstopfung kommen!

Bruchkrauttee

Bruchkrauttee (bei Blasensand) wirkt entzündungshemmend.
Zubereitung: 2 Teelöffel getrocknetes Bruchkraut werden mit 1/4 Liter kochendem Wasser überbrüht, müssen 10 Minuten lang ziehen und werden dann abgeseiht.
Anwendung: Bruchkrauttee wird über den ganzen Tag verteilt getrunken.

Bukko-Tee

Bukko-Tee (aus der Apotheke) wirkt antiseptisch und außerdem entwässernd.
Zubereitung: 2 Teelöffel davon mit 1/4 Liter kochendem Wasser überbrühen. Man läßt den Tee 10 Minuten lang ziehen, bevor man ihn abseiht.
Anwendung: Nach Bedarf trinkt man über den ganzen Tag verteilt 3 Tassen des Tees schluckweise.

Ehrenpreissaft

Ehrenpreissaft kann man – neben den zahlreichen Tees – ebenfalls zur Unterstützung gegen Blasen- und Nierensteine einnehmen.
Anwendung: Man nimmt 2 Teelöffel des Saftes (aus der frischen Pflanze mit Blüten) in Milch oder Tee morgens nüchtern ein.

Färberröte-Tee

Färberröte-Tee trinkt man als Aufguß.
Zubereitung: 1 Teelöffel zerstoßene Wurzel der Färberröte wird mit 1 Tasse kochendem Wasser überbrüht, sollte 10 Minuten lang ziehen und wird dann abgeseiht.
Anwendung: Täglich trinkt man 3 Tassen Tee – gut verteilt über den Tag.
✳ ACHTUNG: Der Tee färbt Harn, Schleim und Schweiß rötlich. Dies ist jedoch kein Anzeichen einer ernsthaften Krankheit. Man sollte diesen Tee aber keinesfalls längere Zeit als Einzelmittel einnehmen!

Preiselbeerenblättertee

Preiselbeerenblättertee hilft ebenfalls bei Nierensteinen.
Zubereitung: 2 Eßlöffel Blätter werden mit 1/4 Liter kochendem Wasser überbrüht, sollten 10 Minuten lang ziehen und werden dann abgeseiht.
Anwendung: Täglich sollte man mindestens 3 Tassen des Preiselbeerenblättertees langsam trinken.

Bei Nierensteinen helfen außerdem Tees aus Ruprechtskraut, Vogelknöterich und Wegwarte, gegen Blasensteine auch Körnersteinbrech und Steinsame.

Löwenzahn-Birkenblätter-Goldruten-Teemischung

Die Löwenzahn-Birkenblätter-Goldruten-Teemischung ist besonders wassertreibend und eignet sich gut zur Vorbeugung von Nieren- und Blasensteinen. Die Löwenzahn-Birkenblätter-Goldruten-Mischung stellt man aus 20 Gramm Löwenzahnkraut plus Wurzel und aus je 10 Gramm Birkenblättern und Goldrutenkraut her (Löwenzahn und Goldrute sind Korbblütler!).
Zubereitung: 2 Teelöffel der Mischung werden mit 1/2 Liter kochendem Wasser übergossen; man sollte sie 1/4 Stunde lang ziehen lassen und dann abseihen.
Anwendung: Täglich trinkt man 2 bis 3 Tassen des Tees ungesüßt.

Wärmflasche

Die trockene Wärme der Wärmflasche ist ein seit langem bekanntes und probates Mittel bei ziehenden Schmerzen in der Blasen- und Nierengegend. Die Wärmflasche sorgt dafür, daß verkrampfte Muskeln sich entspannen.

Anwendung: Die Wärmflasche mit heißem Wasser füllen, so warm, wie der Patient es verträgt. Dann wird die Wärmflasche mit einem Tuch umwickelt und auf die schmerzende Stelle gelegt.

Nieren- und Blasenstärkung

Nieren- und Blasenstärkung ist gerade in unseren modernen Lebensverhältnissen, in denen unser Stoffwechsel mit vielerlei Giften fertigwerden muß, zur Vorbeugung wichtig. Man kennt verschiedene Hausmittel dafür.

Erdbeeren

Erdbeeren sind schon seit alters ein Hausmittel bei Nieren- und Blasenschwäche. Man kann die Erdbeeren pur essen (etwa 100 bis 200 Gramm täglich; es sollten aber nur Walderdbeeren sein!) oder aber einen Erdbeerblättertee zu sich nehmen.
Zubereitung: 2 Teelöffel junge Walderdbeerblätter werden mit 1/4 Liter kochendem Wasser überbrüht, sollten 10 Minuten lang ziehen und werden dann abgeseiht.
Anwendung: Über den ganzen Tag verteilt trinkt man 2 bis 3 Tassen Walderdbeerblätter-Tee.

Heidelbeersaft

Heidelbeersaft wurde von alters her besonders Frauen und jungen Mädchen empfohlen, die unter einer »schwachen Blase« litten.
Anwendung: Täglich sollte man 1 Glas Heidelbeersaft (aus der Apotheke, dem Reformhaus oder der Drogerie) trinken. Man kann den Saft natürlich auch selbst frisch pressen.

Heidelbeerblättertee

Auch Heidelbeerblättertee ist ein altes Hausmittel und hemmt Bakterien.
Zubereitung: 2 Teelöffel Heidelbeerblätter werden mit 1/4 Liter kochendem Wasser überbrüht, müssen 10 Minuten lang ziehen und werden dann abgeseiht.
Anwendung: Man trinkt den Heidelbeerblättertee über den Tag verteilt in kleinen Schlucken. Dieser Tee sollte jedoch nicht über einen längeren Zeitraum eingenommen werden.

Heidekrauttee

Das Rezept für Heidekrauttee stammt aus Großmutters Hausschatz und ist über 100 Jahre alt.
Zubereitung: 2 Teelöffel Heidekrautblüten oder -blätter übergießt man mit 1/4 Liter kochendem Wasser. Man läßt den Tee 5 Minuten lang ziehen und seiht dann ab.

Anwendung: Täglich sollte man 2 bis 3 Tassen des Heidekrauttees trinken.
✳ **ACHTUNG:** Wenn der Patient nach dem Genuß des Tees Druck und Schmerz unter dem rechten Rippenbogen verspürt, sofort absetzen! Denn der Heidekrauttee kann bei vorbelasteter Leber die Leberwerte stark ansteigen lassen.

Kürbiskerne

Kürbiskerne kaut man, um den Harndrang anzuregen.
Anwendung: Dreimal täglich soll man je 5 bis 10 Kürbiskerne essen und sie dabei gründlichst kauen.

Spargel

Spargel ist nicht nur ein Leckerbissen für alle Gourmets, sondern gilt auch als hervorragendes Mittel gegen Nierenleiden.
Man kann natürlich Spargeltabletten in der Apotheke oder im Reformhaus bekommen; doch es lohnt sich auch (und ist viel schmackhafter!), während der Spargelsaison im Frühjahr eine Kur mit frischem Spargel vom Gemüsemarkt zu machen.
Anwendung: In der Spargelzeit ißt man jeden zweiten Tag jeweils 500 Gramm Spargel.

Depressive Verstimmungen

Gegen depressive Verstimmungen kennt man in der Volksmedizin allerlei Hausmittel. Es gibt viele Tees, die gegen depressive Verstimmungen, aber auch gegen Nervosität helfen.

Baldriantee

Baldriantee ist vor allem für solche Menschen gedacht, die abends nicht entspannen können und sogar noch beim Zubettgehen so gestreßt und nervös sind, daß sie unter Schlafstörungen mit depressiven Verstimmungen leiden.
Zubereitung: 2 Teelöffel Baldrianwurzel übergießt man mit 1/4 Liter kaltem Wasser und läßt dies etwa 12 Stunden lang ziehen.
Gelegentlich sollte man umrühren; anschließend abseihen. Man erwärmt diesen kalten Auszug auf Trinktemperatur und süßt mit 1 Teelöffel Honig oder Fruchtzucker.
Anwendung: Über den Tag verteilt trinkt man 3 Tassen Baldriantee.
❋ **ACHTUNG:** Diabetiker dürfen den Tee nur mit Fruchtzucker süßen und müssen dies auf ihre Broteinheiten anrechnen!

Johanniskrauttee

Johanniskrauttee ist ausgleichend und macht nicht müde. Der Wirkstoffgehalt im Tee – den man am besten als Kur über mehrere Wochen hindurch täglich zu sich nehmen sollte – ist höher als im Johanniskrautöl, denn im Wasser entfaltet sich die Heilwirkung besser: Man bekommt einen richtigen Energieschub. Johanniskrauttee wird auch von Ärzten immer öfter verordnet, denn mit diesem Heilmittel ist – im Gegensatz zu vielen chemischen Antidepressiva – keinerlei Suchtgefahr verbunden.
Zubereitung: Man übergießt 2 Teelöffel getrocknetes und geschnittenes Johanniskraut mit 1/4 Liter kaltem Wasser. Dann erst erhitzt man das Ganze und seiht es nach etwa 3 Minuten ab.
Anwendung: Johanniskrauttee sollte man als Kur 4 bis 6 Wochen lang trinken. Die Tagesdosis besteht aus 2 bis 3 Tassen ungesüßtem Tee.
❋ **ACHTUNG:** Eine Teekur mit Johanniskraut macht lichtempfindlich. In dieser Zeit sollte man also Höhensonne, Solarium und Sonnenlicht meiden! Es könnten sonst Pigmentflecken auf der Haut entstehen.

Schwarznesseltee

Schwarznesseltee wirkt ebenfalls gegen Depressionen.
Zubereitung: 1 Teelöffel Kraut (oder ein Gramm Pulver) wird mit 1 Tasse

kochendem Wasser übergossen, muß 10 Minuten lang ziehen und wird dann abgeseiht.
Anwendung: Täglich sollte man 2 bis 4 Tassen dieses Tees zu sich nehmen.

....

Johanniskrauttinktur

Johanniskrauttinktur ist ein uraltes Rezept. Man kann die Tinktur ganz leicht selbst herstellen.

Zubereitung: 1 Handvoll Johanniskraut (Blüten und Blätter) in einem dunklen, gut verschließbaren Glas mit 45%igem Alkohol (guter Kornschnaps oder Wodka) bedecken. Etwa 4 Wochen lang stehenlassen, mehrmals gut durchschütteln. Man filtert das Ganze ab, wenn die Johanniskrautblüten ihre ursprüngliche Farbe verloren haben.
Anwendung: Dreimal täglich sollte man etwa 20 Tropfen dieser Tinktur einnehmen.

....

Erkältungskrankheiten

Das kennt wohl wirklich jeder: Der Hals kratzt, die Nase läuft, man niest und hustet – kurz: Es hat einen wieder einmal eine Erkältung »erwischt«. Im Volksmund sagt man »Grippe« dazu – eine irreführende Bezeichnung, denn Grippe ist medizinisch gesehen eine Viruskrankheit. Die Erkältungskrankheiten, die man allgemein als Grippe bezeichnet, sind meist lediglich grippale Infekte. Hustenreiz und Schnupfen gehören genauso dazu wie Fieber oder sogar Nebenhöhlenkatarrhe.
Noch vor wenigen Jahren hat man auch grippale Infekte mit Antibiotika zu bekämpfen versucht – meist vergeblich. Alte Rezepte und Hausmittel helfen bei Erkältungen viel weiter und viel schneller. Hausmittel kann man natürlich auch vorbeugend nehmen, um die Abwehrkräfte des Körpers zu stärken und somit den Krankheitserregern schon vorher Paroli zu bieten. Aber auch bei chronischen Erkrankungen der Bronchien, bei Asthma und Raucherkatarrh kann so manches Hausmittel Linderung, wenn nicht sogar Heilung bringen.

Bronchitis und Husten

Bronchitis und Husten sind häufige Begleiter eines grippalen Infekts. Den Husten kann man mit probaten Hausmitteln lindern. Vor allem Heilpflanzen mit ätherischen Ölen haben eine hervorragende Wirkung. Sie erleichtern es dem Patienten, morgens nach dem Aufstehen den zähen Schleim abzuhusten.

✳ **ACHTUNG:** Ist ein Husten mit Fieber, Nachtschweiß oder gar blutigem Auswurf verbunden, muß man sofort seinen Arzt oder Therapeuten zu Rate ziehen. Auch dann, wenn die Behandlung mit Hausmitteln nicht eine baldige, spürbare Verbesserung des Leidens bringt.

Chronischer Husten

Chronischer Husten – dazu zählen etwa chronische Bronchitis, auch Asthma, Lungenemphysem und Staublunge – macht es dem Patienten schwer, den festsitzenden Schleim, der sich über Nacht in der Lunge gebildet hat, morgens abzuhusten. Es gibt aber einige Teemischungen und Tees, die das Abhusten leichter machen.

Königskerzentee

Zubereitung: Man übergießt 2 Teelöffel Königskerzenblüten mit 1/4 Liter kochendem Wasser und läßt den Tee 10 Minuten lang ziehen. Dann wird er abgeseiht und mit 1 Teelöffel Honig oder Fruchtzucker gesüßt.
Anwendung: Täglich morgens vor dem Aufstehen trinkt man 1 Tasse des Königskerzentees.
✳ **ACHTUNG:** Diabetiker dürfen Tee nur mit Fruchtzucker gesüßt trinken. Auf die Broteinheiten anrechnen!

Schlüsselblumentee

Zubereitung: 1/4 Liter kochendes Wasser wird über 2 Teelöffel Schlüsselblumenblüten gegossen. Das Ganze zieht 10 Minuten lang und wird abgeseiht. Man kann den Tee noch mit 1 Löffel Honig oder Fruchtzucker süßen.
Anwendung: Der Patient trinkt täglich dreimal 1 Tasse des Schlüsselblumentees.
✳ **ACHTUNG:** Diabetiker dürfen den Tee nur mit Fruchtzucker süßen, er muß auf die Broteinheiten angerechnet werden!

Spitzwegerichtee

Zubereitung: 2 Teelöffel Spitzwegerichblätter werden mit 1/4 Liter kochendem Wasser überbrüht und müssen 10 Minuten lang ziehen. Dann wird der Tee abgeseiht und nach Geschmack mit Honig oder Fruchtzucker gesüßt.
Anwendung: Jeweils 1 Tasse Spitzwegerichtee wird mehrmals täglich getrunken.
✳ **ACHTUNG:** Diabetiker dürfen den Tee nur mit Fruchtzucker gesüßt zu sich nehmen! Dieser muß auf die täglichen Broteinheiten angerechnet werden.

Schachtelhalmtee

Schachtelhalmtee ist ebenfalls ein probates Mittel gegen chronischen

Husten. Er eignet sich besonders für schwächliche Kinder und sehr magere Patienten, die ohne nachweisbaren Infekt häufig eine längere Bronchitis bekommen.

Zubereitung: Man übergießt 2 Teelöffel Schachtelhalmkraut mit 1/4 Liter kochendem Wasser. Der Tee muß 1/2 Stunde lang ziehen, dann darf man ihn abseihen.

Man kann ihn aber auch 12 Stunden lang in kaltem Wasser ziehen lassen, abseihen und dann auf Trinktemperatur erwärmen. Schachtelhalmtee wird mit ein wenig Honig oder Fruchtzucker gesüßt.

Anwendung: Als Kur trinkt man 2 bis 3 Wochen lang täglich 3 Tassen Schachtelhalmtee.

✳ **ACHTUNG:** Diabetiker dürfen ihren Tee nur mit Fruchtzucker süßen! Er wird auf die täglichen Broteinheiten angerechnet.

Spitzwegerich-Lungenkraut-Teemischung

Spitzwegerich-Lungenkraut-Teemischung wird aus jeweils 30 Gramm Lungenkraut plus Blüten, Primelblüten, Ehrenpreis plus Blüten sowie Spitzwegerichblättern hergestellt.

Zubereitung: 2 gehäufte Eßlöffel der getrockneten Mischung werden mit 1/2 Liter kochendem Wasser überbrüht, sollen 1/4 Stunde lang ziehen und werden dann abgeseiht.

Anwendung: Man trinkt diese Teemischung über den Tag verteilt in kleinen Schlucken.

Zwiebelsirup

Zwiebelsirup ist ein altbewährtes Hustenmittel.

Zubereitung: Man zerstößt 1 große Gemüsezwiebel in 1/8 Liter Wasser und verkocht den ausgepreßten Saft mit 150 Gramm braunem Kandis- oder Rohrzucker zu einem Sirup.

Man kann den Zucker auch mit der gehackten rohen Zwiebel Saft ziehen lassen. Danach preßt man alles aus. Bei der zweiten Methode bleibt der Vitamin-C-Gehalt der Zwiebel voll erhalten.

Anwendung: Stündlich sollte man den Zwiebelsirup teelöffelweise einnehmen.

✳ **ACHTUNG:** Dieses Hausmittel ist für Diabetiker ungeeignet!

Krampfartiger Husten und Keuchhusten

Krampfartigen Husten und Keuchhusten sollte man natürlich auf jeden Fall von einem Arzt oder Therapeuten behandeln lassen. Folgende Hausmittel können aber zur Linderung eingesetzt werden:

Bier

Bier, vor allem das traditionsreiche dunkle Bier, ist ein gutes Nachtrezept bei Grippeerkrankungen mit Husten.
Zubereitung und Anwendung: Man kocht 1/2 Liter dunkles Bier abends auf, gibt 4 Eßlöffel Honig oder Fruchtzucker dazu und trinkt es noch warm schnell aus.

Feldthymiantee

Zubereitung: 1 bis 2 Teelöffel des Feldthymiankrauts werden mit 1 Tasse kochendem Wasser übergossen, sollten 10 Minuten lang ziehen und werden dann abgeseiht.
Anwendung: Täglich dreimal sollte man davon 1 Tasse trinken.

Fettkrauttee

Zubereitung: Man nimmt 2 Teelöffel Kraut auf 1 Tasse kochendes Wasser, läßt es zehn Minuten lang ziehen und seiht dann ab.
Anwendung: Den Tee trinkt man tagsüber mehrmals, insgesamt etwa 3 bis 4 Tassen.

Fettkraut-Wegerich-Tee

Fettkraut-Wegerich-Tee besteht aus einer Mischung von 30 Gramm Fettkraut, 25 Gramm Ehrenpreis plus Blüte, 20 Gramm Wegerichblättern sowie 20 Gramm Bertramwurzel.
Zubereitung: 2 gehäufte Eßlöffel der Mischung werden mit 1/2 Liter kochendem Wasser überbrüht, sollten 1/4 Stunde lang ziehen und werden dann abgeseiht.
Anwendung: Man trinkt diese Teemischung schluckweise über den Tag verteilt.

Lungenkrauttee

Zubereitung: 2 Teelöffel Lungenkraut werden mit 1 Tasse kochendem Wasser überbrüht. Der Tee sollte 10 Minuten lang ziehen, bevor er abgeseiht wird.
Anwendung: Dreimal täglich trinkt man 1 Tasse des Tees.

Märzveilchentee

Zubereitung: 1 Teelöffel des Veilchenkrauts (oder der Veilchenwurzel) wird mit 1 Tasse kochendem Wasser überbrüht, sollte 10 Minuten lang ziehen und wird dann abgeseiht.
Anwendung: Man trinkt täglich 3 Tassen dieses Tees.

Ysoptee

Zubereitung: 2 Teelöffel Ysop werden mit 1/4 Liter kochendem Wasser überbrüht, müssen 10 Minuten lang ziehen und werden dann abgeseiht.

Anwendung: Stündlich einmal sollte man von diesem Aufguß 1 Eßlöffel einnehmen.

Reizhusten

Reizhusten tritt bei fast jeder Erkältung auf, die sich vom Rachen über den Kehlkopf bis zu den Bronchien hinunterzieht. Einige Hausmittel haben sich auch hier seit langer Zeit bestens bewährt.

Thymian-Salbei-Teemischung

Die Thymian-Salbei-Teemischung wird aus je 1 Handvoll Thymian und Eukalyptusblättern sowie jeweils der halben Menge Salbei und Holunderblüten hergestellt.

Zubereitung: 1 Eßlöffel dieser Mischung wird mit 1 Tasse kochendem Wasser überbrüht und sollte dann 10 Minuten lang ziehen, bevor man abseiht.

Anwendung: Täglich trinkt man sechsmal eine Tasse dieser Teemischung. Am besten bereitet man sich die Tagesration zu und bewahrt sie in einer Thermosflasche auf.

✳ **ACHTUNG:** Wegen der Holunderblüten ist der Tee schweißtreibend. Will man diese Wirkung nicht erreichen, so läßt man die Holunderblüten weg.

Veilchen-Efeu-Tinktur

Veilchen-Efeu-Tinktur hilft bei starkem Husten.

Zubereitung: Man schneidet 1 Handvoll Veilchenwurzeln sowie die doppelte Menge Efeublätter klein und gibt sie in eine 0,7-Liter-Flasche. Dann wird mit einem guten, hochprozentigen Schnaps (Korn oder Wodka) aufgegossen. Das Ganze sollte etwa 4 Wochen lang ziehen, muß allerdings täglich geschüttelt werden. Danach seiht man ab und füllt die Tinktur in dunkle Tropfflaschen um.

Anwendung: Man nimmt dreimal täglich 10 Tropfen Veilchen-Efeu-Tinktur auf 1 Löffel braunem Zucker oder Fruchtzucker oder einem Brotwürfel ein.

✳ **ACHTUNG:** Diabetiker dürfen die Tinktur nur auf Fruchtzucker oder Brot einnehmen! Zucker oder Brot müssen auf die täglichen Broteinheiten angerechnet werden.

Kieferharzmilch

Kieferharzmilch ist vor allem bei Bronchialasthma sowie bei dem damit verbundenen Reizhusten zu empfehlen.

Zubereitung: 1 Teelöffel Sternkieferharz aus der Apotheke, 1 Tropfen Lavendelöl sowie 1 Löffel Honig werden in 1 Tasse warmer Milch aufgelöst.

Anwendung: Dreimal täglich trinkt man davon 1 Tasse.

Husten ohne erkennbare Ursache

Mancher Husten tritt ohne erkennbare Ursache auf. Auch hier kann man mit so manchem Hausmittel Abhilfe schaffen. Natürlich sollte man zunächst abzuklären versuchen, wie es zu dieser Reizung der Atemwege kam; in diesem Zusammenhang muß man auch dafür sorgen, daß die Wohnung möglichst frei von Hustenauslösern ist: Man sollte feucht staubwischen, läßt die Raumluft nicht zu heiß und zu trocken werden, beseitigt eventuelle Schimmelherde an den Wänden sofort.

Früchteelixier

Früchteelixier gehört zu den alten Rezepten aus Großmutters Hausschatz.

Zubereitung: Man mischt 10 Gramm gedörrte Heidelbeeren mit 10 Gramm Hagebutten sowie 10 Gramm Kressesamen und läßt alles für 3 Minuten in 1 Liter herbem, naturreinem Weißwein aufkochen. Danach wird abgeseiht und 20 Gramm Alantwurzel (Korbblütler!) für 1 Tag in diese Weinmischung eingelegt. Man seiht nochmals ab und füllt das Früchteelixier dann ab.

Anwendung: Dreimal täglich sollte man 1 Likörglas des Elixiers vor und nach dem Essen zu sich nehmen, für eine Zeit von 2 bis 3 Wochen.

Honig

Honig ist ein uraltes Mittel aus der Natur, das in vielerlei Mischungen gegen Husten hilft. Heute noch kennt man natürlich die heiße Milch mit Honig, die den Schleim in den Bronchien lösen soll. Doch auch andere Mischungen kennt man in der Volksmedizin: Man kann Honig mit Rettich oder Meerrettich, mit Zwiebel oder mit Milch und Fenchel mischen. All diese Mittel sollen gegen Husten helfen.

Milch mit Honig

Milch mit Honig ist ganz einfach zuzubereiten:
Auf 1 Tasse vollfette Milch (keine H-Milch, keine Magermilch!) nimmt man 1 Eßlöffel Honig und erhitzt das Ganze (nicht kochen!) in einem kleinen Topf.

Kiefernöl

Kiefernöl kann man unterstützend gegen Bronchitis und Husten einsetzen.
Anwendung: Einige Tropfen dieses Öls werden dem Badewasser zugegeben. Man badet dann mit einer Wassertemperatur, die einem angenehm ist – allerdings nicht länger als 1/4 Stunde.

Milch mit Emser Salz

Milch mit Emser Salz als Gurgelmittel hilft auch sehr gut gegen Husten.

Zubereitung: 1 Teelöffel Emser Salz (gibt es in Apotheken, Drogerien und Reformhäusern) wird mit 1 Tasse heißer Milch sowie Mineralwasser gemischt.
Anwendung: Man gurgelt mit 2/3 dieser Mischung innerhalb von 1/4 Stunde, den Rest kann man schluckweise trinken.
✳ ACHTUNG: Patienten mit Bluthochdruck sollten nur gurgeln!

Muskatwickel

Ein Muskatwickel wird über Nacht angelegt und läßt den Husten schnell besser werden.
Zubereitung: Ungesalzenes Schweineschmalz oder Vaseline wird messerrückendick auf einen Leinenlappen (etwa 10 x 10 cm) aufgetragen. Dann gibt man 1/2 Teelöffel Muskatnußpulver (man kann auch Muskatblüte verwenden, dann ist die Wirkung stärker!) auf das Fett und streicht es gut ein.
Anwendung: Der Muskat-Fett-Lappen wird auf die Brust gelegt und mit einem Wollschal umwickelt. Er bleibt über Nacht am Körper. Man kann ihn jeden zweiten Tag anwenden.

Senfpulver

Senfpulver ist ein uraltes Rezept aus Großmutters Hausschatz. Man verwendete Senfauflagen früher sogar gegen Lungenentzündung. Gegen Husten wirkt dieses Hausmittel schnell und durchgreifend.
Zubereitung und Anwendung: Man mischt 1 Teelöffel Senfpulver (nur vom milden Schwarzen Senf!) mit Wasser zu einem Brei und gibt diesen ins Badewasser (oder in einen Eimer für ein Fußbad).
Man kann auch in Senfwasser getauchte Handtücher als heiße Kompresse um die Brust wickeln.

Ysopinhalation

Ysop wirkt gut als Inhalationsmittel bei Husten.
Zubereitung und Anwendung: 2 Tropfen Ysopöl gibt man in eine Schüssel mit heißem Wasser und inhaliert für 10 Minuten den aufsteigenden Dampf; mehrmals täglich wiederholen!
✳ ACHTUNG: Kleinkinder unter 2 Jahren sollte man nicht mit ätherischen Ölen inhalieren lassen!

Ysop-Mandel-Öl

Auch als Einreibemittel ist Ysop gut verwendbar.
Zubereitung und Anwendung: 3 Tropfen Ysopöl werden mit 2 Eßlöffeln Mandelöl vermischt. Täglich reibt man dies auf der Brust ein.

Kräuterölmischung

Statt Ysopöl kann man auch folgende Kräuterölmischung verwenden:
Jeweils 10 Gramm Zitronen-, Melissen- und Lavendelöl sowie 20 Gramm Eukalyptusöl mischt man in einem Parfümzerstäuber und gibt bei Bedarf mehrere Stöße in die Raumluft ab.

Zitrone mit Olivenöl

Zitrone mit Olivenöl soll bei Husten ebenfalls gut helfen.
Zubereitung: Man mischt zu gleichen Teilen Olivenöl mit Zitronensaft und schüttelt gut durch.
Anwendung: Diese Mischung wird in kleinen Schlucken eingenommen.
✳ ACHTUNG: Patienten mit Sodbrennen oder Durchfallneigung sollten auf dieses Hausmittel verzichten!

Hals- und Rachenentzündungen

Entzündungen in Hals und Rachen machen sich durch Trockenheit und Kratzen bemerkbar. Schnell treten beim Patienten auch Schluckbeschwerden auf. Hier kann man mit Hausmitteln schon eine ganze Menge ausrichten: Ob als Gurgelmittel, als heilender Tee oder als Wickel – Heilpflanzen haben bei Hals- und Rachenentzündungen meist guten und schnellen Erfolg.

✳ ACHTUNG: Der Patient muß auf jeden Fall zum Arzt oder Therapeuten, wenn sich die Halsentzündung zu einer Angina mit Fieber und eitrigen Belägen auf den Mandeln entwickelt!

Apfelessig

Apfelessig hilft bei Hals- und Rachenentzündungen.
Anwendung: Aus 1 Glas heißem Wasser und 1 Eßlöffel Honig sowie 1 Teelöffel Apfelessig braut man sich ein Getränk, das man mehrmals täglich langsam und schluckweise zu sich nimmt.

Bibernelle-Melissen-Teemischung

Bibernelle-Melissen-Teemischung hilft vor allem dann, wenn sich die Rachen- und Halsentzündung zu einem Kehlkopfkatarrh ausgeweitet hat. Man mischt je 1 Eßlöffel Bibernellwurzel, Salbeiblätter, Johannis- und Melissenkraut.
Zubereitung: Wurzeln und Kräuter werden kleingeschnitten. Für 1 Tasse Tee benötigt man 1 Eßlöffel der Mischung, den man mit 1 Tasse kochendheißem Wasser übergießt und dann eine knappe 1/4 Stunde lang ziehen läßt. Danach seiht man alles durch ein Mulltuch ab.
Anwendung: Dreimal täglich sollte man 1 Tasse dieses Tees trinken.

Blutwurztee

Blutwurztee sollte bei Hals- und Rachenentzündungen im Wechsel mit Kamillentee angewandt werden.
Zubereitung: 2 Teelöffel Blutwurz werden mit 1/4 Liter kaltem Wasser aufgesetzt, zum Kochen gebracht und müssen zugedeckt ohne weiteres Erhitzen etwa 10 Minuten lang ziehen. Dann seiht man ab und läßt den Tee abkühlen, bis er lauwarm geworden ist.
Anwendung: Damit der Tee warm bleibt, gibt man ihn in eine Thermoskanne und gurgelt damit bis zum Abklingen der Beschwerden stündlich im Wechsel mit Kamillentee.

Eichenrindentinktur

Eichenrindentinktur wird als Tee getrunken oder auch als Gurgelmittel angewendet.
Zubereitung: 2 Eßlöffel Eichenrinde werden im Mörser zerstoßen und über Nacht in 0,2 Liter Wodka oder Korn eingeweicht. Nach 12 Stunden fügt man 1 Tasse Wasser zu, verschließt dicht mit Alufolie und erhitzt im Backofen bei 180 °C 1 Stunde lang. Man seiht durch einen Kaffeefilter ab.
Anwendung als Tee: Von dieser Tinktur mischt man 1 Eßlöffel mit 1 Tasse abgekochtem Wasser und bereitet einen Tee davon, den man mit Honig oder Fruchtzucker süßt. Drei- bis fünfmal täglich sollte man 1 Tasse des Tees trinken.

Anwendung als Gurgelmittel: 1 Teelöffel der Tinktur wird mit 1 Tasse stillem Mineralwasser vermischt. Drei- bis fünfmal täglich sollte man mit diesem Mittel gurgeln.

Kamillentee

Kamillentee wird stündlich getrunken.
Zubereitung: 2 Teelöffel Kamillenblüten (Korbblütler!) übergießt man mit 1/4 Liter kochendem Wasser und läßt das Ganze zugedeckt 10 Minuten lang ziehen. Danach seiht man den Tee ab und läßt ihn abkühlen, bis er lauwarm ist. Die Schleimhäute beruhigen sich schneller, wenn man dem Gurgeltee 1 Teelöffel Butter oder Distelöl beimengt.
Anwendung: Bis die Hals- und Rachenentzündung abgeklungen ist, sollte man stündlich (im Wechsel mit Blutwurz- oder Eichenrindentee) mit dem Kamillentee gurgeln.

Knoblauch mit Zitrone

Knoblauch mit Zitrone soll hervorragend bei Halsbeschwerden helfen.
Zubereitung: Man zerdrückt 2 Zehen Knoblauch und verrührt sie dann mit dem Saft von 1 Zitrone sowie 2 Eßlöffeln Olivenöl.
Anwendung: Täglich nimmt man davon dreimal 1 Teelöffel ein.

Leinsamen

Leinsamen eignet sich ebenfalls gut zum Gurgeln oder auch als Halswickel.
Zubereitung: 3 Eßlöffel Leinsamen im Kühlschrank in 1 Tasse vollfetter Milch quellen lassen, dann 2 Tassen Wasser hinzugeben und kurz aufkochen.
Anwendung als Gurgelmittel: Man gurgelt mit der abgeseihten Brühe.
Anwendung als Halswickel: Den abgefilterten Leinsamen streicht man auf ein Leinentuch und legt dieses als Halswickel an.

Malzessig

Malzessig ist ein hervorragendes Gurgelmittel. Man kann ihn auch zum Inhalieren verwenden.
Zubereitung für Gurgelmittel: Man mischt Essig und Salz in warmem Wasser.
Zubereitung für Inhalation: Man gibt 1 Teil Malzessig auf 4 Teile heißes Wasser und inhaliert dann diesen Dampf.

Quittenwein

Quittenwein hilft bei konstitutioneller Heiserkeit.
Zubereitung: 2 reife Quitten werden kleingeschnitten und mit je 1 Zweig Rosmarin und Thymian sowie 2 Gewürznelken in einen Tontopf gelegt. Man bringt 1 Liter herben, naturreinen Weißwein mit der Quitten-Kräuter-Mischung zum Kochen (z. B. im Backofen). Nach dem Abkühlen soll der Topf unberührt 1 Woche lang ruhen. Dann gibt man 2 Eßlöffel Honig oder Fruchtzucker zu und erhitzt den Topf nochmals auf 180 °C. Nach 10 weiteren Tagen in einem kühlen Keller oder im Kühlschrank kann man den Wein abseihen. Ist er eingetrübt, muß man nochmals erhitzen und immer wieder abfiltern, bis der Quittenwein klar bleibt.
Anwendung: Dreimal täglich sollte man 1 Eßlöffel davon einnehmen.
✶ ACHTUNG: Diabetiker dürfen keinen Honig, nur Fruchtzucker zu sich nehmen!

Saathafertee

Saathafertee wurde schon früher gerne als Aufguß bei Hals- und Rachenentzündungen verordnet.
Zubereitung: 2 bis 3 Teelöffel gequetschte Haferflocken werden mit 1 Tasse kochendem Wasser überbrüht. Man läßt den Aufguß 10 Minuten lang ziehen und seiht dann ab.
Anwendung: Täglich sollte man 3 Tassen des Tees trinken.

Salbeitee

Salbeitee eignet sich ebenfalls gut als Gurgelmittel.

Man mischt 20 Gramm zerstoßene Eichenrinde mit jeweils derselben Menge Salbeiblätter und Salbeiblüten.
Zubereitung: Alles zusammen mit 1 Liter kaltem Wasser auf kleiner Flamme erwärmen, kurz aufkochen und dann 1/4 Stunde lang ziehen lassen. Dann durch ein Mulltuch abseihen.
Anwendung: Mehrmals täglich sollte man mit diesem Salbeitee kräftig gurgeln.

Zitronensaft

Zitronensaft wird bei Halsentzündungen schon seit langem eingesetzt. Man kann den Saft trinken, ihn aber auch als probates Gurgelmittel verwenden.
Zubereitung: Man mischt den Saft von 1/4 Zitrone mit etwa 1/8 Liter warmem, zuvor abgekochtem Wasser.
Anwendung: Mit der ungesüßten Mischung gurgelt man täglich dreimal für etwa 1 Minute.

Zitronen-Salz-Mischung

Ebenfalls wirksam ist die Zitronen-Salz-Mischung.
Zubereitung: Man mischt den Saft von 1 Zitrone mit 1/2 Teelöffel Meersalz oder Emser Salz und gibt dies in ein Glas warmes, zuvor abgekochtes Wasser.
Anwendung: Drei- bis viermal täglich sollte man mit dieser Mischung gurgeln.
✻ **ACHTUNG:** Patienten mit Bluthochdruck sollten keine Salzlösungen anwenden!

Zwiebelmilch

Zwiebelmilch ist ein probates altes Hausmittel gegen Halsschmerzen und Husten.
Zubereitung: 3 große Zwiebeln werden kleingeschnitten und mit den Schalen (nur die äußerste entfernen!) in einen Tontopf geschichtet. Dann gibt man 1 Gewürznelke, 1 Teelöffel braunen Zucker sowie 1 Zweiglein Thymian dazu und bedeckt alles gut mit Wasser. Etwa 2 Stunden lang muß diese Mischung nun auf kleiner Flamme köcheln. Danach seiht man alles ab und preßt den Saft aus den Zwiebeln. 1/2 Tasse des Zwiebelsafts füllt man vor dem Trinken mit 1/2 Tasse heißer Milch auf.
Man kann den Zwiebelsaft auch kalt ausziehen: Zucker und kleingehackte Zwiebeln werden in einen Topf geschichtet. Man läßt dies für 12 Stunden stehen, gibt erst dann das Wasser zu und preßt alles aus. Sonst verfährt man wie oben. Bei der kalten Zubereitung bleibt das Vitamin C voll erhalten.
Anwendung: Man trinkt zwei bis dreimal täglich 1 Tasse dieser Zwiebelmilch.

Schnupfen, Stirnhöhlen- und Kieferhöhlenentzündung

Besonders unangenehm bei einer Erkältung ist der Schnupfen: Die Nase läuft und läuft. Leider geraten manchmal Krankheitserreger bis in die Stirn- und Kiefernebenhöhlen – das kann dann zu einer Entzündung führen. Mit Hausmitteln kann man jedoch etwas dagegen tun, und man sollte auf jeden Fall schnell vorgehen, bevor die Stirn- oder Kieferhöhlenentzündung chronisch wird. Dann läßt sie sich nämlich nur schwer ausheilen.
✳ ACHTUNG: Wenn man den Stirnhöhlenkatarrh mit Hausmitteln behandelt und wenn nicht innerhalb von zwei Stunden eine deutliche Besserung des Gesundheitszustands eintritt, muß man unbedingt zusätzlich Hilfe bei seinem Arzt oder Therapeuten suchen!

Ätherische Öle

Ätherische Öle wirken besonders gut auf die Schleimhäute der Nase und machen sie wieder frei.
Man kann das ätherische Öl von Arnika, Beifuß, Eukalyptus, Latschenkiefern, Lavendel, Melisse, Pomeranzen, Rosmarin oder Zitrone zum Inhalieren verwenden.
Zubereitung: Man gibt in eine Schüssel 3 bis 5 Tropfen des Öls und gießt 1 Liter heißes Wasser darüber.

Anwendung: Kopf und Schüssel werden mit einem Tuch bedeckt. Man atmet die Dämpfe der ätherischen Öle abwechselnd durch Mund und Nase ein. Diese Anwendung kann man täglich zwei- bis dreimal machen.
Als Alternative kann man die Öle auch mit einem Parfümzerstäuber in die Raumluft geben, oder auf feuchte Tücher ein paar Tropfen Öl träufeln und diese dann auf die Heizkörper hängen.
✳ ACHTUNG: Auf ätherische Öle reagieren manche Patienten mit Hautreizungen. Dann muß dieses Hausmittel sofort abgesetzt werden!
Ätherische Öle zur Inhalation und zum Einreiben sind weder für Säuglinge noch für Kleinkinder unter zwei Jahren geeignet!

Andornelixier

Das Rezept des Andornelixiers stammt wohl schon aus dem Mittelalter. Man mischt 10 Gramm Andornkraut mit 30 Gramm Fenchelkörnern, 15 Gramm Sonnenhut sowie 15 Gramm Katzenpfötchen (die letzten beiden sind Korbblütler!).
Zubereitung: Man nimmt 3 Eßlöffel dieser Mischung und kocht sie 3 bis 4 Minuten in 1 Liter naturreinem Weißwein ab. Danach wird abgeseiht, das Elixier zum Warmhalten in einer Thermoskanne aufbewahrt. Man kann es auch mit Honig oder Fruchtzucker süßen.

Anwendung: Erwachsene nehmen davon die ganze Menge über den Tag verteilt, Kinder bis zu 6 Jahren mehrmals täglich 1 Teelöffel voll, Kinder bis zu 12 Jahren mehrmals täglich 1 Eßlöffel.
✽ **ACHTUNG:** Diabetiker dürfen dieses Hausmittel nur mit Fruchtzucker gesüßt zu sich nehmen! Auf die täglichen Broteinheiten anrechnen!

Emser Salz

Emser Salz hilft gegen die lästigen Begleiterscheinungen des Schnupfens. Es macht die Nase wieder frei.
Zubereitung: 1 gestrichener Teelöffel Emser Salz wird in 1/8 Liter Wasser kurz aufgekocht. Man läßt das Ganze dann abkühlen.
Anwendung: Mit einer Pipette träufelt man die Mischung wie Nasentropfen mehrmals täglich in die Nase.

Fenchel-Dill-Kräuter

Fenchel-Dill-Kräuter werden zum Inhalieren verwendet – ein altes Rezept, das von Hildegard von Bingen stammen soll. 20 Gramm getrocknetes Fenchelkraut und 80 Gramm trockene Dillspitzen werden gemischt.
Anwendung: 1 Eßlöffel der Mischung auf ein Backblech streuen und bei 250 °C im Backofen erhitzen. Wenn die Kräuter schwarz werden, öffnet

man den Backofen und atmet die Dämpfe ein. Eine merkliche Besserung des Schnupfens sollte nach 24 Stunden zu spüren sein.

Fieber

Fieber tritt manchmal auf, wenn ein Patient stark erkältet ist. Doch man sollte das Fieber nicht gleich mit Medikamenten bekämpfen: Es ist eine natürliche Reaktion des Körpers und leitet die Abtötung der Krankheitserreger ein. Wenn ein Patient sich sehr schwach fühlt, der Kreislauf absackt und er über 39 °C Fieber hat (was vor allem bei Kindern schnell der Fall ist), sollte man Hausarzt oder Therapeuten benachrichtigen.

Anis-Weidenrinden-Tee

Anis-Weidenrinden-Tee ist stark schweißtreibend. Man mischt den Tee aus je 20 Gramm Anis, Linden- und Holunderblüten, Rosmarin sowie 1 Eßlöffel zerstoßener Weidenrinde.
Zubereitung: 1 Eßlöffel der Mischung wird mit 1 Tasse kochendheißem Wasser überbrüht und soll 1/4 Stunde lang ziehen. Man kann den Tee mit Honig oder Fruchtzucker süßen.
Anwendung: Zwei- bis dreimal täglich trinkt man 1 Tasse Tee warm und schluckweise. Man sollte bei Fieber Bettruhe einhalten und seinen Körper

nach den Schweißausbrüchen abwaschen. Danach muß er schnell trockengerieben werden. Feuchtgeschwitzte Nachtwäsche und Bettzeug müssen erneuert werden.

....

Essigstrumpf

Ein Essigstrumpf bringt das Fieber schnell zum Sinken. Dieses Hausmittel stammt aus dem großen Erfahrungsschatz des Pfarrers Sebastian Kneipp.

Zubereitung: 1 Teil Essig wird mit 5 Teilen zimmerwarmem Wasser gemischt (insgesamt 1/4 bis 1/2 Liter Flüssigkeit). Man legt Baumwollkniestrümpfe in die Essig-Wasser-Mischung und wringt sie gut aus.

Anwendung: Der Patient zieht die Strümpfe an. Beide Beine werden dann mit wollenen Tüchern gut umwickelt. Damit das Bettzeug trocken bleibt, kann man eine Plastikfolie darunter- und darüberlegen; jedoch nicht die Beine mit Plastikfolie einwickeln! Die Essigstrümpfe bleiben etwa für 1 Stunde am Bein. Man kann diese Anwendung täglich zwei- bis dreimal durchführen, bis das Fieber gesunken ist.

....

Gerstenwasser mit Honig

Gerstenwasser mit Honig ist ein altes Fiebermittel.

Zubereitung: Man kocht 50 Gramm Gerste in 2 Liter Wasser, bis die Flüssigkeit zur Hälfte verdampft ist. Dann fügt man 2 Eßlöffel Honig oder Fruchtzucker zu. Man läßt diese Mischung auf Zimmertemperatur abkühlen und gibt den Saft von 1 Zitrone hinzu.

Anwendung: Über den Tag verteilt nimmt man das Gerstenwasser schluckweise zu sich.

✳ **ACHTUNG:** Diabetiker dürfen nur mit Fruchtzucker süßen und müssen dies auf ihre täglichen Broteinheiten anrechnen!

....

Kalte Wadenwickel

Kalte Wadenwickel sind ein probates und seit alters bekanntes Hausmittel gegen Fieber.

Zubereitung: 2 Leinentücher werden in zimmerwarmes Wasser getaucht und zusammengelegt.

Anwendung: Man umwickelt beide Unterschenkel vom Knöchel bis zum Knie. Die Tücher sollten faltenfrei liegen; über sie kommt jeweils ein trockenes Baumwolltuch und ein Wolltuch. Der Wickel sollte 20 bis höchstens 30 Minuten angelegt bleiben; danach wird er abgenommen. Man kann aber einen frischen Wickel anlegen, wenn der erste Wickel vom Patienten erwärmt wurde. Bleibt der erste Wickel jedoch kalt, friert der Patient, muß man den Wickel entfernen.

✳ **ACHTUNG:** Kalte Wickel, die länger als 40 Minuten anliegen, haben oft

gegenteilige Wirkung, denn es entsteht ein Wärmerückstau!
Das Wasser für den Wadenwickel darf nie zu kalt sein! Bei fieberhaften Schüben kann es sonst zu Kreislaufbeschwerden kommen. Je höher das Fieber ist, desto höher sollte das Wasser temperiert sein!

Zur Vorbeugung von Erkältungen

Zur Vorbeugung von Erkältungen kann man natürlich eine ganze Menge tun. Dann kommt man in der naßkalten Jahreszeit um eine Erkältung herum. Hat man wirklich einmal nasse Füße bekommen oder mußte sich lange in zugiger Umgebung aufhalten, kann man mit ein paar Sofortmaßnahmen einer drohenden Erkältung vorbeugen. Aus Großmutters Hausschatz stammen die folgenden bewährten Mittel:

Badezusatz

Heilpflanzen wie Eukalyptus, Fichtennadeln, Melisse oder Thymian wirken als Badezusatz vorbeugend. Man kann das ätherische Öl dieser Pflanzen dem Bad zugeben. 5 bis 8 Tropfen genügen schon für ein Vollbad.
✳ ACHTUNG: Ekzempatienten und Kleinkinder dürfen nicht mit ätherischen Ölen behandelt werden!

Heißes Fußbad

Ein heißes Fußbad ist schon seit alters ein gutes Mittel, um Erkältungen vorzubeugen – vor allem dann, wenn man ausgekühlt und durchfroren nach Hause kommt.
Zubereitung: Man füllt einen Eimer mit warmem Wasser – in einer Temperatur, die man als angenehm empfindet.
Anwendung: Füße und Unterschenkel werden für etwa 5 Minuten in das warme Wasser gestellt. Dazu trinkt man Lindenblütentee mit Honig.
✳ ACHTUNG: Wer ein Venenleiden hat, darf keine warmen Fußbäder machen!

Holunderblütentee

Holunderblütentee ist zur Vorbeugung gegen eine Erkältung ideal. Er stärkt die körpereigenen Abwehrkräfte.
Zubereitung: 1/4 Liter kochendes Wasser wird über 1 gehäuften Teelöffel Holunderblüten gegossen. Man läßt den Tee 10 Minuten lang ziehen und seiht ihn dann ab. Nach Geschmack kann man mit 1 Teelöffel Honig oder Fruchtzucker süßen.
Anwendung: Der Tee wird nur mäßig warm getrunken; nach 3 bis 4 Stunden trinkt man eine weitere Tasse.
✳ ACHTUNG: Diabetiker trinken ihren Tee nur mit Fruchtzucker gesüßt! Man muß diesen auf die täglichen Broteinheiten anrechnen.

Wechselduschen

Wechselduschen härten den Körper ab und machen ihn fit gegen Krankheitserreger. Ausschlaggebend ist der Temperaturunterschied, den man auch – warm eingepackt – durch Bewegung in frischer, kühler Luft erzielen kann.

Lindenblütentee

Lindenblütentee mit Honig sollte man zu den Zeiten besonderer Anstekkungsgefahr (also im Spätherbst und im Frühjahr) trinken.
Zubereitung: 1 Teelöffel getrocknete Lindenblüten wird mit 1/4 Liter kochendem Wasser übergossen und muß dann 10 Minuten lang ziehen. Man seiht den Tee ab und süßt ihn mit 1 Teelöffel Honig oder Fruchtzucker.
Anwendung: Man trinkt zunächst 1 Tasse des Tees, nur mäßig warm. Nach etwa 3 bis 4 Stunden sollte der Patient eine weitere Tasse Lindenblütentee zu sich nehmen.
✳ ACHTUNG: Diabetiker dürfen ihren Tee nur mit Fruchtzucker süßen und müssen diesen auf die täglichen Broteinheiten anrechnen!

Melissengeist

Melissengeist bekommt man in der Apotheke. Auch er beugt Erkältungskrankheiten vor.
Zubereitung: 1 Teelöffel Melissengeist wird in 1 Glas heißem Wasser aufgelöst und mit 1 Teelöffel Honig oder Fruchtzucker gesüßt.
Anwendung: Man sollte zweimal täglich ein Glas dieser Melissengeistmischung trinken.
✳ ACHTUNG: Diabetiker dürfen nur mit Fruchtzucker süßen und müssen diesen auf die täglichen Broteinheiten anrechnen! Im Melissengeist ist Alkohol enthalten!

Schwitzkuren

Schwitzkuren kannten schon unsere Großeltern, und dieses alte Hausmittel wird langsam wiederentdeckt. Allerdings wendet man es heute nicht mehr so radikal an wie früher. Aber auch eine »moderne« Schwitzkur sorgt dafür, daß der Körper eine Infektionskrankheit aus eigener Kraft überwindet. Zu Beginn einer Erkältung ist sie deshalb ein probates Mittel – allerdings nicht für Patienten mit Bluthochdruck.
✳ ACHTUNG: Wer an Kreislaufbeschwerden leidet, darf keine Schwitzkur ohne Erlaubnis seines Arztes machen! Schwitzkuren sollte man nicht allein durchführen! Kommt es zu Kreislaufproblemen, muß man sofort kreislaufstabilisierende Maßnahmen ergreifen! Man bricht in einem solchen Fall die Schwitzkur sofort ab, legt den Patienten ins erwärmte Bett, mißt den Blutdruck und zählt den Puls.

Vorbereitung: Für die Schwitzkur braucht man heißen Lindenblüten- oder Holunderblütentee mit der Beigabe von wahlweise 1 Teelöffel Silberweide, Mädesüß, Veilchen, Stiefmütterchen, Ringelblumen (Korbblütler!) oder Primeln, 1 Wolldecke, 1 warmes Deckbett und frische Bettwäsche zum Wechseln.

Zubereitung: 3 gehäufte Teelöffel Lindenblüten (oder Holunderblüten) sowie 1 Teelöffel der oben angegebenen Pflanzen nach Wahl werden mit 1/4 Liter kochendem Wasser übergossen. Man läßt den Tee 10 Minuten lang ziehen, seiht ihn dann ab und süßt mit 1 Teelöffel Honig oder Fruchtzucker.

Anwendung: Der Patient duscht 12 Minuten lang möglichst warm, trinkt dann den Tee. Im angewärmten Bett macht man einen feuchten Ganzkörperwickel und hüllt den Patienten in eine Wolldecke, in der er gut eingepackt 20 Minuten bleibt. Ätherische Öle, deren Duft dem Patienten angenehm ist, werden mit dem Parfümzerstäuber in die Luft gesprüht;

man sorgt für sanfte Entspannungsmusik und läßt den Kranken ruhen. Nach 20 Minuten nimmt man den Ganzkörperwickel ab, wäscht den Patienten mit einem feuchten Schwamm und sorgt für frische Nachtwäsche. Danach sollte man auf jeden Fall noch Bettruhe einhalten – wieder entspannend mit Musik und ätherischen Ölen.

Wassertreten

Wassertreten ist – ähnlich wie Wechselduschen – ein gutes Abhärtungsmittel für den Körper. Man sollte regelmäßig wassertreten.

Anwendung: Man geht 1 bis 3 Minuten lang bis zu den Waden in kaltem Wasser, im Tau oder Schnee bis zu den Knöcheln. Danach reibt man die Füße mit einem rauhen Tuch ab, bis sie sich schön warm anfühlen.

✳ **ACHTUNG:** Wer eine Kreislaufanomalie hat, berät sich vorher mit seinem Hausarzt oder Therapeuten!

Frauenleiden

Viele Frauen haben hin und wieder Beschwerden im Unterleib. Ein leicht ziehender Schmerz ist im allgemeinen noch kein Grund zur Beunruhigung. Gegen solche Beschwerden gibt es

wirksame Hausmittel – doch darf man nicht glauben, sie könnten einen Arztbesuch ersetzen. Aber mit alten und einfachen Rezepten kann man so manches Leiden mildern.

Blutarmut und Eisenmangel

Blutarmut und Eisenmangel sind bei keiner Frau normal und gehen mit lästigen Begleiterscheinungen wie Müdigkeit und Antriebslosigkeit einher. In der Volksmedizin werden von alters her dagegen Tees empfohlen:

Brennessel-Frauenmantel-Tee

Zubereitung: Je 1 Teelöffel Brennesselkraut und Frauenmantel werden mit 1 Tasse kochendem Wasser überbrüht, sollten 10 Minuten lang ziehen und werden dann abgeseiht.
Anwendung: Täglich sollte man dreimal 1 Tasse trinken.

Erdbeerblättertee

Zubereitung: 2 Teelöffel junge Walderdbeerblätter werden mit 1/4 Liter Wasser überbrüht und sollten etwa 10 Minuten lang ziehen. Dann abseihen.
Anwendung: Man trinkt diese Teemenge tagsüber.

Heckenrosen-Kaltauszug

Zubereitung: 2 Eßlöffel kleingeschnittene und entkernte Heckenrosenfrüchte (Hagebutten) gibt man auf 1/4 Liter Wasser und läßt sie für einige Stunden ziehen. Dann erwärmt man den abgeseihten Auszug auf Trinktemperatur.
Anwendung: Man trinkt die Teemenge über den Tag verteilt.

Sauerkirschsaft

Sauerkirschsaft aus frischen Früchten soll ebenfalls gegen Blutarmut helfen. Auch viele andere – vor allem dunkle Säfte aus Heidelbeeren, Schwarzen Johannisbeeren, Schlehen, Roten Bete oder Trauben – sollen blutaufbauend wirken.
Manche Heilkundige schwören auch auf – naturreinen – Rotwein.

Periodenschmerzen

Medizinisch nennt man diese Schmerzen, die an »den Tagen« auftreten, Dysmenorrhö. Vor allem junge Mädchen und Frauen leiden darunter. Aber auch manche ältere Frauen haben ständig unter leichten bis mittelschweren Unterleibsschmerzen zu leiden.
Immer mehr Frauen möchten nicht jeden Monat zu chemischen Mitteln greifen, sondern wollen die Schmerzen lieber auf natürliche Weise regulieren.
Für Periodenschmerzen gibt es eine ganze Reihe bewährter alter Hausmittel.

Andornaufguß

Zubereitung: 2 Teelöffel Andornkraut werden mit 1 Tasse kochendem Wasser übergossen, müssen 10 Minuten lang ziehen und werden dann abgeseiht.

Anwendung: Täglich trinkt man 1 Tasse dieses Tees.

Frauenwein

Frauenwein für Frauen mit spärlicher oder verspäteter Menstruation wird aus jeweils 80 Gramm Gänsefingerkraut und Frauenmantel mit Blüte, 50 Gramm Silberweidenblättern sowie je 30 Gramm Kornblumenblüten (Korbblütler!), Buchweizensamen und Petersilienwurzel gemischt.

Zubereitung: Von den getrockneten Zutaten nimmt man 3 Eßlöffel, gibt sie in 3/4 Liter naturreinen Weißwein und erwärmt alles vorsichtig im Wasserbad. Man läßt das Kräuter-Wein-Gemisch dann für etwa 1/2 Stunde köcheln, wobei man Leinenstreifchen im Kochwasser mitkocht (man braucht sie später zum Verschließen der Flasche).

Verschlossen stellt man den Wein für 1 Woche ans Licht, filtert ihn dann sorgfältig ab (es dürfen keine Pflanzenreste mehr darin schwimmen!) und erhitzt ihn anschließend nochmals langsam im Wasserbad. Danach verschließt man ihn endgültig (z. B. mit einer Gummikappe).

Anwendung: Jeweils drei Tage vor und drei Tage nach dem Einsetzen der Regel trinkt man morgens und abends je 1 Likörglas dieses Frauenweins.

Herzgespann-Frauenmantel-Tee

Herzgespann-Frauenmantel-Tee hat sich immer dann bewährt, wenn Herzklopfen die Spannungsphase der Periode begleitet. Man mischt den Tee aus jeweils 30 Gramm Herzgespann, Frauenmantel, Sanikelkraut und Wolfstrappkraut.

Zubereitung: 1 gehäuften Eßlöffel der getrockneten Kräuter mit 1/2 Liter kochendem Wasser überbrühen, 10 Minuten lang ziehen lassen und abseihen.

Anwendung: Bei Herzklopfen trinkt man diese Teemenge innerhalb von 1/4 Stunde.

Himbeerblättertee

Himbeerblättertee lindert ebenfalls Periodenschmerzen.

Zubereitung: 25 Gramm Himbeerblätter werden mit 1/2 Liter Wasser zum Kochen gebracht. Man läßt dies für etwa 10 Minuten stehen und seiht den Tee dann ab.

Anwendung: Der Tee sollte – in der Tagesmenge von 1/2 Liter – schon an den letzten Tagen vor Eintreten der Periode getrunken werden.

Obstsalat mit Kräuterlikör

Ein enzymhaltiger Obstsalat mit Kräuterlikör kann krampfartige Regelschmerzen lindern.

Zubereitung: 1/4 Ananas wird fein gewürfelt. Dazu gibt man 1 Avocado in dünnen Scheiben sowie 3 Eßlöffel süßen Gemüsemais.

Das Ganze wird mit einer Mischung aus 3 Eßlöffeln süßer Sahne, gemischt mit einem schmerzlindernden Likör, übergossen.

Likörzubereitung: 8 Eßlöffel Gänsefingerkraut, 3 Eßlöffel Damianakraut, 2 gemörserte Vanilleschoten und 8 gemörserte Kaffeebohnen werden mit so viel Wodka übergossen, daß er in einer Flasche 3 Finger breit über den Kräutern steht. Man erhitzt das Ganze im Wasserbad, bis Siedeperlen aufsteigen, gibt 8 Eßlöffel Fruchtzucker zu, läßt alles für 3 Tage stehen und erhitzt es dann erneut. Die Flasche muß vorsichtig geschwenkt werden, bis sich der Zucker auflöst. Danach wird sorgfältig abgeseiht. Es sollte sich auf keinen Fall trüber Bodensatz bilden – sonst muß man nochmals erhitzen und erneut abseihen.

Anwendung: Man mischt den Likör mit der Obstsalatmarinade oder trinkt täglich 1 Likörgläschen davon.

Frauentrunk

Entkrampfend bei Periodenbeschwerden wirkt auch dieser Frauentrunk:

Man mischt 90 Gramm Gänsefingerkraut mit jeweils 60 Gramm Ringelblumen (Korbblütler!) und Frauenmantelblättern.

Zubereitung: 1 gehäufter Eßlöffel der getrockneten Kräutermischung wird in 1/4 Liter kalter Milch angesetzt. Die Milch wird erhitzt und nach dem ersten Aufwallen und 5 Minuten Ziehenlassen abgeseiht. Man gibt nun 1 Teelöffel Butter, 2 Teelöffel Fruchtzucker und 1 Prise Zimt zu.

Anwendung: Bei Krämpfen nimmt man diese Mischung mehrmals täglich zu sich.

Haferkraut-Hopfenbollen-Bier

Haferkraut-Hopfenbollen-Bier hilft, wenn man vor dem Einsetzen der Regel nachts Schmerzen hat. Man mischt je 50 Gramm blühendes Haferkraut und Hopfenbollen mit 80 Gramm Gänsefingerkraut, 40 Gramm Silberweidenblättern und 35 Gramm Primelblüten.

Zubereitung: 3 gehäufte Eßlöffel der getrockneten Mischung werden in 1/2 Liter Dunkelbier kalt angesetzt, langsam zum Kochen gebracht und sollten dann 12 Minuten lang ziehen. Danach seiht man gut ab und süßt mit Honig oder Fruchtzucker.

Anwendung: Das Ganze sollte man als Schlummertrunk vor dem Zubettgehen zu sich nehmen.

Salbei-Walnuß-Einreibung

Eine Salbei-Walnuß-Einreibung ist dann gut, wenn kurz vor der Regel einige Tropfen Milch oder Wasser aus den Brustwarzen kommen.

Zubereitung: Je 30 Gramm Salbei plus Blüten und Walnußblätter sowie 50 Gramm Hopfenbollen werden getrocknet und mit 3/4 Liter Wodka vermengt. Das Ganze wird dann im Wasserbad erhitzt, bis Siedeperlen aufsteigen. Nach 3 Tagen Ruhezeit filtert man ab.

Innerliche Anwendung: Drei- bis fünfmal täglich trinkt man 1 Eßlöffel des Kräuterwodkas mit dem Saft von 1 Zitrone auf 1 Glas Mineralwasser.

Äußerliche Anwendung: Man reibt die schmerzenden Brüste mit dem Kräuterwodka ein.

✳ **ACHTUNG:** Frauen, die unter schmerzenden Brüsten leiden, sollten milchtreibende Tees und Gewürze meiden! Als milchtreibend gelten: Anis, Basilikum, Bockshorn, Bortsch, Dill, Fenchel, Koriander, Kümmel, Majoran und Melisse.

Krampfbutter

Die Krampfbutter wirkt – wie auch viele Küchenkräuter – krampflösend.

Zubereitung: 3 Teelöffel getrocknetes Gänsefingerkraut fein pulvern, mehrfach sieben und dann mit 1 Eßlöffel Tomatenmark, 1 Bündel feingehacktem, frischem Schnittlauch, je 1 Prise Ingwer- und Korianderpulver, 1 Teelöffel Vollmeersalz sowie 250 Gramm Butter vermengen.

Anwendung: Die Krampfbutter kann man pur als Brotaufstrich oder mit kaltem Braten, Fisch, Käse, Quark oder Tomaten genießen.

Küchenkräuter

Küchenkräuter, die Krämpfe lösen, kann man gut als Mischung für ein Kräuteröl verwenden.

Zubereitung: 2 Handvoll frisches Gänsefingerkraut werden fein gehackt und in einer Flasche mit 1 Zweig Thymian und 2 Zweigen Zitronenmelisse vermischt. Darüber gibt man 3/4 Liter Färberdistelöl. Das Ganze läßt man im Halbdunkel 3 Wochen lang ziehen und seiht das Öl dann ab.

Innerliche Anwendung: Das entkrampfende Kräuteröl nimmt man zum Kochen, für Braten und Salate.

Äußerliche Anwendung: Das Öl verwendet man als Einreibung auf verspannten Körperpartien.

Angelikawurzel- und Ringelblumenöl

(Korbblüter!) lindern ebenfalls unangenehmes Ziehen in den Brüsten. Man kann solche Öle in der Apotheke kaufen.

Anwendung: Einige Tropfen des entsprechenden Öls werden in die Brust leicht einmassiert.

Eine Quarkauflage hilft ebenfalls gegen Spannungsgefühl in der Brust.

Zubereitung: Man streicht einige Eßlöffel Quark auf ein Leinentuch.

Anwendung: Das mit Quark bestrichene Tuch wird für etwa 15 Minuten auf die Brust gelegt.

Schafgarbentee

Schafgarbentee (Korbblütler!) hilft bei krampfartigen Periodenschmerzen.

Zubereitung: 2 Teelöffel des getrockneten Krauts plus Blüten mit 1 Tasse kochendheißem Wasser überbrühen, 10 Minuten lang ziehen lassen und dann abseihen.

Anwendung: Man trinkt diese Teemenge tagsüber.

✳ ACHTUNG: Schafgarbentee sollte vor allem auch bei zu starker Blutung getrunken werden!

Schafgarbenbad

Ein Schafgarbenbad bringt spürbare Linderung bei krampfartigen Beschwerden.

Zubereitung: Für ein Vollbad nimmt man 50 bis 75 Gramm getrocknete Schafgarbe (Korbblütler!), die man mit 1 Liter kochendem Wasser übergießt. Man läßt die Schafgarbe 10 Minuten lang ziehen und seiht dann ab. Diese Flüssigkeit setzt man dem Badewasser zu. Für ein Sitzbad benötigt man nur etwa 25 Gramm getrocknetes Schafgarbenkraut.

Anwendung: Man sollte etwa 15 Minuten lang bei 38 °C baden.

✳ ACHTUNG: Nach der Berührung mit Pflanzenteilen der Schafgarbe soll man die Haut nicht der Sonne aussetzen! Es kann sonst zu Hautschuppungen und danach zu Juckreiz kommen.

Warme Kräutersuppe

Eine warme Kräutersuppe hat schon Pfarrer Kneipp all jenen Frauen empfohlen, bei denen die Periode verspätet einsetzt.

Zubereitung: 1 Stengel Rosmarin, 2 Thymianzweige, 12 Blattstiele Gänsefingerkraut, 8 Stengel Petersilie, 1 Stiel Liebstöckel, 8 Blätter Spitzwegerich gibt man in 1 Liter Wasser. Dazu kommen je 2 Teelöffel Vollmeersalz und Fruchtzucker sowie 1/2 Teelöffel Zitronensäure. Man läßt alles für 1/4 Stunde kochen und entfernt dann die Kräuter. Nun rührt man entweder Glasnudeln oder aber gemuste, gekochte Gemüse (wie Möhren, Kartoffeln, Sellerie) ein. Frauen, die viel Wasser einlagern, können auch Reis oder Spargel in diese Kräutersuppe geben.

Anwendung: Die Kräutersuppe wird mehrmals täglich gegessen.

Wiesenknopftee

Wiesenknopftee lindert ebenfalls Menstruationsbeschwerden.

Zubereitung: Man nimmt 4 bis 5 Eßlöffel Wurzeln (oder auch Kraut) auf 1/4 Liter kochendes Wasser, läßt alles 10 Minuten lang ziehen und seiht ab.

Anwendung: Alle 2 Stunden sollte man 1 Teelöffel dieses Tees zu sich nehmen.

Wolfstrappkraut-Baldrian-Teemischung

Die Wolfstrappkraut-Baldrian-Teemischung hilft immer dann, wenn nervöse Erregungszustände vor dem Einsetzen der Regel vorhanden sind. Man mischt jeweils 30 Gramm Wolfstrappkraut mit Johanniskraut plus Blüten, Zitronenmelisse, Primel- und Baldrianblüten.

Zubereitung: 1 gehäufter Eßlöffel der Mischung wird mit 1/2 Liter kochendem Wasser überbrüht, sollte für 10 Minuten ziehen und wird abgeseiht.

Anwendung: 4 Tage vor dem Einsetzen der Regel sollte man beginnen, täglich 5 Tassen dieser Teemischung zu trinken.

Zuckerrübensirup

Zuckerrübensirup soll helfen, wenn die Menstruation verspätet einsetzt.

Zubereitung: Man kocht 1 frische Zuk-kerrübe, bis sie weich ist. Dann nimmt man sie aus dem Topf und läßt das Wasser so lange weiterkochen, bis es zu Sirup wird.

Anwendung: Von diesem Sirup trinkt man täglich bis zu viermal 1 Tasse.

Gänsefingerkraut-Eichenrinde-Tee

Bei zu starker Regelblutung hilft Gänsefingerkraut-Eichenrinde-Tee. Man mischt dafür 60 Gramm Gänsefingerkraut mit 50 Gramm Fünffingerwurzel, 40 Gramm Eichenrinde, 30 Gramm Schafgarbe plus Blüte (Korbblütler!) sowie 30 Gramm Hirtentäschelkraut.

Zubereitung: 3 gehäufte Teelöffel der getrockneten Mischung werden mit 1/2 Liter kochendem Wasser überbrüht, sollten 10 Minuten lang ziehen und werden dann abgeseiht.

Anwendung: 3 Tage lang trinkt man täglich 1 Liter dieses Tees.

Überaktivität

Kurz vor Einsetzen ihrer Regel sind manche Frauen richtiggehend arbeitswütig.

Fenchelsuppe

Dagegen hilft diese Fenchelsuppe:

Zubereitung: Je 25 Gramm Lavendel- und Primelblüten werden mit je 10

Gramm Fenchel- und Sternanissamen sowie 40 Gramm Angelikawurzel und 1 gemörserten Stange Zimtrinde vermischt. 2 Eßlöffel der getrockneten Zutaten setzt man in 1 Liter Wasser auf und kocht 1 frische Fenchelknolle mit. Ist diese gar, nimmt man sie heraus und seiht den Sud sorgfältig ab. Die Fenchelknolle wird gemust, in die Restbrühe gegeben und mit Vollmeersalz gewürzt.

Anwendung: Auf 3 Portionen verteilt trinkt man vor allen Hauptmahlzeiten 1 große Tasse dieser Suppe.

Wechseljahrebeschwerden

Wechseljahrebeschwerden setzen bei vielen Frauen nach dem Ausbleiben der Periode ein. Man sollte vor allem einmal versuchen, sich in der Zeit »danach« bewußtzumachen, daß man nichts verloren hat, sondern im Gegenteil das Leben jetzt auf ganz andere Weise genießen kann.

Eine Frau ist ja nicht weniger wert, nur weil sie keine Kinder mehr gebären kann. So manche Wechseljahrebeschwerden haben hauptsächlich psychische Ursachen. Und die kann man in den Griff bekommen, indem man die natürlichen Vorgänge, den eigenen Körper und sich selbst zu akzeptieren lernt. Der natürliche Übergang der hormonellen Umstellung von der körperlich fruchtbaren in die un-

fruchtbare Lebensphase der Frau bringt neben der psychischen Belastung aber auch körperliche Beschwerden mit sich: Hitzewallungen und Schweißausbrüche, Kopfschmerzen, Schlafstörungen, Unruhe und nervöse Verstimmungen sind einige davon. Hier kann man so manches Leiden mit natürlichen Hausmitteln lindern.

Ätherische Öle

Ätherische Öle – wie etwa das der Zypresse – können bei diesen Beschwerden helfen. Man kann ein Bad mit 5 bis 8 Tropfen eines ätherischen Öls anreichern, man kann sich aber auch nach dem normalen täglichen Duschen mit ätherischen Ölen verwöhnen.

Anwendung: Man mischt 4 Tropfen Zypressenöl mit 2 Eßlöffeln Sojaöl und massiert den ganzen Körper damit ein.

Rosmarintee

Rosmarintee hilft ebenfalls gegen allgemeine Beschwerden in den Wechseljahren.

Zubereitung: 1 Teelöffel Rosmarin wird mit 1 Tasse kochendem Wasser überbrüht und soll dann 10 Minuten lang ziehen.

Anwendung: Täglich sollte man 2 bis 3 Tassen trinken.

Salbeitee

Salbeitee hat vor allem schweißregulierende Wirkung – er ist also ein gutes Mittel gegen die in den Wechseljahren manchmal auftretenden Schweißausbrüche.

Zubereitung: 1 gehäufter Teelöffel Salbeiblätter wird mit 1/4 Liter kochendem Wasser überbrüht, muß für 15 Minuten ziehen und wird abgeseiht.

Innerliche Anwendung: Salbeitee sollte man 3 bis 4 Wochen lang als Kur trinken. Dann nimmt man täglich 2 Tassen Tee sehr warm, ungesüßt und schluckweise zu sich.

Äußerliche Anwendung: Man kann den Tee abgekühlt gut für Waschungen bei unangenehmem Schweißgeruch verwenden.

Heublumenbad

Das Heublumenbad ist eine gute Ergänzung innerlich angewandter Hausmittel. Man kann in der Apotheke fertige Badezusätze kaufen. Die Anwendung geschieht nach der Packungsanleitung.

Wechselfußbäder

Wechselfußbäder können dafür sorgen, daß Unruhe und nervöse Verstimmungen aufhören. Man kann solche Fußbäder als Kur alle 2 Tage machen.

Zubereitung: In 2 hohe Fußwannen (oder Eimer) kommt Wasser: einmal 38 bis 40 °C warm, das andere mit 10 °C Temperatur. Man kann jedem Fußbad noch 1 Handvoll Hopfenblüten beifügen. Sie wirken nicht nur beruhigend, sondern regen auch die Resthormonbildung an.

Anwendung: Man stellt die Füße für 5 Minuten in den Eimer mit warmem Wasser, danach für 10 Sekunden in das Gefäß mit dem kalten Wasser. Dies wiederholt man zunächst zweimal; später kann man bis zu fünfmal wechseln.

Weißfluß (Fluor)

Natürlich muß man erst einmal zum Facharzt. Er wird feststellen, was die genaue Ursache dafür ist. Liegen keine Infektionen vor, kann man von einem konstitutionellen Fluor ausgehen und durchaus auf altbekannte Hausmittel zurückgreifen.

Waschungen im Genitalbereich

Waschungen im Genitalbereich haben eine heilende Wirkung. Man kann die Waschungen aus mehreren Kamillenmischungen zubereiten: Man gibt dann zu 1 Teil Kamille (Korbblütler!) jeweils 1 Teil Weiße Taubnessel, Frauenmantel oder Thymian.

Anwendung: Man nimmt 1 gehäuften Eßlöffel der jeweiligen Mischung, übergießt sie mit 1 Liter kochendem Wasser, läßt sie 10 Minuten lang ziehen und seiht dann ab. Nach dem Auskühlen wäscht man den Intimbereich damit.

Joghurteinlagen

Die Milchsäurebakterien im Joghurt beeinflussen das Scheidenmilieu günstig. Zu seiner Ausbalancierung sollte man 2 Wochen lang jeden zweiten Tag Joghurteinlagen machen.

Anwendung: Mit einem Kinderklistier werden 2 Milliliter naturbelassener Joghurt (einer rechtsdrehenden Kultur) oder Kefir möglichst hoch in das Scheidengewölbe eingebracht.

Knoblauch

Häufig wiederkehrende Infekte kann man abwechselnd mit der Joghurteinlage und Knoblauch in den Griff bekommen.

Anwendung: An den »joghurtfreien« Tagen schält man 1 kleine frische Knoblauchzehe. Man taucht einen Gazestreifen in ein Gemisch aus 1 Teil Essig und 9 Teilen Wasser und wickelt die Knoblauchzehe damit ein. Wie einen Tampon führt man dies dann möglichst tief in die Scheide ein. Als Rückholfaden läßt man einen Streifen der Gaze heraushängen.

Teekuren

Auch Teekuren können gegen Fluor helfen. Von Pfarrer Künzle stammt folgende Teemischung: jeweils 60 Gramm Schachtelhalmkraut, Taubnesselkraut mit Blüte und Frauenmantel mit Blüte sowie je 30 Gramm Schafgarbe mit Blüte (Korbblütler!) und Hirtentäschelkraut vermengen.

Zubereitung: 2 gehäufte Eßlöffel dieser Mischung auf 3/4 Liter kochendes Wasser geben und 10 Minuten lang ziehen lassen. Dann wird abgeseiht.

Anwendung: Diese Teemenge wird über den Tag verteilt 3 bis 4 Wochen lang täglich getrunken.

Als Tee zur Behandlung von Fluor eignen sich außerdem Ackerminze, Bärentraubenblätter, Schwarze Johannisbeerenblätter, Kamille (Korbblütler!), Quendel, Salbei, Malvenblüten und Wegwarte. Man kann diese Einzeltees auch gut jeweils nach einigen Tagen abwechseln.

Taubnessel-Brunnenkresse-Teemischung

Wenn die Scheide gleichzeitig zu Fluor und zu Entzündungen neigt, sollte man die Taubnessel-Brunnenkresse-Teemischung versuchen. Man mischt dabei 20 Gramm Taubnesselblüten mit je 50 Gramm Brunnenkresseblättern und gemörserter Sonnenhutwurzel

(Korbblütler!), 20 Gramm Vogelknöterichkraut sowie 80 Gramm Frauenmantel plus Blüte.

Zubereitung: 3 gehäufte Eßlöffel der Mischung werden mit 1 Liter kochendem Wasser überbrüht, müssen 10 Minuten lang ziehen und werden dann abgeseiht.

Anwendung: Man trinkt diese Teemenge über den Tag verteilt.

Eichenrinde-Blutwurz-Teemischung

Ist die Scheide außerdem wund, empfiehlt sich eine Eichenrinde-Blutwurz-Teemischung. Dabei vermengt man jeweils 50 Gramm gemörserte Eichenrinde, gemörserte Blutwurz, Schachtelhalmkraut und Breitwegerichblätter miteinander.

Zubereitung: Man nimmt 3 gehäufte Eßlöffel der getrockneten Mischung auf 1 Liter kochendes Wasser, läßt den Tee 10 Minuten lang ziehen und seiht dann ab.

Anwendung: Als Tee trinkt man täglich 5 Tassen; äußerlich wendet man dasselbe Teegemisch für Intimwaschungen an.

Quark

Gegen nur äußere Wundheit der Scheide kann auch Quark helfen.

Anwendung: Auf eine Damenbinde streicht man messerrückendick Vollfettquark. Sobald der Quark trocken geworden ist, wird die Binde gewechselt. Diese Anwendung ist auch Berufstätigen möglich.

Hautprobleme

Hautprobleme treten heute immer häufiger auf. Nicht nur kleine Pickel oder Hautunreinheiten, sondern auch echte Hautkrankheiten wie etwa Schuppenflechte machen den Menschen zu schaffen. Solche schweren Hauterkrankungen müssen natürlich vom Arzt oder Therapeuten behandelt werden. Doch so manches Hausmittel kann die ärztliche Therapie unterstützen.

Akne und Hautunreinheiten

Akne und Hautunreinheiten kommen überwiegend bei jungen Menschen vor. Man kennt verschiedene Hausmittel, die dagegen helfen können.

Augentrostaufguß

Ein Augentrostaufguß wird sehr erfolgreich bei Gesichtswaschungen gegen Hautunreinheiten und Akne angewandt.

Zubereitung: 2 Teelöffel Augentrostkraut mit 1/4 Liter kochendem Wasser übergießen und dann für 10 Minuten ziehen lassen. Danach seiht man durch und läßt den Aufguß abkühlen.

Anwendung: Mit dem Augentrostaufguß wäscht man regelmäßig morgens und abends das Gesicht.

Honig und Milch

Honig und Milch sind beide alte Hausmittel – nicht nur für die Schönheit, sondern durchaus auch gegen Hautunreinheiten. Beide sorgen dafür, daß Pickel und Pustel verschwinden. Hier nur ein Hausrezept:

Zubereitung: Honig und Milch werden zu gleichen Teilen gemischt; dann fügt man den Saft von 1/2 Zitrone hinzu und schüttelt alles in einer Flasche gut durch.

Anwendung: Man bestreicht täglich abends das Gesicht mit dieser Honig-Milch-Mischung und wäscht sie am nächsten Morgen mit lauwarmem Wasser ab.

Karottensaft

Karottensaft soll ausgezeichnet gegen Akne und Pickel helfen. Er reinigt den Körper von innen, vor allem die Leber.

Anwendung: Täglich sollte man ein-

bis zweimal 1/2 Glas frischgepreßten Karottensaft trinken.

Krautsaft

Krautsaft stammt aus der alten französischen Hausmedizin. Er gilt als Reinigungsmittel des Körpers.

Anwendung: Kleine Mengen Krautsaft fügt man anderen Gemüsesäften oder auch Suppen zu.

✳ **ACHTUNG:** Krautsaft enthält einen hohen Enzymanteil und kann deshalb abführend wirken!

Kräutermasken helfen bei vielerlei Hautproblemen:

Blaue Maske

Die blaue Maske wendet man vor allem bei fettiger, unreiner und schlecht durchbluteter Haut an.

Zubereitung: In einer Kaffeetasse 1 gehäuften Eßlöffel getrocknete Kornblumenblüten (Korbblütler!) mit kochendem Wasser überbrühen. Man läßt dies auf Handwärme abkühlen und gibt dann so viel weißen Ton hinzu, bis man eine gut streichbare Paste hat.

Anwendung: Die Paste streicht man auf die Haut, läßt sie für etwa 10 bis 15 Minuten antrocknen und wäscht sie dann mit viel lauwarmem Wasser ab.

Gelbe Maske

Die gelbe Maske nimmt man, wenn man unter gereizter, trockener und gespannter Haut leidet.

Zubereitung: 1 gehäufter Eßlöffel getrocknete Ringelblumen (Korbblütler!) sowie eine erbsengroße Menge gemahlene Kurkumawurzel werden in einer Tasse mit kochendem Wasser überbrüht und sollten auf Handwärme abkühlen. Dann vermischt man das Ganze mit weißem Ton – es soll sich eine streichfähige Paste bilden. Unter die fertige Paste mischt man noch 1 Teelöffel gutes Olivenöl.

Anwendung: Man streicht die gelbe Maske auf die Haut, läßt sie 1/4 Stunde lang antrocknen und wäscht sie dann mit viel lauwarmem Wasser ab.

Grüne Maske

Die grüne Maske hilft bei müder Haut.

Zubereitung: In einer Tasse mischt man gehackte Minze und gehackte Petersilie zu gleichen Teilen. Man kann beides getrocknet (dann jeweils 1 Eßlöffel) oder frisch (dann sollte die Tasse etwa zu 3/4 voll sein) verwenden. Das Ganze wird mit kochendem Wasser überbrüht und nach dem Abkühlen mit weißem Ton vermischt.

Anwendung: Man trägt die grüne Maske auf, läßt sie für 10 bis 15 Minuten einwirken und wäscht sie dann mit reichlich lauwarmem Wasser ab.

Lavendelöl

Lavendelöl wird auf Aknestellen getupft.

Zubereitung: Man mischt 5 Tropfen ätherisches Lavendelöl mit 2 Eßlöffeln Mandelöl.

Anwendung: Zweimal täglich trägt man dieses Lavendelöl auf.

Lavendel-Arnika-Essig

Lavendel-Arnika-Essig ist ein gutes Mittel bei Aknehaut.

Zubereitung: Man mischt 20 Gramm Lavendelblüten mit 10 Gramm Arnikablüten und gibt dies in eine Flasche mit 1 Liter Apfelessig. 2 Wochen lang muß die Mischung in der Sonne stehen und täglich morgens und abends gut geschüttelt werden. Danach wird die Flüssigkeit abgeseiht und in eine gut verschließbare Flasche gefüllt.

Anwendung: Man gibt einen Schuß des Lavendel-Arnika-Essigs ins Waschwasser. Oder man betupft die Aknestellen mit einem Wattebausch, den man vorher in puren Lavendel-Arnika-Essig getaucht hat.

Rote-Bete-Saft

Auch Rote-Bete-Saft soll den Körper reinigen und Akne schwinden lassen.

Anwendung: Täglich trinkt man 1 bis 2 kleine Gläser davon.

Stiefmütterchentee

Reiner Stiefmütterchentee gilt ebenfalls als probates Mittel gegen Hautunreinheiten und Akne.

Zubereitung: 2 Teelöffel Stiefmütterchenkraut übergießt man mit 1/4 Liter kochendem Wasser, läßt alles für 10 Minuten ziehen und seiht ab.

Anwendung als Tee: Man sollte täglich 3 Tassen ungesüßten Tee trinken (auch als Teekur).

Äußerliche Anwendung: Mit Stiefmütterchentee sollte man sich regelmäßig morgens und abends das Gesicht waschen.

....

Hautausschläge

Gegen Hautausschläge helfen verschiedene Pflanzen. Man wendet einen Aufguß davon äußerlich als Umschlag an. Dabei bleibt die Anwendung bei allen Pflanzen die gleiche: Man tränkt ein Leinenläppchen mit dem lauwarmen Aufguß und betupft die befallenen Hautstellen damit.

Hier folgt eine kleine Pflanzenauswahl, die für diese Behandlung in Frage kommt:

Ackerschachtelhalm

Ackerschachtelhalm ist wassertreibend und gilt als blutreinigend. Er enthält u. a. die für die Haut so wichtige Kieselsäure.

Zubereitung: 2 Eßlöffel Ackerschachtelhalmkraut werden mit 1/4 Liter kochendem Wasser überbrüht.

....

Alant

Alant wirkt desinfizierend. Die Pflanze enthält bis zu 50 Prozent Inulin, ätherische Öle sowie Bitterstoffe.

Zubereitung: 1 bis 2 Teelöffel Alantwurzeln (Korbblütler!) werden mit 1/2 Liter Wasser überbrüht.

....

Borretsch

ist entzündungshemmend. Er enthält Gerb- und Schleimstoffe, Saponin, Kieselsäure und Mineralstoffe.

Zubereitung: 2 bis 5 Eßlöffel Kraut brüht man mit 1/4 Liter Wasser auf.

....

Frauenmantel

Frauenmantel unterstützt den Stoffwechsel im Körper. Er enthält ätherische Öle, Saponine, Bitterstoffe sowie Salizylsäure.

Zubereitung: 4 Teelöffel Blätter mit 1 Tasse Wasser überbrühen.

....

Gänseblümchen

Gänseblümchen (Korbblütler!) unterdrückt entzündliche Hautausschläge.

Es enthält Saponine, ätherische Öle, Schleimsubstanzen, Gerb- und Farbstoffe.

Zubereitung: 4 bis 5 Eßlöffel getrocknete Blüten werden mit 1/4 Liter kochendem Wasser überbrüht.

Hirtentäschel

Hirtentäschel hat eine zusammenziehende Wirkung, u.a. wegen seines Gehalts an Gerbstoffen.

Zubereitung: 6 Teelöffel getrocknetes Kraut mit 2 Tassen kaltem Wasser übergießen und 8 Stunden lang stehen lassen.

Kamille

Kamille (Korbblütler!) hilft immer dann, wenn man Wundsein bekämpfen will. Sie enthält u.a. ätherische Öle.

Zubereitung: 3 Eßlöffel getrocknete Blüten gibt man in 1/4 Liter kochendes Wasser.

Lein

Lein wirkt ebenfalls entzündungshemmend.

Zubereitung: Zerstoßene Samen mischt man mit Wasser zu einem Brei. Nach kurzer Quellzeit trägt man ihn auf.

Pestwurz

Pestwurz (Korbblütler!) wirkt Schwellungen entgegen und läßt Hautausschläge leichter abklingen.

Anwendung: Frische Blätter werden auf die betroffenen Hautstellen gelegt.

Pfennigkraut

Pfennigkraut wirkt zusammenziehend und enthält die für die Haut wichtige Kieselsäure sowie bakterientötende Stoffe.

Zubereitung: Ein Brei aus frischen, zerstoßenen Blättern wird auf die Haut gelegt.

Taubnessel

Taubnessel wirkt zusammenziehend und entzündungshemmend.

Zubereitung: 2 Eßlöffel Blüten werden mit 1/4 Liter kochendem Wasser überbrüht.

Wundklee

Wundklee (Korbblütler!) ist entzündungshemmend. Er enthält Gerbstoffe und Saponine.

Zubereitung: 4 bis 6 Eßlöffel Blüten überbrüht man mit 1/4 Liter kochendem Wasser.

Warzen

Warzen sind vielen Betroffenen unangenehm, auch wenn sie nicht in jedem Fall Schmerzen verursachen. Es gibt allerlei bewährte Hausmittel, um Warzen loszuwerden.

Bärlauchsaft

Bärlauchsaft ist ein uraltes Warzenmittel, auf das schon unsere Großmütter geschworen haben.
Anwendung: Man gibt einige Tropfen frisch gepreßten Bärlauchsaft oder zerquetschte Bärlauchblätter auf die Warzen. Mehrmals wiederholen!

Braunwurz

Sie gilt als erprobtes Warzenmittel.
Anwendung: Man mörsert frische Braunwurzblätter mit Salz und streicht diesen Brei auf ein Mulläppchen, das man dann mit einem Pflaster auf der Warze befestigt.

Hauswurzsaft

Hauswurzsaft bringt Warzen ebenfalls zum Abklingen.
Anwendung: Man träufelt Hauswurzsaft auf Gaze und bindet diese dann – mit einer Plastikfolie vor dem Austrocknen geschützt – auf die Warze.

Knoblauchöl

Auch Knoblauchöl soll gegen Warzen helfen.
Anwendung: Man streicht täglich ein paar Tropfen des Knoblauchöls auf die Warzen.

Löwenzahnsaft

Löwenzahnsaft kennt man schon seit Großmutters Zeiten als probates Warzenmittel.
Anwendung: Man betupft die Warzen mehrmals täglich mit dem weißen Milchsaft des Löwenzahns.

Rizinusöl

Rizinusöl ist von alters her als Warzenmittel bekannt.
Anwendung: Um Erfolg zu haben, muß man 2 bis 3 Wochen lang die Warzen mehrmals täglich mit einigen Tropfen Rizinusöl einreiben.

Scharbockskraut

Scharbockskraut wird als Umschlag gegen Warzen empfohlen.
Zubereitung: 2 Eßlöffel des Krauts mit 1/4 Liter kochendem Wasser überbrühen.
Anwendung: Man tränkt ein Läppchen mit diesem Tee und befestigt es mit einem Pflaster auf der Warze. Täglich

mehrmals sollte man diesen Umschlag erneuern.

. . . .

Dornwarzen

Dornwarzen sind an der Hautoberfläche kaum vorgewölbt und unter Umständen noch von einer Schwiele verdeckt. Doch wie ein Dorn reichen sie in die Tiefe des Gewebes und können auf Druck sehr schmerzhaft reagieren.

Schöllkraut

Gegen solche Warzen an den Fußsohlen hilft eine Strumpfeinlage aus frischem Schöllkraut.
Anwendung: Die Warze im Strumpf sollte genau unterhalb des Krauts liegen. Diese Einlage muß täglich erneuert werden.
✳ ACHTUNG: Schöllkraut darf ohne therapeutische Anleitung nur äußerlich angewendet werden!

. . . .

Speichel

Speichel ist wohl eines der ältesten und einfachsten Warzenmittel überhaupt.
Anwendung: Die Warze wird immer wieder mit dem eigenen Speichel bestrichen.

. . . .

Thujatinktur

Thujatinktur ist als Warzenmittel ebenfalls sehr bekannt.
Anwendung: Man bepinselt die Warze morgens und abends mit ein paar Tropfen Thujatinktur.

. . . .

Wolfsmilch

Wolfsmilch ist – ebenso wie Schöllkraut – ein uraltes und früher allgemein bekanntes Warzenmittel.
Anwendung: Man bestreicht die Warzen mit dem weißen Saft der Wolfsmilch oder aber mit dem gelben Saft des Schöllkrauts.
✳ ACHTUNG: Sowohl Wolfsmilch als auch Schöllkraut dürfen ohne ärztliche Anweisung nur äußerlich angewendet werden! Der Saft der Wolfsmilch und der Saft des Schöllkrauts sind beide giftig. Man sollte Wolfsmilch auch in keinem Fall länger als 14 Tage benutzen!

. . . .

Zwiebelscheiben

Zwiebelscheiben sind nach Pfarrer Künzle ein gutes Mittel gegen Warzen und auch gegen Hühneraugen.
Anwendung: Man schneidet eine Zwiebel in Scheiben und legt diese in Essig ein. Dann befestigt man eine solche Scheibe auf der entsprechenden Hautstelle.

. . . .

Sommersprossen

Sommersprossen sind keine Hautunreinheit, sondern können ein Schönheitsattribut sein (in Kapitel sechs finden Sie einige Tips aus Großmutters Zeit gegen Sommersprossen). Wer sie loswerden möchte, dem hilft vielleicht der Honig-Zitrone-Glyzerin-Saft:

Honig-Zitrone-Glyzerin-Saft

Zubereitung: 250 Gramm Honig, Saft von 1 Zitrone, 60 Milliliter Glyzerin und 60 Milliliter 70%iger Alkohol werden gut miteinander vermischt.
Anwendung: Man betupft regelmäßig abends die Haut damit und wäscht sie am nächsten Morgen mit lauwarmem Wasser ab. Nach und nach verschwinden die Sommersprossen.
✳ **ACHTUNG:** Tauchen Sommersprossen plötzlich auf, sollte man auf jeden Fall den Arzt oder Therapeuten aufsuchen! Es könnte sich unter Umständen um einen Hautkrebs handeln.

Wunde oder spröde Fußhaut

Sie bildet sich oft bei Menschen, die viel stehen oder gehen müssen. Manchmal kommt es zu schwieligen und rissigen Stellen an den Füßen. Das läßt sich mit bewährten Hausmitteln beheben.

Bärlauchheilöl

Bärlauchheilöl ist ein Rezept, das uns aus uralten Zeiten überliefert wurde.
Zubereitung: 10 Gramm Bärlauch, 5 Gramm Ringelblumenblüten (Korbblütler!), je 2 Gramm Rosmarin- und Lavendelblüten werden in warmes Olivenöl eingerührt und sollten 3 Minuten lang köcheln. Dann läßt man dies erkalten und stellt die Mischung über Nacht kühl. Am nächsten Tag erhitzt man alles noch einmal vorsichtig und rührt es für knapp 10 Minuten gut durch. Man läßt die Flüssigkeit abkühlen, bis sie handwarm ist, seiht sie durch ein Mulltuch und füllt sie dann in gut verschließbare Glasgefäße.
Anwendung: Bei Bedarf trägt man das Öl dünn auf die betroffenen Stellen auf.

Hirschtalg

Hirschtalg ist ein Gemisch aus Rindertalg und Schmierseife, das man in Apotheken bekommt. Es ist ein altbekanntes Mittel – nicht nur gegen rissige und wunde Stellen, sondern auch bei aufgesprungenen Lippen und gegen wundgeriebene Stellen an der Innenseite der Oberschenkel.
Anwendung: Man reinigt die betroffenen Stellen zuerst mit warmem Wasser und einer milden Seife. Danach trägt man etwas Hirschtalg auf und massiert ihn leicht ein.

Rizinusöl

Rizinusöl hat sich ebenfalls als gutes Mittel bei entzündeten Hautstellen erwiesen. Vor allem dann, wenn die Hautentzündungen durch Scheuern oder Schwitzen entstanden sind.
Anwendung: Die betroffenen Stellen werden vorsichtig mit ein paar Tropfen Rizinusöl eingerieben.

Auf- und Durchliegeschäden

Auf- und Durchliegeschäden kommen bei Patienten vor, die viel liegen müssen oder überhaupt bettlägerig sind. Die Haut wird durch den Druck des Körpergewichts geschädigt, schlechter durchblutet, es kommt zu schmerzhaften offenen Stellen. Vor allem die Fersen und das Gesäß sind davon betroffen.
Der medizinische Fachausdruck für diesen Hautdefekt ist Dekubitus. Man sollte den Patienten auf jeden Fall etwa alle zwei Stunden mit Hilfsmitteln (wie etwa Schaumstoffkeilen) umlagern. Ist es jedoch bereits zu Auf- und Durchliegeschäden gekommen, gibt es ein sehr gutes Hausmittel dagegen, das schnell hilft und Schmerzen lindert.
Werden Auf- und Durchliegeschäden nicht früh genug behandelt und schnell ausgeheilt, muß ärztlicher Rat eingeholt werden. Sonst kann es zu schweren Gewebeschäden kommen.

Ringelblumensalbe

Ringelblumensalbe (Korbblütler!) ist in der Apotheke erhältlich. Bereits offene Stellen heilen mit Ringelblumensalbe besser ab.
Anwendung: Man sollte die betroffenen Stellen regelmäßig zwei- bis dreimal täglich dick mit der Salbe bestreichen und dann mit einem Baumwolltuch abdecken.

Erfrierungen und Frostbeulen

Erfrierungen und Frostbeulen müssen sofort vom Arzt behandelt werden. Es gibt jedoch durchaus auch alte Hausmittel dagegen. Man wendet sie äußerlich als Umschlag auf den betroffenen Stellen an. Dafür empfiehlt sich z. B. Eberraute (Korbblütler!).

Eberraute

Zubereitung: 2 Teelöffel der Blätter werden mit 1 Tasse kochendem Wasser überbrüht.
Anwendung: Man gibt den Eberrautenaufguß auf eine Leinenserviette und legt diese als Umschlag mehrmals täglich auf die betroffenen Körperstellen.

Eichenrindenbad

Ein Eichenrindenbad bringt ebenfalls rasche und anhaltende Linderung.
Zubereitung: 2 bis 3 Eßlöffel Eichenrinde werden mit 1 Liter kaltem Wasser übergossen, zum Sieden gebracht und dann 5 Minuten lang gekocht. Danach wird alles abgeseiht und einem Hand- oder Fußbad zugesetzt.
Anwendung: Die betroffenen Gliedmaßen sollte man bei etwa 40 °C Temperatur für 10 bis 20 Minuten baden.

Mönchsbalsam und Myrrhentinktur

werden von der Volksmedizin als Heilmittel bei Frostbeulen und aufgesprungener Haut empfohlen.
Anwendung: Man massiert die befallenen Körperstellen mit Mönchsbalsam oder Myrrhentinktur.

Roßkastanienumschlag

Zubereitung: 2 Eßlöffel Roßkastanienrinde nimmt man auf 1/4 Liter kochendes Wasser.
Anwendung: Man macht einen Umschlag mit dem Roßkastanienaufguß.

Saathaferumschlag

Ein Absud vom Haferstroh ist ein altes Mittel bei Erfrierungen.
Zubereitung: 80 Gramm Haferstroh werden mit 1/4 Liter kochendem Wasser überbrüht.
Anwendung: Mehrmals täglich macht man einen Umschlag mit dem Saathaferaufguß.

Eichenrindenumschlag

Zubereitung: 125 Gramm zerstoßene Rinde werden mit 1 Liter kochendem Wasser überbrüht.
Anwendung: Auch diesen Eichenrindenaufguß wendet man als Umschlag an. Man kann ihn mehrmals täglich erneuern.

Walnußbaumumschlag

Zubereitung: 3 Teelöffel Walnußschalen (oder -blätter) überbrüht man mit 2 Tassen Wasser.
Anwendung: Jeweils äußerlich als Umschlag auf die betroffenen Körperstellen legen.

Fußpilz und Hautpilz

Fußpilz- und Hautpilzerkrankungen kommen heute sehr viel öfter vor, als man denkt. In der Hausapotheke finden sich jedoch zwei Mittel, mit denen man diesen Hauterkrankungen begegnen kann:

Beinwell-Rosmarin-Balsam

Beinwell-Rosmarin-Balsam hat sich gegen Fußpilzerkrankungen gut bewährt.

Zubereitung: 20 Gramm Beinwellwurzeln und 10 Gramm Rosmarin werden mit 3/4 Liter Olivenöl vermischt und im Wasserbad zunächst kalt aufgesetzt. Man erhitzt das Ganze 1/2 Stunde lang (es darf nicht kochen!) und läßt es danach auf Körpertemperatur abkühlen. Die Ölmischung wird durch ein Mulltuch geseiht, ausgedrückt und sollte über Nacht stehenbleiben. Am nächsten Tag schmilzt man 40 Gramm Bienenwachs und rührt dann nach und nach die Beinwell-Rosmarin-Olivenöl-Mischung dazu. Es soll eine salbenartige Konsistenz entstehen, die man durch weitere Zugaben von Bienenwachs erreichen kann.

Anwendung: Beinwell-Rosmarin-Balsam wird auf die von Hautpilz betroffenen Körperstellen aufgetragen.

Bingelkrautaufguß

Ein Bingelkrautaufguß hat sich schon oft als probates Rezept gegen Fußpilz erwiesen.

Zubereitung: 1 Handvoll getrocknetes Waldbingelkraut wird mit 3 Litern kaltem Wasser übergossen, zum Sieden gebracht und muß für 1 Minute kochen. Man seiht danach ab und verdünnt das Ganze mit 2 Litern lauwarmem Wasser.

Anwendung: Den Aufguß gibt man in eine Fußbadewanne (oder einen Eimer) und badet darin die Füße regelmäßig morgens und abends für etwa 10 Minuten.

Gürtelrose

Die Gürtelrose ist eine überaus schmerzhafte Infektionskrankheit der Hautnerven. Sie kann überall am Körper mit Schmerzen, Rötungen und Bläschen auftreten, häufig am Rumpf oder im Gesicht. Es gibt in der Hausapotheke ein paar Mittel, die den Heilungsverlauf verbessern. Um langwieriges und schmerzhaftes Leiden zu vermeiden, muß der Patient jedoch unbedingt einen Arzt oder Therapeuten aufsuchen!

Bockshornklee-Teemischung

Eine Bockshornklee-Teemischung soll schmerzlindernd wirken. Je 10 Gramm Bockshornklee, Hafer und Melisse werden miteinander vermischt.

Zubereitung: Man übergießt 1 Eßlöffel dieser Mischung mit 1/4 Liter kochendem Wasser und läßt dies 1/4 Stunde lang ziehen.

Innerliche Anwendung: Dreimal täglich sollte man 1 Tasse der Teemischung möglichst heiß trinken.

Äußerliche Anwendung: Man läßt Bockshornkleesamen keimen (das dauert etwa 3 bis 4 Tage), erntet die frischen Keime und entsaftet sie. Den Saft träufelt man auf eine Mullbinde. Diese legt man auf die befallene Körperstelle, gibt außerdem (damit es nicht zu schnell austrocknet) eine Folie darüber und befestigt alles mit einem Dreieckstuch.

Johanniskrautöl

Johanniskrautöl bekommt man in der Apotheke.
Anwendung: Die betroffenen Hautpartien werden sehr vorsichtig mit Johanniskrautöl betupft.
Solange noch Bläschen vorhanden sind, kann man die entsprechenden Stellen mit einem ölgetränkten Läppchen bedecken.

Lehmauflagen

Lehmauflagen können bei Gürtelrose ebenfalls Linderung bringen.
Zubereitung: 2 Eßlöffel weißer Ton werden mit etwas abgekochtem Wasser und 1 Teelöffel Glyzerin zu einem Brei verrührt.
Anwendung: Man gibt diesen Brei auf feuchten Mull, dann auf eine wasserundurchlässige Folie und bindet alles mit einem Dreieckstuch auf den befallenen Körperstellen fest.

Leinöl

Leinöl kann bei den quälenden Schmerzen der Gürtelrose spürbare Erleichterung bringen. Die Patienten empfinden die Behandlung mit Leinöl als besonders wohltuend.
Anwendung: Die betroffenen Hautstellen werden vorsichtig mit einem in Leinöl getränkten Läppchen abgetupft.

Melissenauflagen

Melissenauflagen haben sich bei manchen Gürtelrosepatienten bewährt.
Zubereitung und Anwendung: Man entsaftet frische Melissenblätter und träufelt den Saft auf eine Mullbinde. Diese gibt man auf die befallene Körperstelle, legt eine Folie darüber (die Auflage soll nicht zu schnell austrocknen) und befestigt alles mit einer Mullbinde.

Schöllkraut

Frische Pusteln der Gürtelrose kann man mit Schöllkraut in kurzer Zeit verschwinden lassen.
Zubereitung und Anwendung: Man preßt das Schöllkraut aus und betupft die frisch befallenen Hautstellen mit dem Saft. Innerhalb von wenigen Stunden dunkeln die Pusteln ein und fallen nach etwa 5 Tagen ab.

Hühneraugen

Hühneraugen verschwinden mit einem alten Hausrezept: Hauswurzsaft.

Hauswurzsaft

Zubereitung: Man zerquetscht die fleischigen Blätter der Echten Hauswurz und fängt den Saft auf.
Anwendung: Man träufelt den frischen Saft auf die Hühneraugen und legt außerdem noch ein leicht gequetschtes Hauswurzblatt darüber. Mit einer Mullbinde befestigen und über Nacht einwirken lassen.

Mauerpfeffer

Auch Mauerpfeffer soll gegen Hühneraugen wirken.
Anwendung: Man legt die frisch zerstoßenen Blätter auf.
✳ **ACHTUNG:** Der Saft der Pflanze darf nicht in die Augen gelangen, er schädigt das Sehvermögen auf Dauer!

Schöllkrautsaft

Schöllkrautsaft ist auch bei Hühneraugen wirksam.
Anwendung: Man tupft den frischen Saft auf die Hühneraugen.
✳ **ACHTUNG:** Schöllkraut darf nur äußerlich angewendet werden!

Terpentin

Auch Terpentin soll Hühneraugen verschwinden lassen.
Anwendung: Man taucht ein Stückchen Stoff in Terpentin, wringt es aus und bindet es über Nacht auf das Hühnerauge. Man wiederholt dies so lange, bis das Hühnerauge weich wird und verschwindet.

Zitronen

Zitronen sind ebenfalls als Mittel gegen Hühneraugen geeignet.
Anwendung: Man bindet eine Scheibe einer frisch aufgeschnittenen Zitrone über Nacht auf das Hühnerauge. Dies führt man so lange durch, bis es verschwunden ist.

Schweißfüße und Schweißhände

Schweißfüße und Schweißhände sind für die Betroffenen sehr unangenehm. Es ist schwierig, das Schwitzen von Händen und Füßen zu normalisieren, doch ein altes Hausmittel soll manchmal helfen:

Eichenrindenkonzentrat

Zubereitung: 1 Handvoll Eichenrinde wird in 1 Liter kaltem Wasser angesetzt und für 20 Minuten bei kleiner

Flamme gekocht. Danach läßt man alles erkalten, gibt 10 Gramm Ringelblumenblüten (Korbblütler!) hinzu und rührt vorsichtig um. 12 Stunden lang soll alles gut durchziehen, dann wird es durch ein Mulltuch abgeseiht.

Anwendung: Morgens und abends wäscht man Hände und Füße mit Eichenrindenkonzentrat, befeuchtet sie erneut damit und läßt sie dann an der Luft trocknen.

Kamillenbäder

In der Volksmedizin werden auch beruhigende Kamillenbäder empfohlen.

Zubereitung: 1 Handvoll Kamillenblüten (Korbblütler!) werden mit 1 Liter kochendem Wasser übergossen. Man läßt sie für 10 Minuten ziehen, seiht dann ab und verdünnt mit 1 Liter lauwarmem Wasser.

Anwendung: Diesen verdünnten Aufguß gibt man in eine große Schüssel und badet die Füße oder Hände darin. Das Bad sollte man täglich etwa 1/4 Stunde lang durchführen.

Schuppenflechte

Schuppenflechte ist eine unheilbare Hautkrankheit, die man – nach dem heutigen Stand der Medizin – lediglich lindern kann. Es gibt jedoch einige Hausmittel, mit denen man Psoriasis (so der medizinische Fachausdruck) mildern kann.

Kamillenaufguß

Ein Kamillenaufguß ist ideal, um verkrustete Hautausschläge zu entfernen. Erst danach nämlich kann man Salben und Salbenverbände auflegen.

Zubereitung: 2 gehäufte Teelöffel Kamille (Korbblütler!) mit 1/4 Liter kochendem Wasser übergießen. Man läßt sie für 10 Minuten ziehen, seiht dann ab.

Anwendung: Wenn der Aufguß auf etwa 40 °C abgekühlt ist, taucht man eine Mullkompresse ein und legt diese für etwa 5 Minuten auf die betroffenen Körperstellen. Danach nimmt man ein Frotteetuch, taucht es ebenfalls in den Aufguß und entfernt mit leicht kreisenden Bewegungen die nun aufgeweichten Krusten.

Leinöl

Leinöl soll helfen, Restherde der Schuppenflechte, trockene Ekzeme und schrundige Haut an Händen und Füßen zu beseitigen. Danach heilt die Schuppenflechte schneller ab.

Anwendung: Die betroffenen Körperstellen werden regelmäßig mehrmals täglich mit ein paar Tropfen reinem Leinöl eingerieben.

Rindenkompressen

Rindenkompressen können Schuppenflechte lindern. Sie sind vor allem
dann das geeignete Mittel, wenn nur
kleinere Hautstellen von der Psoriasis
befallen sind.
Zubereitung: Jeweils 10 Gramm Wei-
den- und Eichenrinde sowie 10 Gramm
Leinsamen werden im Mörser zerrieben und dann mit heißem Wasser zu
einem Brei verrührt. Dann gibt man
noch 1 Teelöffel Balsamessig dazu.
Anwendung: Man schlägt die Rinden-
mischung in ein baumwollenes Tuch

und legt es auf die von Schuppenflechte befallenen Stellen.

Salzbad

Ein Salzbad kann ebenfalls zur Linderung verhelfen.
Anwendung: Man nimmt ein warmes,
nicht zu heißes Bad, in dem man
250 Gramm Vollmeersalz aufgelöst
hat. Die gleiche Wirkung erzielt man
mit 60 Gramm Kohleteer.

Herz- und Kreislaufbeschwerden

Viele Menschen leiden – zumindest
zeitweise – unter diesen Beschwerden.
Herzkrankheiten gehören auf jeden
Fall in die Hand des Arztes oder
Therapeuten. Doch natürlich kann
man Herzpflege betreiben, etwa bei
Überlastungsschäden, die ihre Ursache
in ungesunden Lebensgewohnheiten,
in Streß oder beruflicher Überforde-
rung haben und die sich auf Herz
und Kreislauf auswirken: nervöse Unruhe, Herzklopfen, schnelles Ermüden.
Bei diesen Beschwerden können alte
Hausmittel durchaus Erfolge bringen.
Man sollte sie – nach einer gründlichen Kontrolle des Herzens und nach
Rücksprache mit dem Arzt oder Therapeuten – immer dann anwenden,
wenn die Beschwerden ihre Ursache

nicht in organischen Veränderungen
haben. Auch nach einer überstande-
nen Krankheit oder nach einer Operation dauert es bei manchen Menschen
übermäßig lang, bis sie wieder fit
sind. Dann ist manchmal ebenfalls der
Kreislauf schuld. Auch hier kann man
mit Heilpflanzen und Hausmitteln
helfen und stärkend eingreifen.

Bluthochdruck

Die Ursachen des Bluthochdrucks
müssen natürlich mit dem Arzt ge-
klärt werden. Er wird mit den entsprechenden Medikamenten einen
deutlich erhöhten Blutdruck zu senken
versuchen. Ist der Blutdruck des Pa-

tienten jedoch nur phasenweise erhöht, so kann man sich mit Teemischungen aus der Hausapotheke behelfen.

Baldrian-Pomeranzen-Tee

Baldrian-Pomeranzen-Tee hat nach alter Überlieferung eine blutdrucksenkende Wirkung. Man mischt den Tee aus jeweils 20 Gramm Baldrianwurzel und Pomeranzenblättern sowie Kamillenblüten (Korbblütler!), außerdem noch jeweils 10 Gramm Lavendelblüten und Rosmarin.
Zubereitung: 1 Eßlöffel dieser Mischung wird mit 1 Tasse kochendheißem Wasser übergossen und sollte 1/4 Stunde lang ziehen. Nach Geschmack noch mit Honig oder Fruchtzucker süßen.
Anwendung: Zweimal täglich trinkt man 1 Tasse dieses Teegemischs, und zwar lauwarm.
✳ **ACHTUNG:** Diabetiker dürfen ihren Tee nur mit Fruchtzucker süßen und müssen dies auf ihre Broteinheiten anrechnen!

Herzgespanntee

Herzgespanntee kann dann blutdrucksenkend wirken, wenn ein erhöhter Widerstand im Pfortaderkreislauf die rechte Herzkammer belastet.
Zubereitung: Man überbrüht 1 Teelöffel Herzgespannkraut mit 1 Tasse kochen-

dem Wasser, läßt den Tee ziehen und seiht ihn dann ab.
Anwendung: Täglich sollte man 2 Tassen Tee trinken.

Knoblauch

Knoblauch gilt schon seit langem als blutdrucksenkendes Mittel.
Anwendung: Vom Saft der frischen Zehen sollte man mehrmals täglich 1 Teelöffel einnehmen.

Mais

Mais enthält durchblutungsfördernde Wirkstoffe.
Zubereitung: 3 Eßlöffel Maisbart werden mit 1/2 Liter kochendem Wasser aufgegossen, müssen 10 Minuten lang ziehen und werden dann abgeseiht.
Anwendung: Jeden zweiten Tag sollte der Patient 1 Tasse Maisaufguß zu sich nehmen.

Mistel-Immergrün-Tee

Mistel-Immergrün-Tee wirkt ausgleichend auf den Blutdruck. Die Teemischung ist also sowohl für niedrigen wie für hohen Blutdruck geeignet. Man mischt 1 Handvoll Mistelblätter mit jeweils 1 Eßlöffel Immergrün- und Olivenbaumblättern.
Zubereitung: Die Blätter werden zer-

kleinert und mit 1 Liter kaltem Wasser in einen Tontopf gegeben. Dort sollen sie über Nacht (wenigstens 12 Stunden) ziehen. Danach seiht man durch ein Mulltuch ab. Kurz vor dem Trinken erwärmt man den Tee und gibt jeder Tasse 1 Teelöffel Brennesselsaft zu.
Anwendung: Dreimal täglich sollte man 1 Tasse Tee zu sich nehmen. Nach Geschmack kann man ihn mit Honig oder Fruchtzucker süßen.
✳ ACHTUNG: Diabetiker dürfen ihren Tee nur mit Fruchtzucker süßen und müssen dies auf die täglichen Broteinheiten anrechnen!

Olivenblätter-Knoblauch-Tee

Olivenblätter-Knoblauch-Tee soll, wenn auch nicht wissenschaftlich erwiesen, den Blutdruck senken; nach der Volksmedizin sind die Blätter des Olivenbaums leicht blutdrucksenkend.
Zubereitung: 2 gehäufte Teelöffel Olivenblätter werden mit 1/4 Liter kochendem Wasser übergossen, müssen für 10 Minuten ziehen und werden dann abgeseiht. Man fügt den Saft von 3 ausgepreßten Knoblauchzehen hinzu und süßt mit 1 Teelöffel Honig oder Fruchtzucker nach.
Anwendung: Von diesem Tee sollte man als Teekur etwa 3 Wochen lang täglich abends 1 Tasse lauwarm trinken.
✳ ACHTUNG: Diabetiker dürfen ihren Tee nur mit Fruchtzucker süßen und müssen dies auf ihre täglichen Broteinheiten anrechnen!

Erste Hilfe bei Bewußtlosigkeit

Erste Hilfe bei Bewußtlosigkeit sollte jeder kennen und durchführen können. Wenn der Kreislauf »wegsackt«, kann durchaus eine Ohnmacht die Folge sein.

Eisstückchen

Eisstückchen sind normalerweise ein gutes Erste-Hilfe-Mittel.
Anwendung: Stirn und Schläfen des Bewußtlosen werden mit Eisstückchen abgerieben.

Riechfläschchen

Das Riechfläschchen unserer Großmütter enthielt meist eine Mischung aus Salmiakgeist und Lavendelöl. Man kann diese Essenz gut selbst herstellen.
Zubereitung: 50 Milliliter Salmiakgeist werden mit 1 Gramm Lavendelöl in einer kleinen Flasche vermischt. Vor Gebrauch muß man diese Mixtur gut schütteln.
Anwendung: Man tupft einige Tropfen der Mischung auf die Schläfen und hält das Fläschchen unter die Nase.

»Herzbauchweh«

»Herzbauchweh« wird medizinisch Roemheld-Syndrom genannt. Mit diesem Fachausdruck bezeichnet der Arzt Gasansammlungen im Oberbauch; sie drücken das Zwerchfell hoch, und dadurch wird das Herz eingeengt. Die Beschwerden können sogar jenen bei Angina pectoris ähneln – deshalb muß auf jeden Fall ein Arzt eingeschaltet werden. Ist jedoch einmal die Diagnose »Herzbauchweh« gestellt, kann man mit einem Hausmittel helfen.

Löwenzahn-Verdauungslikör

Dieser Verdauungslikör hilft schnell.
Zubereitung: Frische Löwenzahnblüten (Korbblütler!) werden von allem Grün, von den Böden und von jeder Verunreinigung befreit, bis nur noch das gelbe Heu übrigbleibt. Etwa 1 Handbreit hoch wird dieses Heu in eine 0,7-Liter-Flasche eingefüllt. Man gibt nun 5 Eßlöffel Honig dazu und füllt die Flasche mit klarem Korn auf. Sie wird verschlossen, aber so, daß sie noch Luft ziehen kann. Das Ganze wird so lange in die Sonne gestellt, bis die Blütenblättchen ihre gelbe Farbe ganz verloren haben und ausgeblichen sind. Dann wird der Likör sauber abgeseiht.
Anwendung: Nach einem schweren Essen nimmt man 1 Likörgläschen voll als »Erste-Hilfe-Maßnahme« ein.

Weißdornlikör

Eine Variante zu diesem Verdauungslikör ist der Weißdornlikör.
Zubereitung: Man verwendet wieder nur das gelbe Heu der Löwenzahnblüten (Korbblütler!), fügt aber in die Flasche außerdem je 1 Fingerbreit Weißdornblüten sowie Wollblumenblüten hinzu. Danach verfährt man wie in obigem Rezept beschrieben.
Anwendung: Auch diesen Likör trinkt man sofort nach einer schweren Mahlzeit.

Herzstärkung

Zur Herzstärkung kennt man in der Volksmedizin allerlei gute Rezepte. Wer unter ständigem Leistungsdruck steht, oft gegen Streß und Hetze anzukämpfen hat oder sogar schon in der Schule oder Berufsausbildung ständigen hohen Anforderungen an Körper und Geist gegenübersteht, sollte frühzeitig beginnen, Herz und Kreislauf zu stärken. Das kann man ganz leicht mit viel körperlicher Bewegung an frischer Luft und mit richtiger Ernährung tun; auf Rauchen und übermäßigen Alkoholgenuß sollte man natürlich verzichten. Damit beugt man recht- und frühzeitig Abnutzungserscheinungen des Herzens vor. Auch so manches Hausmittel hilft, das Herz zu stärken.

Ätherische Öle können bei Herz- und Kreislaufproblemen, die sich noch nicht zu einer ernsthaften Erkrankung ausgebildet haben, stärkend wirken.

Basilikumöl

Basilikumöl wird dabei unverdünnt auf die Brust in der Herzgegend eingerieben und soll gegen Herzklopfen helfen.

Orangenblütenöl (Neroliöl)

Orangenblütenöl (Neroliöl) gibt man (5 bis 7 Tropfen) ins warme Badewasser. Es beruhigt das zu schnell schlagende Herz.

Baldrian-Brombeer-Tee

Baldrian-Brombeer-Tee hilft bei nervösen Herzstörungen. Man mischt 20 Gramm Brombeerblätter mit jeweils 10 Gramm Baldrianwurzel, Pomeranzenblättern und Pfefferminzblättern sowie 5 Gramm Wermut (Korbblütler!) und 10 Gramm Melisse.
Zubereitung: 1 Eßlöffel der Mischung wird mit 1 Tasse kochendem Wasser überbrüht und soll vor dem Abseihen etwa 1/4 Stunde lang ziehen.
Anwendung: Morgens und abends sollte man je 1 Tasse Tee warm trinken. Man kann nach Geschmack mit Honig oder Fruchtzucker süßen.

✳ **ACHTUNG:** Diabetiker müssen ihren Tee mit Fruchtzucker süßen und dies auf die täglichen Broteinheiten anrechnen!

Baldrianwein

Baldrianwein hilft bei nervösen Herzbeschwerden.
Zubereitung: 20 Gramm Baldrianwurzel werden mit 1 Gewürznelke, der Schale von 1 ungespritzten Orange und 1 Zweig Rosmarin in eine Flasche gegeben. Darüber gießt man 1 Liter herben, naturreinen Weißwein. Die gut verschlossene Flasche läßt man 4 Wochen lang ziehen und seiht den Inhalt dann durch ein Mulltuch ab. Der Wein wird nochmals kurz stark erhitzt, um eine Nachgärung zu vermeiden. Erst dann füllt man den Baldrianwein in Flaschen ab.
Anwendung: Dreimal täglich sollte man 1 Likörglas dieses Baldrianweins zu sich nehmen.

Essigwasserumschläge

Diese Umschläge bringen schnelle Hilfe, wenn man unter Herzirritationen und wechselndem Puls leidet. Schon kurze Zeit nach der Anwendung normalisiert und kräftigt sich der Pulsschlag, nervöse Unruhe verschwindet.
Zubereitung: In 1 Liter kaltes Wasser mischt man 2 Eßlöffel Balsamessig.

Anwendung: Man weicht ein kleines Handtuch in dieser Wasser-Essig-Mischung ein, wringt es aus und legt es auf die Brust in Herznähe. Man bedeckt es dann mit einem Wolltuch oder Watte und wechselt diesen Umschlag stündlich.

Bohnenschalentee

Bohnenschalentee hilft gegen Herzdruck, wenn zuviel Flüssigkeit im Körper den Gewebewiderstand erhöht. Dieser Tee ist stark blutzuckersenkend; deshalb dürfen Diabetiker ihn nur unter Kontrolle ihres Therapeuten zu sich nehmen!
Zubereitung: Man überbrüht 100 Gramm Bohnenschalen mit 1/4 Liter kochendem Wasser, läßt alles 10 Minuten lang ziehen und seiht dann ab.
Anwendung: Diesen Tee trinkt man über den ganzen Tag verteilt.

Kaltes Armbad

Das kalte Armbad ist nicht nur erfrischend, sondern man sollte dieses Hausmittel immer anwenden, wenn man sich erschöpft oder matt fühlt. Es regt an, macht einen klaren Kopf und läßt sogar nervöses Herzklopfen verschwinden.
Anwendung: Hände und Unterarme hält man für 1 bis 3 Minuten unter fließendes kaltes Wasser. Danach reibt man sich mit einem rauhen Handtuch trocken. Manchmal kann es schon genügen, nur Schläfen und Puls mit kaltem Wasser abzutupfen.
✳ **ACHTUNG:** Wer wegen einer Herzkrankheit in Behandlung ist, darf kalte Armbäder erst nach Rücksprache mit dem Arzt oder Therapeuten anwenden!

Kaltes Fußbad

Das kalte Fußbad wirkt ähnlich wie ein kaltes Armbad.
Anwendung: Die Füße und mindestens der halbe Unterschenkel werden in einer Fußbadewanne oder einem hohen Eimer mit kaltem Wasser 1 bis 3 Minuten lang ständig hin- und herbewegt. Danach rubbelt man sich mit einem rauhen Handtuch trocken.

Melissengeist

Melissengeist bekommt man in der Apotheke oder im Reformhaus. Er ist bei Herz- und Kreislaufstörungen ein probates Mittel.
Anwendung: Man nimmt bei Bedarf 1 Teelöffel Melissengeist in Wasser oder auf Zucker ein.
✳ **ACHTUNG:** Diabetiker dürfen dieses Hausmittel nur in Wasser zu sich nehmen! Melissengeist enthält Alkohol!

Nervöse Herzbeschwerden

Nervöse Herzbeschwerden sind ein Krankheitsbild unserer hektischen, leistungsorientierten Zeit – sehr viele Menschen leiden darunter.

Melissentee

Melissentee wirkt krampflösend und kann deshalb bei nervösen Herzbeschwerden beruhigen und das Einschlafen fördern.

Zubereitung: 3 Teelöffel Melissenblätter übergießt man mit 1/4 Liter kochendem Wasser, läßt alles 10 Minuten lang ziehen und seiht ab.

Anwendung: Täglich trinkt man 3 Tassen ungesüßten Tee.

Rosmarinwein

Rosmarinwein wirkt bei nervösen Herzbeschwerden und Herzklopfen. Auch gegen zu niedrigen Blutdruck soll der Wein helfen. Man kann ihn fertig in der Apotheke kaufen, aber mit etwas Geduld ist er auch leicht selbst herzustellen.

Zubereitung: 10 bis 20 Gramm Rosmarinblätter werden in einer Flasche mit 3/4 Liter naturreinem Weißwein übergossen. Die Mischung muß für 5 Tage ziehen und wird dann abgeseiht.

Anwendung: Täglich sollte man zwei- bis dreimal 1 Likörglas Rosmarinwein trinken.

✳ **ACHTUNG:** Schwangere dürfen diesen Wein wegen des hohen Rosmarinanteils nicht zu sich nehmen!

Ischias und Hexenschuß

Der Hexenschuß (medizinisch: Lumbago) ist eine Art Muskelrheumatismus im Lendenbereich – er tritt meistens plötzlich und unerwartet auf, oft mitten in der Bewegung beim Bücken oder Drehen des Rumpfes. Manchmal ist der Hexenschuß auch eine Vorstufe zum Ischias, einer Reizung des Ischiasnervs. Es gibt einige Hausmittel, die gegen beide Erkrankungen helfen können. Auch unter dem Stichwort »Rheuma und Gicht« (Seite 282 ff.) werden Sie noch hilfreiche Rezepte finden.

Brennesselrute

Die Brennesselrute ist ein uraltes Hausmittel, das gegen Ischias und Hexenschuß helfen soll. Ganz ohne Not wird sich niemand dieser Brennesselbehandlung aussetzen. Doch das in der Brennessel enthaltene Nesselgift dringt in die Haut ein und bewirkt dort – nach kurzem Brennen – ein langanhaltendes, wohltuendes Wärmegefühl.

Anwendung: Man schneidet junge, blühende Brennesseln ab (Handschuhe nicht vergessen!) und bündelt sie. An 3 aufeinanderfolgenden Tagen peitscht man auf die schmerzenden Körperstellen. Danach sollte man eine Pause einlegen, um eventuelle Überreaktionen des Körpers auf das Nesselgift zu vermeiden.

✳ ACHTUNG: Nach dieser Anwendung sollte man nicht mit kaltem Wasser in Berührung kommen! Sonst vergeht das wohltuende Wärmegefühl, das Brennen kehrt wieder.

....

Olivenöl

Mittels einer Massage mit warmem Olivenöl kann man versuchen, die Schmerzen des Ischias zu vermindern.

....

Kinderkrankheiten

In einer Familie, die ihre Kinder wie selbstverständlich in der Eigenanwendung natürlicher Hausmittel aufwachsen läßt, wird die Natur als freundliche Verbündete erlebt. Das Gespür dafür, daß in der Natur gegen fast alles ein Kraut gewachsen ist, vermittelt dem Kind – auch wenn es krank ist – das Gefühl des Vertrauens und der Geborgenheit.

Bei ernsteren Erkrankungen sollte man dem Kind erklären, daß es – zusätzlich zu den Heilmitteln aus der Natur – ärztliche oder therapeutische Hilfe benötigt. Vertraut das Kind den Eltern, so wird es sich auch ohne Angst vom Arzt behandeln lassen, wenn dies nötig sein sollte. Der Organismus eines Kindes reagiert ganz anders als der eines Erwachsenen. Deshalb nützt es also nichts, die bei Erwachsenen bewährten Hausmittel einfach in der Dosis reduziert bei Kindern anzuwenden. Manches Hausmittel enthält Alkohol und ist allein schon deshalb für Kinder ungeeignet. Andere Hausrezepte sind in der Wirkung der Heilpflanzen einfach zu stark für den kleinen Organismus. Ätherische Öle z. B. dürfen bei Säuglingen und Kleinkindern unter zwei Jahren zur Inhalation überhaupt nicht angewendet werden.

Für die Eltern sollte immer gelten: lieber den Arzt oder Therapeuten befragen als selbst herumdoktern! Vor allem bei unklaren Beschwerden ist es auf jeden Fall unerläßlich, daß sich die Eltern vor der Anwendung eines Hausmittels mit dem Arzt beraten. Auch so mancher Kinderarzt steht alten Hausrezepten nicht ablehnend gegenüber – er wird sie in vielen Fällen besser finden als »chemische Keulen«. Für eine ganze Reihe von Kinderkrankheiten und -beschwerden haben wir alte und erprobte Hausmittel herausgesucht, die sich speziell bei Kindern als wirksam und gut anwendbar erwiesen haben.

Blähungen

Blähungen kommen bei Säuglingen sehr oft vor – vor allem dann, wenn die Muttermilch zur Ernährung nicht ausreicht, wenn also gekaufte Babynahrung zugefüttert werden muß. Wenn ein Säugling kurz nach den Mahlzeiten unruhig wird, sich krümmt und schreit, kann man auf Blähungen schließen. Sie verursachen Magen- und Darmkrämpfe, die bei einem Säugling genauso schmerzhaft sind wie beim Erwachsenen.

Fenchel

Fenchel sollte man dann als Hausmittel geben, wenn die Blähungen des Säuglings mit Stuhlverstopfungen verbunden sind. Man kann Fenchel als Honig reichen oder als Tee.
Anwendung: Man gibt 1 Teelöffel guten Fenchelhonig (erhältlich im Reformhaus) in die gewohnte Flaschennahrung.

Gänsefingerkrauttee

Gänsefingerkrauttee ist das beste Mittel, um Blähungen bei Säuglingen zu lindern. Gut geeignet sind auch Tees aus Fenchelsamen, Anis oder Kümmel.
Zubereitung: 1 Teelöffel Gänsefingerkraut (oder Fenchelsamen, Anis, Kümmel) wird mit 200 Milliliter kochendem Wasser übergossen. Man läßt den Tee 10 Minuten lang ziehen und seiht ihn dann ab.
Anwendung: Der Tee wird statt der vorgeschriebenen Wassermenge zur gewohnten Flaschennahrung gegeben. Man kann aber ebensogut auch nach dem Füttern jeweils 1 Teelöffel Tee reichen.

Majoransalbe

Majoransalbe empfiehlt sich bei Säuglingen, die häufig unter Blähungen leiden. Man kann Majoransalbe in der Apotheke kaufen oder auch selbst herstellen.
Zubereitung: 1 Teelöffel gepulverter Majoran wird mit 1 Teelöffel Weingeist (beides aus der Apotheke) übergossen und einige Stunden stehengelassen. Dann gibt man 1 Teelöffel ungesalzene, frische Butter dazu und erwärmt alles zusammen für 10 Minuten im Wasserbad. Danach seiht man die Mischung durch ein Mulltuch ab und läßt sie abkühlen.
Anwendung: Bei Bedarf reibt man die Nabelgegend des Säuglings mit der Majoransalbe ein.

Milchschorf und Ekzeme

Milchschorf und Ekzeme sind Hautkrankheiten, die bei Säuglingen häufig auftreten können. Zunächst muß man klären, ob das Kind unter einer Allergie leidet. Erst dann kann man das bewährte Hausmittel Kamille (Korbblütler!) einsetzen. Äußerlich angewandt, läßt sie Ekzeme und Hautausschläge schneller heilen.

Kamille

Zubereitung: 3 Eßlöffel Kamillenblüten werden mit 1/4 Liter kochendem Wasser überbrüht und müssen 10 Minuten lang ziehen. Danach seiht man ab.
Anwendung: Man gibt etwas Kamillentee auf einen Leinenlappen und betupft die befallenen Hautstellen damit.

Säuglingsschnupfen

Säuglingsschnupfen kommt immer wieder vor. Schon unsere Großmütter kannten Hausrezepte dagegen.

Kamilleninhalation

Die Kamilleninhalation hilft bei Jugendlichen und Erwachsenen prompt, weil sie richtig inhalieren können. Doch auch für Säuglinge und Kleinkinder kann man eine Art Inhalation durchführen. Dabei wird der ganze Raum mit dem Kamillenduft erfüllt, und das Kind nimmt so – über die normale Atmung – die Wirkstoffe der Heilpflanze auf.
Zubereitung: 1 Handvoll Kamillenblüten (Korbblütler!) wird in einer Schüssel mit 1 Liter kochendem Wasser übergossen.
Anwendung: Diese Schüssel stellt man neben das Kinderbett. Außerdem befeuchtet man mehrere Tücher mit diesem Kamillenaufguß und hängt sie im Kinderzimmer auf.

Wundbehandlungen

Wundbehandlungen werden bei Säuglingen und Kleinkindern trotz aller Sorgfalt beim Wickeln hin und wieder notwendig. Denn nur zu oft wird der kleine Po wund, oder es entsteht sogar eine Windeldermatitis – eine Hautentzündung aufgrund der scheuernden Windel also.

Honig

Honig ist ein Heilmittel, das aus dem Hausschatz unserer Großmütter stammt.
Zubereitung: Man mischt Honig und Lebertran zu gleichen Teilen.
Anwendung: Diese Mischung streicht man auf die wunden Stellen des Säuglings.

Ringelblumensalbe

Ringelblumensalbe (Korbblütler!) bekommt man in der Apotheke. Sie hat sich vor allem bei Windeldermatitis bewährt.

Anwendung: Die wunden Stellen des Säuglings werden mehrmals am Tag mit Ringelblumensalbe bestrichen.

Zahnungsdurchfall

Zahnungsdurchfall tritt bei Säuglingen oft dann auf, wenn die ersten Zähne kommen; vor allem vor dem ersten Zahndurchbruch ist das der Fall. In dieser Zeit sind die Abwehrkräfte des Kleinkindes geschwächt; die Durchfälle können auch dadurch hervorgerufen werden, daß Gärungserreger in den Magen-Darm-Trakt gelangen, wenn das Kind mit den Fingern oder einem nicht ganz sauberen Gegenstand am Zahnfleisch reibt.

Heidelbeerentee

Heidelbeerentee hilft schnell und nachhaltig, den Zahnungsdurchfall zu überwinden und wird von Säuglingen als Flaschenbeigabe nicht abgelehnt.
Zubereitung: 1 gehäufter Eßlöffel getrocknete Heidelbeeren wird mit 1/4 Liter kaltem Wasser übergossen, zum Sieden gebracht und muß für 10 Minuten kochen. Danach seiht man die Beeren ab.

Anwendung: Man gibt drei- bis fünfmal täglich 1 bis 2 Teelöffel des Heidelbeerentees der Flaschennahrung zu.

Appetitlosigkeit

Appetitlosigkeit ist keine eigentliche Kinderkrankheit. Doch so manches Elternpaar bezeichnet sein Kind als »schlechten Esser«. Natürlich muß man zunächst einmal klären, ob das Kind wirklich zu wenig ißt oder ob es sich etwa durch Süßigkeiten oder süße Limonaden vor den Mahlzeiten den Appetit verdorben hat. Hat die Appetitlosigkeit jedoch eine organische Ursache – etwa eine verminderte Saftproduktion in Mund, Magen und Darm –, so können einige Hausmittel helfen.

Hagebutten-Sanddorn-Marmelade

Zubereitung: Man läßt 150 Gramm entkernte Hagebutten und 300 Gramm Schlehen (beides gut gewaschen) für etwa 8 Stunden in 250 Milliliter Sanddornsaft quellen. Das Frucht-Saft-Gemisch wird dann im Wasserbad so lange gekocht, bis sich die Früchte zerdrücken lassen. Man drückt das Gemisch durch ein Sieb direkt in einen frischen Topf, in dem man es unter ständigem Umrühren mit etwa 1 Kilogramm Fruchtgelierzucker (auf keinen Fall billigen Haushaltszucker verwen-

den!) zum Kochen bringt. Man läßt dann bei kleiner Hitze noch etwa 10 Minuten nachziehen und macht die Gelierprobe. Ist die Marmelade zu flüssig, gibt man nochmals etwas Zucker zu. Dann füllt man die Marmelade heiß in sauber ausgespülte, kleine Haushaltsgläser. Diese werden mit folgendem Trick luftdicht verschlossen: In jeden Schraubdeckel gibt man 1/2 Teelöffel Schnaps, zündet ihn an und dreht den Deckel dann zu.
Anwendung: Täglich vor dem Frühstück nimmt das Kind 1 Teelöffel der Marmelade ein.

Tannenspitzengelee

Zubereitung: Man sammelt etwa 500 Gramm frische Tannenspitzen (nicht die oberen Jungtriebe abschneiden, sonst wächst der Baum nicht mehr in die Höhe!). Dazu gibt man den Saft von 1 Zitrone und so viel abgekochtes Wasser, daß die Tannenspitzen gerade bedeckt sind. Diesen Ansatz stellt man für 12 Stunden kalt und drückt ihn danach durch ein Sieb oder Tuch fest aus. Man schält und reibt 3 Äpfel und gibt diese zusammen mit 1 Teelöffel gut gemörsertem Salbei in den Tannenspitzenauszug. Dann bringt man alles zum Kochen und fügt nach etwa 12 Minuten so viel Gelierfruchtzucker hinzu, daß ein streichfähiges Gelee entsteht. Dieses wird wie die Hagebutten-Schlehen-Marmelade abgefüllt.
Anwendung: Man gibt dem Kind morgens vor dem Frühstück 1 Teelöffel des Tannenspitzengelees oder streicht es aufs Frühstücksbrot.

Sternanis-Apfel-Trunk

Zubereitung: Je 5 Gramm Kardamom, Koriander und Ingwer werden mit 10 Gramm Kümmel, 10 Körnchen Sternanis und 2 Nelken sowie 15 Gramm getrockneten Löwenzahnblüten (Korbblütler!), 3 Zweiglein Melisse und 5 Stielen Gänsefingerkraut in ein Weckglas gegeben. Dazu kommen noch 10 Eßlöffel Honig oder Fruchtzucker. Alles wird in 1 Liter Apfelsaft aufgekocht, sollte 2 Stunden lang abkühlen, wird nochmals aufgekocht und sollte wieder abkühlen. Nach dem dritten Aufkochen seiht man den Sternanis-Apfel-Trunk sorgfältig ab.
Anwendung: Vor den Hauptmahlzeiten gibt man dem Kind 1 Likörgläschen voll zu trinken.

Bauchschmerzen

Bauchschmerzen treten bei Kindern gar nicht so selten auf.
✳ **ACHTUNG:** Bevor man Bauchweh bei Kindern mit einem Hausmittel behandelt, muß man unter dem Arm und

im After Fieber messen. Beträgt der Unterschied zwischen beiden Werten mehr als vier Zehntelgrad (also etwa 37,1 zu 37,8 °C), sollte man das Kind auf jeden Fall sofort zum Arzt oder Therapeuten bringen: Es könnte sich um eine Blinddarmentzündung handeln! Bei einer erhöhten Differentialtemperatur darf man auch keine Wärmflasche und keine warmen Bäder anwenden. Den meisten Bauchwehfällen wird jedoch keine organische Ursache zugrunde liegen, sondern eine akute Magenreizung. Vielleicht hat das Kind zu schnell, zu kalt oder zuviel gegessen oder hat ungesunde Speisen »erwischt«.

Bauchtee

Ein guter Bauchtee für Kinder ist die Mischung aus 50 Gramm Gänsefingerkraut, 25 Gramm Kamillenblüten (Korbblütler!), 15 Gramm Fenchel und 10 Gramm Kümmel.
Zubereitung: 2 Eßlöffel der getrockneten Zutaten überbrüht man mit 1/2 Liter kochendem Wasser, läßt dies 10 Minuten lang ziehen und seiht ab.
Anwendung: Diese Teemenge sollte innerhalb von 1 Stunde getrunken werden.

Kamillentee

Kamillentee (Korbblütler!) ist ein altbewährtes Hausmittel bei Bauchschmerzen. Er bringt auch bei Kindern sehr schnell Besserung.
Zubereitung: 1 Teelöffel Kamillenblüten (oder ein Gemisch aus Kamillenblättern und Pfefferminzblättern zu gleichen Teilen) wird mit 1/4 Liter kochendem Wasser übergossen und sollte 5 Minuten lang ziehen. Dann seiht man ab.
Anwendung: Das Kind sollte 1 Tasse des ungesüßten Tees sehr warm und nur schluckweise trinken.

Mandelmilch

Mandelmilch kann bei Bauchschmerzen ebenfalls helfen, wirkt aber auch abführend.
Zubereitung: 250 Gramm süße Mandeln werden mit kochendem Wasser überbrüht und dann gehäutet. Man tupft sie auf einem Tuch trocken und zerreibt sie sehr fein (in der Küchenmaschine oder im Mörser). Danach gibt man etwa 1 Liter destilliertes Wasser hinzu sowie 3 Tropfen Rosenwasser und den Saft von 1/2 Zitrone. Die Mischung sollte man 3 Stunden lang kalt stellen; sie wird dann durch ein Mulltuch abgeseiht. Man füllt die Mandelmilch in Flaschen um und stellt sie kühl. Sie hält sich für etwa 1 Tag.
Anwendung: Auf 3 Portionen verteilt, trinkt man die Mandelmilch morgens, mittags und abends.

Bettnässen

Bettnässen kann organische Ursachen haben, und zwar eine krankhafte Nieren- oder Blasenveränderung. Dies muß man in jedem Fall von einem Facharzt klären und behandeln lassen. Ist das Bettnässen dagegen auf seelische Ursachen zurückzuführen, sollte dies durch einen Familientherapeuten behandelt werden.

Es gibt aber auch eine konstitutionelle Schwäche der Blase – in diesen Fällen kommt es zum Bettnässen, weil das Kind nicht aufwacht, weil die Blase ganz allgemein schwach ist oder weil das Kind unter Dunkelangst leidet. Hier können altbewährte Hausmittel Hilfe bringen.

Bei **Tiefschlaf** – wenn die Kinder also im Traum den Harndrang einfach nicht wahrnehmen – hilft ein ganz einfacher Trick, den schon Pfarrer Künzle angewendet hat: Die meisten Kinder liegen beim Einnässen auf dem Rücken. Man bindet dem Kind also ein Tuch um den Leib, mit einem deutlichen Knoten im Rücken. Dreht sich das Kind nun im Schlaf auf den Rücken, so sorgt der Knoten dafür, daß es kurz wach wird und zur Toilette geht. Oder aber das Kind dreht sich wieder zur Seite und näßt in dieser Stellung nicht ein.

Bei **Dunkelangst** fürchten sich die Kinder davor, nachts aufzustehen und zur Toilette zu gehen. Solchen Kindern stellt man eine Sparlampe neben das Bett, damit sie immer ein kleines Dämmerlicht sehen. Auch eine Taschenlampe, die man dem Kind ins Bett mitgibt, kann ihm die Dunkelangst nehmen.

Kältereize schlagen oft auf die Blase; bettnässende Kinder sollten daher nicht in zu kalten Räumen schlafen. Die Betten sollten leicht vorgewärmt sein. Das kann man mit einer Gummiwärmflasche machen oder mit einem warmen – nie ganz heißen – Ziegelstein, den man einfach im Backrohr anwärmt und dann in ein Handtuch wickelt. Natürlich muß man darauf achten, daß kälteempfindliche Kinder auch tagsüber immer gut warm eingepackt sind und auch nicht feucht (etwa auf Wiesen, Beton, Treppen) sitzen.

Blasenschwäche bei Kindern kann man natürlich auch mit Tees zu kurieren versuchen. Man gibt in solchen Fällen Tees, die Kieselsäure enthalten, weil diese besonders das Bindegewebe und damit auch die Blase, den Beckenboden und die Schließmuskeln kräftigen. Kieselsäure ist z. B. in der Brennessel, in Erika, Hauhechel, Hohlzahn, Isländischem Moos und im Vogelknöterich enthalten.
Zubereitung: Jeweils 1 Teelöffel des getrockneten Krauts wird mit 1/4 Liter kochendem Wasser übergossen, sollte

10 Minuten lang ziehen und wird dann abgeseiht.

Anwendung: Man trinkt diese Teemenge in kleinen Schlucken, und zwar vormittags 1/2 Liter, mittags und nachmittags je 1/4 Liter Tee. Abends sollte das Kind dann eine Suppe, einen Brei, Quark-Obst-Speisen zu sich nehmen – Getränke nur dann, wenn es wirklich Durst hat.

Geht die **Blasenschwäche mit Brenngefühl** einher sowie mit häufigen Entzündungen, so sollte man für die Schleimhautpflege zusammenziehende Teebeimengungen zugeben. Hier eignen sich besonders Tees mit Gelbwurz, Hirtentäschel, Schafgarbe (Korbblütler!), Berufskraut (Korbblütler!), Reiherschnabel, Maisbart und Wasserpfeffer. Zusammenziehend wirken auch die gerbstoffhaltigen Tees wie Schafgarbe (Korbblütler!), Odermennig, Frauenmantel, Katzenpfötchen (Korbblütler!), Bärentraubenblätter, Erika, Wasserhanf, Nelkenwurz, Walnuß, Gänsefingerkraut, Blutwurz, Aufrechtes Fingerkraut, Brombeerblätter, Heidelbeerblätter und getrocknete Heidelbeerfrüchte.

Noch ein ganz besonderer Tip für blasenschwache kleine Mädchen: Man sollte sie im Genitalbereich abends nicht mit Seifenschaum waschen, denn Seife kann Reizungen hervorrufen, die den Blasenausgang irritieren. Gründliches Duschen mit angenehm warmem Wasser und danach gründliches Abtrocknen mit vorgewärmten Tüchern genügen zur Reinigung auch.

Durchfall

Durchfall kommt bei Kindern hin und wieder vor. Nach Rücksprache mit dem Arzt oder Therapeuten kann man ihn mit Hausmitteln behandeln. Darmparasiten jedoch gehören in die Hände des Hausarztes: Man darf dann – vor allem nicht bei Kindern – auf keinen Fall selbst herumdoktern!

Heidelbeerentee

Heidelbeerentee ist eine schnelle und dauerhafte Hilfe bei Durchfall.
Zubereitung: 1 gehäufter Eßlöffel getrocknete Heidelbeeren wird mit 1/4 Liter Wasser übergossen, zum Sieden gebracht und 10 Minuten lang gekocht. Dann seiht man ab.
Anwendung: Täglich sollte das Kind drei- bis fünfmal je 3 bis 5 Eßlöffel ungesüßten Tee einnehmen.

Roher Apfel

Ein roher Apfel ist das einfachste und preiswerteste Hausmittel bei Durchfall.
Anwendung: Man reibt einen ungeschälten Apfel und gibt ihn dem Kind zu essen, wenn er braun verfärbt ist.

Erkältungskrankheiten

Erkältungskrankheiten plagen Kinder genauso häufig wie die Erwachsenen – vielleicht sogar öfter. Denn wie oft spielen Kinder im Freien auch bei naß-kaltem Wetter, bei Regen und Schnee! Zur Vorbeugung gegen Erkältungen oder sofort anwendbar, wenn sich eine Erkältung ankündigt, sind die folgenden Hausmittel:

Kamillen-Hagebutten-Tee

Kamillen-Hagebutten-Tee wird aus je 10 Gramm Hagebutten und Kamillen-blüten (Korbblütler!) gemischt.
Zubereitung: Man überbrüht 1 Eßlöffel der Teemischung mit 1 Tasse kochen-dem Wasser, läßt dies für 1/4 Stunde ziehen und seiht dann ab.
Anwendung: Täglich sollte das Kind 1 bis 3 Tassen davon trinken.

Heißes Fußbad

Das heiße Fußbad bewirkt, daß der ganze Körper, vor allem aber der Na-sen- und Rachenraum, besser durch-blutet wird.
Anwendung: Ein Eimer wird mit ange-nehm warmem Wasser gefüllt. Dann stellt das Kind Füße und Unterschen-kel bis zum Knie in den Eimer – etwa 5 Minuten lang. Anschließend rubbelt man die Gliedmaßen trocken.

Fieber

Fieber tritt bei Kindern, die eine Er-kältung haben, sehr oft und sehr schnell auf. Kinderärzte empfehlen, es nicht sofort mit starken fiebersen-kenden Mitteln zu bekämpfen; denn Fieber hilft dem Körper, selbst mit den Krankheitserregern fertigzuwer-den. Lediglich gegen hohes Fieber (über 39 °C) sollte man vorgehen, denn es belastet den Kreislauf.
Auf jeden Fall beachten: Bei so ho-hem Fieber sollte man durch den Arzt oder Therapeuten eine ernsthafte Erkrankung ausschließen lassen, be-vor man Hausmittel einsetzt! Dies gilt auch dann, wenn das Fieber zwar niedriger ist, aber tagelang anhält.

Ganzkörperwaschung

Eine Ganzkörperwaschung senkt das Fieber um etwa 1 °C.
Anwendung: Zimmerwarmes Wasser wird mit etwas Essig gemischt. Man taucht ein rauhes Handtuch hinein, drückt es leicht aus und wäscht damit schnell den Körper ab. Man geht da-bei so vor: Hände und Füße, Arme und Beine, Brust, Bauch und Rücken werden immer in Richtung zum Herzen abgewaschen. Danach wird nicht ab-getrocknet. Das Kind wird sofort wie-der ins Bett gelegt und gut zugedeckt. Ganzkörperwaschungen kann man mehrmals täglich wiederholen.

Heublumenhemd

Ein Heublumenhemd hat sich schon seit vielen Jahren bei Erkältungen, die fieberhaft verlaufen, bewährt.

Zubereitung: 300 Gramm Heublumen werden mit 5 Litern Wasser übergossen. Man läßt das Ganze einige Minuten lang kochen und seiht dann ab.

Anwendung: Ein zusammengerolltes Leinenhemd taucht man in den Heublumensud und wringt es gut aus. Das Hemd sollte gut warm sein; es wird dem Kind angezogen.

Dann legt man das Kind sofort ins Bett und deckt es gut zu. Das Heublumenhemd bleibt etwa 1/2 Stunde am Körper.

Danach zieht man es aus und bringt das Kind in frischer Wäsche wieder zu Bett.

Lindenblütentee

Lindenblütentee beugt Erkältungskrankheiten vor und hilft auch, wenn das Kind bereits erkrankt ist.

Zubereitung: 1 Teelöffel Lindenblüten wird mit 1/4 Liter kochendem Wasser überbrüht. Man läßt den Tee 5 Minuten lang ziehen und seiht ihn ab. Nach Geschmack kann man 1 Teelöffel Honig oder Fruchtzucker hinzugeben.

Anwendung: Das Kind sollte 1 Tasse Lindenblütentee lauwarm und schluckweise trinken.

✳ **ACHTUNG:** Diabetiker dürfen den Tee nur mit Fruchtzucker süßen und müssen diesen auf die täglichen Broteinheiten anrechnen!

Primel-Stiefmütterchen-Tee

Primel-Stiefmütterchen-Tee ist ein altbekanntes fiebersenkendes Mittel für Kinder. Man mischt je 15 Gramm Primel- und Stiefmütterchenblüten mit 30 Gramm Weidenblättern, 30 Gramm Brunnenkresse und 30 Gramm Sonnenhutwurzel (Korbblütler!).

Zubereitung: Von den getrockneten Zutaten nimmt man 3 Eßlöffel voll, überbrüht sie mit 1 Liter kochendem Wasser und läßt alles für 10 Minuten ziehen.

Innerliche Anwendung: Das Kind sollte stündlich 1 Tasse dieses Tees trinken.

Äußerliche Anwendung: als kalter Wadenwickel – eines der bekanntesten Hausmittel, um hohes Fieber zu senken. Die ausgezogenen Kräuter des Primel-Stiefmütterchen-Tees gibt man in eine Schüssel mit lauwarmem Wasser. Man taucht zwei große Leinenservietten darin ein, legt sie zusammen und umwickelt beide Waden des Kindes vom Knöchel bis zum Knie. Die Tücher sollten faltenfrei liegen. Darüber kommt jeweils ein trockenes Baumwoll- und ein Wolltuch. Der Wadenwickel sollte höchstens 20 bis 30 Minuten angelegt bleiben, danach wird er abgenommen. Nach einer Pause von 1/2 Stunde kann man einen neuen Wickel anlegen. Dies wiederholt man so lange, bis sich die Körpertemperatur normalisiert hat.

✳ **ACHTUNG:** Kann das Kind die Wadenwickel nicht erwärmen, sollte man sie 6 Stunden lang nicht anlegen und es dann erneut versuchen!

Als Faustregel gilt: Man kühlt nur Kinder, denen warm ist. Man wärmt Kinder, denen kalt ist.

Spitzwegerichtee

Spitzwegerichtee hilft bei Kindern besonders schnell gegen Erkältungen.

Zubereitung: 2 Teelöffel Spitzwegerich werden mit 1/4 Liter kochendem Wasser übergossen. Man läßt den Tee 10 bis 15 Minuten lang ziehen, seiht ab und süßt ihn mit 1 Teelöffel Honig oder Fruchtzucker.

Anwendung: Das Kind sollte 1 Tasse Spitzwegerichtee möglichst heiß und nur schluckweise trinken.

✳ **ACHTUNG:** Diabetiker dürfen ihren Tee nur mit Fruchtzucker süßen; dieser muß auf die täglichen Broteinheiten angerechnet werden!

Halsschmerzen

Bei Halsschmerzen haben sich auch in der Kindermedizin Tees und Teemischungen bewährt.

Mit Kamillentee kann man größere Kinder gurgeln lassen. Das vermindert die Entzündung im Hals- und Rachenraum.

Zubereitung: 2 Teelöffel Kamillenblüten (Korbblütler!) werden mit 1/4 Liter kochendem Wasser übergossen, sollten 10 Minuten lang ziehen und werden dann abgeseiht.

Man läßt den Tee zum Gurgeln auf Trinktemperatur abkühlen.

Anwendung: Mehrmals täglich, mindestens jedoch dreimal, sollte das Kind mit dem Kamillentee gurgeln. Am besten wechselt man beim Gurgeln mit Salbeitee ab.

Lindenblüten-Kamillen-Teemischung

Die Lindenblüten-Kamillen-Teemischung ist besonders dann als probates Hausmittel zu empfehlen, wenn die ersten Halsschmerzen auftreten.

Man mischt den Tee aus jeweils 20 Gramm Linden- und Kamillenblüten (Korbblütler!).

Zubereitung: 1 Teelöffel dieser Mischung wird mit 1/4 Liter kochendem Wasser übergossen, soll für 5 Minuten ziehen und wird dann abgeseiht. Man kann mit 1 Teelöffel Honig süßen.

Anwendung: Das Kind sollte den Tee entweder im Mund hin- und herbewegen (das ist gerade bei kleineren Kindern, die noch nicht gurgeln können, ein guter Ersatz), oder aber es trinkt 1 Tasse Lindenblüten-Kamillen-Tee lauwarm und in kleinen Schlucken.

✳ ACHTUNG: Diabetiker dürfen ihren Tee nur mit Fruchtzucker süßen und müssen dies auf ihre Broteinheiten anrechnen!

Salbeitee

Auch Salbeitee eignet sich hervorragend zum Gurgeln, und zwar am besten im Wechsel mit Kamillentee (Korbblütler!).

Zubereitung: 1 Teelöffel Salbei wird mit 1/4 Liter kochendem Wasser übergossen und muß vor dem Abseihen etwa 10 Minuten lang ziehen. Man läßt den Tee zum Gurgeln auf Trinktemperatur abkühlen.

Anwendung: Das Kind sollte mindestens dreimal täglich mit Salbeitee gurgeln. Die reine Gurgelzeit sollte etwa 1 Minute betragen.

Husten

Husten kann gerade Kinder bei Erkältungen sehr quälen. Oft wird er verschleppt und entwickelt sich dann zu einer hartnäckigen Bronchitis. Im Einverständnis mit dem Hausarzt oder Therapeuten sollte man jedoch versuchen, den Husten, der mit einer Erkältung einhergeht, durch Hausmittel zu heilen. Hält der Husten jedoch länger an, muß man unbedingt zur Kontrolle den Arzt aufsuchen!

Fenchelhonig

Fenchelhonig wird von den meisten Kindern gerne als Hustenmittel genommen. Die ätherischen Öle des Fenchels wirken krampflösend und desinfizieren die gereizten Bronchien. Fenchelhonig bekommt man im Reformhaus.

Anwendung: Das Kind sollte drei- bis fünfmal täglich je 1 Teelöffel Fenchelhonig einnehmen.

Hustenbalsam

Hustenbalsam kann man ganz leicht selbst herstellen.

Zubereitung: Man rührt je 1/2 Tasse Sternkieferharz und kalt gepreßtes Olivenöl sämig und gibt dann 7 Tropfen Thymianöl dazu.

Anwendung: Hustenbalsam wird auf Brust und Rücken aufgetragen und mit einem Baumwolltuch bedeckt, über das man noch ein Wolltuch wickelt.

Hustentee

Hustentee für Kinder kann man aus jeweils 30 Gramm Primelblüten, Thymian und Spitzwegerich sowie 50 Gramm blühendem Lungenkraut und 15 Gramm Süßholzwurzel mischen.

Zubereitung: Von den getrockneten Zutaten überbrüht man 3 Eßlöffel mit 1 Liter kochendem Wasser, läßt alles

10 Minuten lang ziehen und seiht ab.
Anwendung: Man gibt diesen Hustentee dem Kind über den Tag verteilt zu
trinken.

Knoblauchsaft

Knoblauchsaft ist ein altes Hausrezept,
das Husten schnell verschwinden läßt.
Zubereitung: 2 Knoblauchzehen wer-
den feingehackt und mit 3 Eßlöffeln
Zucker (man kann auch Fruchtzucker,
Kandis oder Honig nehmen) vermischt.
Das Ganze gibt man in 1/8 Liter Was-
ser und läßt es etwa für 10 Minuten
kochen. Dann muß der Ansatz einige
Stunden stehenbleiben und wird da-
nach durch ein Tuch gepreßt.
Anwendung: Das Kind sollte vom
Knoblauchsaft täglich 1 bis 2 Teelöffel
einnehmen.
✳ ACHTUNG: Diabetiker dürfen dieses
Hausmittel nur mit Fruchtzucker ein-
nehmen!

Lakritze

Lakritze essen Kinder gerne – und sie
ist auch ein gutes Hustenmittel.
Zubereitung: 1 Teelöffel Süßholzwurzel
muß etwa 10 Minuten lang in einer
großen Tasse heißem Wasser ziehen.
Danach seiht man die Flüssigkeit ab.
Anwendung: Man trinkt täglich 1 bis
2 Tassen davon.

Rettich

Rettich ist ein bewährtes und sehr
altes Hausmittel gegen Husten. Auch
gegen Asthma und fieberhafte Erkältungen soll Rettich helfen.
Zubereitung: Man höhlt einen dicken
Rettich aus, füllt Honig hinein und
stellt ihn für einige Stunden an einen
warmen Ort.
Anwendung: Danach gibt man dem
Kind die Füllung und den Rettich
selbst zu essen.
✳ ACHTUNG: Für Diabetiker ist dieses
Hausrezept nicht geeignet!

Rettichhonig

Rettichhonig hat dieselbe heilende
Wirkung.
Zubereitung: 1 Rettich wird geraspelt,
zusammen mit dem austretenden Ret-
tichwasser in eine Tasse gegeben und
dann mit 3 bis 4 Eßlöffeln Honig vermischt. Man läßt das Ganze ein paar
Stunden lang ziehen und preßt es
danach durch ein Leinentuch.
Anwendung: Das Kind sollte täglich 1
bis 2 Teelöffel Rettichhonig einnehmen.
✳ ACHTUNG: Dieses Hausmittel ist für
Diabetiker ungeeignet!

Thymianbad

Ein Thymianbad hat sich vor allem bei
Keuchhusten (der natürlich vom Arzt
oder Therapeuten behandelt werden

muß!) als Hausmittel und unterstützende Maßnahme bewährt. Man kann das Bad fertig in der Apotheke kaufen, aber auch selbst mit getrocknetem Thymian herstellen.

Zubereitung: 100 Gramm Thymiankraut wird mit 1 Liter kochendem Wasser übergossen. Man läßt dies 15 bis 20 Minuten lang ziehen und seiht dann ab. Diese Flüssigkeit setzt man dem Badewasser zu.

Anwendung: Das Kind sollte bei einer konstant gehaltenen Temperatur von etwa 38 °C für 1/4 Stunde im Badewasser bleiben. Danach empfiehlt sich Bettruhe in einem angenehm vorgewärmten Bett – mindestens 1 Stunde lang.

Thymiantee

Thymiantee hat sich als hervorragendes Mittel gerade bei Keuch- und Krampfhusten erwiesen.

Zubereitung: 1 Teelöffel Thymiankraut wird mit 1/4 Liter Wasser übergossen, zum Sieden gebracht und dann abgeseiht. Man kann mit 1 Teelöffel Honig oder Fruchtzucker süßen.

Anwendung: Das Kind sollte täglich 3 Tassen Thymiantee mäßig warm zu sich nehmen.

✳ ACHTUNG: Diabetiker dürfen ihren Tee nur mit Fruchtzucker süßen und müssen dies auf ihre täglichen Broteinheiten anrechnen!

Zwiebelsaft

Zwiebelsaft ist – ebenso wie Knoblauchsaft – ein Hustenmittel aus Großmutters Zeiten. Der Saft soll schnell und anhaltend helfen.

Zubereitung: 1 Zwiebel wird feingehackt, mit 3 Eßlöffeln Zucker (Fruchtzucker, Kandis oder Honig) vermischt, mit 1/8 Liter Wasser versetzt und dann etwa 10 Minuten lang gekocht. Dieser Sud muß danach einige Stunden stehen, bevor er durch ein Tuch ausgepreßt wird.

Anwendung: Das Kind sollte vom Zwiebelsaft täglich mehrmals 1 bis 2 Teelöffel einnehmen.

✳ ACHTUNG: Diabetiker dürfen den Zwiebelsaft nur mit Fruchtzucker süßen!

Schnupfen

Bei Schnupfen hilft ein altes Hausmittel, das angeblich aus China stammt. Seit dem 12. Jahrhundert ist es auch bei uns bekannt.

Hühnersuppe

Man kocht einfach eine Hühnersuppe mit viel Gemüse, Fleisch, Kräutern und Gewürzen. Man sollte die heißen Dämpfe inhalieren und die Suppe nach dem Abkühlen langsam und löffelweise essen.

Geschwächte Abwehrkräfte

Geschwächte Abwehrkräfte können bei Kindern, gerade wenn sie in den Kindergarten oder schon zur Schule gehen, immer wieder zu Ansteckungen mit allen möglichen Krankheiten führen. Man kann die Abwehrkräfte des Körpers jedoch durch einige Hausmittel stärken. Die alten »Skrofeln- und Rachitis-Tees« unserer Großeltern sollte das Kind dann kurmäßig trinken. Sie enthalten meist Augentrost, Gundelrebe, Hirtentäschel, Brunnenkresse, Löffelkraut, Malve, Melisse, Queckenwurzel, Süßholz, Salbei, Schachtelhalm, dreifarbiges Feldstiefmütterchen, Walnußblätter, Wegerich und Wasserfenchel.

Spitzwegerich-Süßholzwurzel-Tee

Bei allgemeiner Schwäche empfiehlt sich ein Spitzwegerich-Süßholzwurzel-Tee. Man mischt dazu jeweils 20 Gramm Spitzwegerichblätter mit Stiefmütterchen- und Malvenblüten sowie 20 Gramm Hirtentäschelkraut und 50 Gramm Süßholzwurzel.
Zubereitung: Man überbrüht 1 Teelöffel der getrockneten Kräuter mit 1 Tasse kochendem Wasser, läßt dies 10 Minuten lang ziehen und seiht dann ab.
Anwendung: Dreimal täglich sollte man dem Kind 1 Tasse dieses Tees zu trinken geben.

Geschwollene Lymphknoten

Neigt das Kind zu geschwollenen Lymphknoten, so empfiehlt sich der Walnuß-Löffelkraut-Tee.

Walnuß-Löffelkraut-Tee

Dafür vermischt man jeweils 30 Gramm Walnußblätter, Wasserfenchel, Gundelrebe, Brunnenkresse und Löffelkraut.
Zubereitung: 2 Eßlöffel der getrockneten Teemischung überbrüht man mit 1/2 Liter Wasser, läßt dies 10 Minuten lang ziehen und seiht dann ab.
Innerliche Anwendung: Das Kind sollte diese Teemenge über den Tag verteilt trinken.
Äußerliche Anwendung: Die ausgezogenen Kräuter werden als Pflaster auf die geschwollenen Lymphknoten gebunden.

Taubnessel-Primel-Tee

Man mischt je 50 Gramm Weiße Taubnessel und Gundelrebe mit je 20 Gramm Schlehdorn- und Primelblüten.
Zubereitung: Von den getrockneten Zutaten werden 2 Eßlöffel mit 1/2 Liter kochendem Wasser überbrüht, müssen 10 Minuten lang ziehen und werden dann abgeseiht.
Anwendung: Das Kind sollte diese Teemenge über den Tag verteilt trinken.

Masern, Mumps, Windpocken

Masern, Mumps und Windpocken sind äußerst ansteckende Virusinfektionen. Sie müssen auf jeden Fall vom Arzt oder Therapeuten behandelt werden. Oft treten diese Kinderkrankheiten geradezu als Epidemien auf. Es gibt jedoch einige Hausmittel, die den Krankheitsverlauf erleichtern.

Bockshornklee-Auflage

Eine Bockshornklee-Auflage ist bei Mumps (oder Ziegenpeter), einer sehr unangenehmen Drüsenschwellung am Hals, hilfreich.
Bockshornklee bekommt man in der Apotheke.
Zubereitung: 1 Eßlöffel gemahlener Bockshornkleesamen wird mit heißem Wasser zu einem Brei angerührt.
Anwendung: Man streicht diesen Brei auf ein Mulläppchen und legt diese Auflage so warm, wie es das Kind als angenehm empfindet, um den Hals. Dann gibt man noch ein Wolltuch darüber.

Schlafstörungen

Schlafstörungen bei Kindern kann man mit einem Schlafkissen verringern. Es hilft beim Entspannen und Einschlafen.

Schlafkissen

Zubereitung: Man mischt je 1 Handvoll Baldrianwurzel, Kamille, Salbei, Rosmarin, Farnkraut, Zitronenmelisse sowie jeweils 10 bis 15 Arnikablüten (Korbblütler!) und Mistelbeeren miteinander und näht alle Zutaten in ein Leinentuch ein.
Anwendung: Man legt das Schlafkissen unter das Kopfkissen. Nach etwa 2 Monaten muß man es erneuern.

Primel-Melissen-Trunk

Der Primel-Melissen-Trunk hilft Kindern beim Einschlafen. Man mischt je 30 Gramm Primel- und Baldrianblüten mit 30 Gramm blühendem Johanniskraut und gibt noch 50 Gramm Melissenblätter hinzu.
Zubereitung: 2 Teelöffel der getrockneten Mischung gibt man auf 1/4 Liter Milch, läßt diese kurz aufkochen und süßt noch mit 2 Teelöffeln Honig.
Anwendung: Dieser Schlaftrunk wird kurz vor dem Zubettgehen getrunken.

Schmerzen beim Wasserlassen

Schmerzen beim Wasserlassen treten bei Kindern manchmal nach einer Unterkühlung auf – etwa nach langem Spiel im Freien bei naßkaltem Wetter oder dem Baden in zu kaltem Wasser.

Meist handelt es sich um eine Erkältung der ableitenden Harnwege. Ein gutes Hausmittel dagegen sind Bäder, in die man ein paar Tropfen ätherisches Öl gibt. Dafür eignen sich Kümmel-, Rosmarin- und Zypressenöl. Wenn sich die Beschwerden nicht rasch bessern, sollte ein Arzt um Rat gefragt werden, um chronisch werdenden Entzündungen zu begegnen.

Kuren

Die beste Zeit für Diäten und Kuren sind Frühjahr und Herbst: Schon seit alters sind das die Jahreszeiten, in denen man Heilpflanzen sammelt und erntet, die sich deshalb für eine Kur anbieten.

Bei einer Kur mit Heilkräutern bemüht man sich, den Körper innerlich zu reinigen und zu entschlacken. Manche Pflanzen regen bestimmte Organe an, andere kräftigen das Gewebe oder haben eine abführende Wirkung. Und natürlich enthalten manche Pflanzen besondere Wirkstoffe oder besonders viele Vitamine, was sie dann als kurgeeignet erscheinen läßt. Ganz allgemein will man mit einer Frühjahrs- oder Herbstkur erreichen, daß der Körper und seine Funktionen aufgefrischt werden, daß der gesamte Organismus angeregt und gestärkt wird. Auch die Widerstandskraft gegen Krankheiten soll erhöht, die Durchblutung gefördert werden. Ein angenehmer Nebeneffekt ist für viele kurende Menschen, daß sie auch Übergewicht verlieren.

✳ ACHTUNG: Eine Frühjahrs- oder Herbstkur sollte man immer mit seinem behandelnden Arzt oder Therapeuten absprechen!

In der Volksmedizin kennt man allerlei Teemischungen und Säfte, die eine Frühjahrs- oder Herbstkur unterstützen können. Die Tees werden alle über einen Zeitraum von 4 Wochen eingenommen, in denen man täglich dreimal 1 Tasse Tee trinkt.

Appetitlosigkeit und Verstopfung

Bei Appetitlosigkeit und Verstopfung hilft die Fenchelteemischung.

Kümmel-, Rosmarin- und Zypressenöl

Jeweils 3 bis 8 Tropfen genügen für ein Vollbad. Vor allem nach dem Rosmarinbad sollte man Bettruhe einhalten.

✳ ACHTUNG: Kinder unter zwei Jahren dürfen nicht mit ätherischen Ölen behandelt werden!

Fenchelteemischung

Man mischt einen Tee aus jeweils 10 Gramm zerstoßenem Fenchelsamen, Goldrutenkraut (Korbblütler!), Hibiskus- und Kamillenblüten (Korbblütler!), Pfefferminzblättern, Stiefmütterchen- und Tausendgüldenkraut sowie jeweils 5 Gramm Brennesselblättern, Ringelblumenblüten (Korbblütler!) und Rotem Sandelholz.

Zubereitung: 2 gehäufte Teelöffel der Mischung werden mit 1/4 Liter kochendem Wasser übergossen, müssen 10 Minuten lang ziehen und werden dann abgeseiht.

Rheuma und Gicht

Bei Rheuma und Gicht trinkt man kurunterstützend die Löwenzahn-Brennessel-Teemischung.

Löwenzahn-Brennessel-Teemischung

Man mischt 20 Gramm Löwenzahnkraut (Korbblütler!) plus Wurzel mit jeweils 10 Gramm Brennesselblättern und Schachtelhalm sowie je 5 Gramm Birkenblättern und Hagebuttenfrüchten plus Samen.

Zubereitung: Man übergießt 2 gehäufte Teelöffel dieser Mischung mit 1/4 Liter kochendem Wasser, läßt alles für 1/4 Stunde ziehen und seiht dann ab.

Entwässerung

Entwässerungsmittel sollen die Nieren veranlassen, viel Körperwasser auszuscheiden. Ob dies gesundheitlich sinnvoll ist, sollte genau geprüft werden. Die folgenden Teemischungen entwässern auf sanfte, natürliche Weise.

Birkenblätter-Brennessel-Teemischung

Man vermischt jeweils 10 Gramm Birken- und Brennesselblätter, Hagebuttenfrüchte mit Samen, Goldrutenkraut (Korbblütler!) und Löwenzahnwurzel mit Kraut (Korbblütler!).

Zubereitung: 2 gehäufte Teelöffel der Mischung werden mit 1/4 Liter kochendem Wasser übergossen. Man läßt das Ganze 10 Minuten lang ziehen und seiht dann ab.

Holunderblüten-Pfefferminz-Teemischung

Man vermischt jeweils 10 Gramm Holunderblüten, Pfefferminzblätter, Schachtelhalm, Bohnenschalen und Brennnesselblätter sowie je 5 Gramm Katzenpfötchen (Korbblütler!) und Rotes Sandelholz.

Zubereitung: Man übergießt 2 gehäufte Teelöffel der Mischung mit 1/4 Liter kochendem Wasser, läßt sie für 10 Minuten ziehen und seiht dann ab.

Schutz der Leber und Stoffwechselanregung

Zum Schutz der Leber und zur Stoffwechselanregung trinkt man die Mariendistel-Löwenzahn-Brennessel-Teemischung.

Mariendistel-Löwenzahn-Brennessel-Teemischung

Sie regt den gesamten Stoffwechsel an. Man kann diesen Tee auch zur Frühjahrs- oder Herbstkur trinken. Man vermischt dazu jeweils 20 Gramm zerstoßene Mariendistelfrüchte und Löwenzahnwurzel mit Kraut (beides Korbblütler!) sowie je 10 Gramm Brennessel- und Birkenblätter und Goldrutenkraut (Korbblütler!).
Zubereitung: 1 bis 2 Teelöffel der Mischung werden mit 1/4 Liter kochendem Wasser überbrüht, sollten 10 bis 20 Minuten lang ziehen und werden dann abgeseiht.
Anwendung: Man trinkt den Tee als Kur zweimal im Jahr etwa 4 Wochen lang. Täglich nimmt man dann 2 Tassen ungesüßten Tee zu sich.

Übergewicht

Bei Übergewicht empfiehlt sich als natürliches Schlankheitsmittel die Birkenblätter-Schachtelhalm-Teemischung.

Birkenblätter-Schachtelhalm-Teemischung

Man mischt je 10 Gramm Birkenblätter mit Schachtelhalm sowie jeweils 5 Gramm Brennesselblättern, Hagebuttenfrüchten plus Samen, Hauhechelwurzel und Löwenzahnwurzel plus Kraut (Korbblütler!).
Zubereitung: Man übergießt 2 gehäufte Teelöffel der Mischung mit 1/4 Liter kochendem Wasser, läßt sie für 10 Minuten ziehen und seiht dann ab.

Frühstückskräutertee

Als Frühstückskräutertee empfiehlt sich während einer Frühjahrs- oder Herbstkur die Birkenblätter-Fenchel-Teemischung.

Birkenblätter-Fenchel-Teemischung

Man vermischt jeweils 10 Gramm Birkenblätter, zerstoßene Fenchelfrüchte, Hagebuttenfrüchte mit Samen, Hibiskus- und Kamillenblüten (Korbblütler!), Löwenzahnwurzel mit Kraut (Korbblütler!), Melissen- und Pfefferminzblätter sowie Stiefmütterchenkraut.
Zubereitung: Über 2 gehäufte Teelöffel der Mischung gießt man 1/4 Liter kochendes Wasser, läßt sie für 10 Minuten ziehen und seiht dann ab.

Frühjahrsmüdigkeit

Gegen Frühjahrsmüdigkeit wirkt der enorm viel Vitamin C enthaltende Grapefruitsaft.

Grapefruitsaft

Anwendung: Mindestens dreimal täglich trinkt der Kurende den Saft von je 1 ausgepreßten Grapefruit.

Leber- und Gallenbeschwerden

Die Leber ist das größte und eines der wichtigsten Entgiftungsorgane des menschlichen Körpers. Durch die oft ungesunde Ernährung in unseren Tagen ist sie häufig überfordert. Nicht nur übermäßiger Alkoholgenuß schädigt die Leber, sondern auch ganz allgemein falsche Ernährungs- und Lebensweise. Ein Sonderfall ist die Gelbsuchterkrankung, die man sich über sehr verschiedene Infektionswege, z. B. mit der Nahrung im Urlaub oder über den Blutweg bei kleinen Verletzungen, holen kann. Natürlich muß ein infektiöser Leberschaden oder eine virusbedingte Erkrankung dieses Organs vom Arzt oder Therapeuten behandelt werden.

Ähnlich verhält es sich mit der Galle: Nur eine fachärztliche Untersuchung kann Klarheit darüber bringen, ob eine ernsthafte Erkrankung vorliegt.

✳ ACHTUNG: Alle akuten Beschwerden von Leber und Galle müssen sofort vom Arzt (Notdienst!) behandelt werden!

Leberbeschwerden

Bei Leberbeschwerden sind exakte medizinische Diagnosemethoden unerläßlich. Der Arzt oder Therapeut kann feststellen, ob therapiebedürftige Leberwerte vorhanden sind. Er wird auch entscheiden, ob man sich mit Hausmitteln behandeln kann. Leberstauungs- oder Abflußbeschwerden und auch eine Reizgalle kann man dann – nach ärztlicher Rücksprache – mit den folgenden Hausmitteln korrigieren:

Artischockensaft

Artischockensaft enthält Stoffe, die die Leber entgiften und die Gallensaftabsonderung anregen. Außerdem bauen die Wirkstoffe dieser Pflanze, die der Mariendistel sehr ähnlich ist, erhöhte Blutfettwerte ab. Den Saft bekommt man in der Apotheke.
Anwendung: Dreimal täglich sollte der Patient je 1 Eßlöffel Artischockensaft nach dem Essen einnehmen.

Artischockentrunk

Der Artischockentrunk stammt angeblich aus alten Zigeunerüberlieferungen und hat eine ähnliche Wirkung wie der Artischockensaft.

Zubereitung: Je 1 Handvoll Artischockenblätter und Rosmarin werden gemischt und mit 1 Liter trockenem, naturreinem Rotwein übergossen. Man fügt 10 bis 15 Safrannarben hinzu. Dies alles wird in eine Flasche gegeben, gut verschlossen und sollte im Dunkeln für etwa 14 Tage ruhen. Danach seiht man die Mischung durch und bewahrt den Trunk in einer dunklen Flasche auf.

Anwendung: Zweimal täglich sollte man nach den Hauptmahlzeiten 1 Likörglas dieses Artischockentrunks zu sich nehmen.

✳ ACHTUNG: Natürlich darf man den Artischockentrunk nur dann einnehmen, wenn man keine alkoholabhängigen Leberbeschwerden hat!

Eisenkrauttee

Eisenkrauttee hilft ebenfalls bei Leberleiden.

Zubereitung: 2 Teelöffel Eisenkraut werden mit 1 Tasse kochendem Wasser überbrüht, müssen 10 Minuten lang ziehen und werden abgeseiht.

Anwendung: Man trinkt diesen Tee tagsüber mehrmals in kleinen Schlucken.

Gänseblümchentee

Gänseblümchentee ist ebenfalls ein bewährtes altes Hausmittel gegen Leberleiden.

Zubereitung: Man vermischt 20 Gramm Brennesselblätter, 10 Gramm Andornkraut sowie 20 Gramm Gänseblümchenblüten (Korbblütler!) und überbrüht diese Kräuter mit 1 Liter kochendem Wasser. Zugedeckt soll die Mischung 10 Minuten lang ziehen. Dann wird der Tee durch ein Mulltuch abgeseiht.

Anwendung: Tagsüber trinkt man vom Gänseblümchentee alle 2 Stunden 1 Tasse.

Leberblümchenabsud

Leberblümchenabsud soll nach alter Überlieferung bei eingeschränkter Leberfunktion helfen.

Zubereitung: 1 Eßlöffel Leberblümchenblätter wird mit 1 Tasse kochendem Wasser überbrüht. Dieser Sud soll 10 Minuten lang ziehen und wird dann abgeseiht.

Anwendung: Täglich sollte man bei Bedarf 2 bis 3 Tassen von diesem Absud trinken.

Man kann Leberblümchen auch als Kaltauszug zubereiten: Dann nimmt man 4 Teelöffel auf 1/2 Liter kaltes Wasser und läßt dies 8 Stunden lang stehen. Davon trinkt man dann jeden zweiten Tag 2 bis 3 Tassen.

Leinkrauttee

Leinkrauttee ist ebenfalls gut als Tee gegen Leberbeschwerden geeignet.

Zubereitung: 1 bis 2 Teelöffel werden mit 2 bis 4 Tassen kochendem Wasser überbrüht, müssen 1/4 Stunde lang ziehen und werden dann abgeseiht.

Anwendung: Man trinkt diesen Aufguß über den Tag verteilt in kleinen Schlucken.

Mariendisteltee

Mariendisteltee ist bei Leberbeschwerden das beste und am längsten bewährte Hausmittel.

Zubereitung: 2 Teelöffel zerstoßene Mariendistelfrüchte (Korbblütler!) werden mit 1/4 Liter kochendem Wasser übergossen, sollten 10 bis 20 Minuten lang ziehen und werden abgeseiht.

Anwendung: Als Teekur sollte man Mariendisteltee für 4 bis 6 Wochen täglich trinken, und zwar jeweils 1 Tasse ungesüßten Tee morgens auf nüchternen Magen, mittags 1/2 Stunde vor dem Essen und abends vor dem Zubettgehen. Der Tee wird sehr warm und schluckweise getrunken.

Rettichsafthonig

Rettichsafthonig ist – als Wechselkur – ein probates Hausmittel, das wohltuend auf Leber und Galle wirkt.

Zubereitung: Für den ersten Tag der Wechselkur stellt man im Entsafter Rettichsaft her. Für den zweiten Tag mischt man 150 Milliliter Milch mit 3 Teelöffeln Honig.

Anwendung: Im täglichen Wechsel trinkt man einen Tag dreimal täglich 1/8 Liter Rettichsaft sowie am zweiten Tag dreimal täglich je 150 Milliliter Honigmilch. Man sollte diese Kur etwa 2 Wochen lang durchführen.

✳ **ACHTUNG:** Diabetiker können dieses Hausmittel nicht anwenden!

Saathafer

Saathafer hilft als Zugabe bei einem Vollbad gegen Leberbeschwerden.

Anwendung: 1 Kilogramm Hafer wird mit 3 Litern heißem Wasser überbrüht, sollte gut 1/4 Stunde lang ziehen und wird dann abgeseiht. Den Absud gibt man dem Vollbad zu.

Schafgarbentee

Schafgarbentee ist krampflösend und wirkt entzündungshemmend. Bei Leber- und Gallenbeschwerden wird er sehr gern als altes Hausmittel getrunken.

Zubereitung: 1 Teelöffel zerschnittene Schafgarbe (Korbblütler!) wird mit 1 Tasse kochendem Wasser übergossen. Man läßt alles für 1/4 Stunde ziehen und seiht dann ab.

Anwendung: Täglich sollte man 3 Tassen des ungesüßten Tees mäßig warm trinken.

Wegwarte

Wegwarte – als Tee zu sich genommen – lindert Leberbeschwerden.
Zubereitung: 2 Teelöffel Wegwartenwurzel werden mit 1 Tasse kochendem Wasser übergossen, sollten 10 Minuten lang ziehen und dann abgeseiht werden.
Anwendung: Man trinkt davon täglich 2 Tassen.

Winterlinde

Winterlinde – nicht als Tee, sondern als Holzkohle – soll nach altem Glauben ebenfalls gegen Leberleiden wirksam sein.
Anwendung: Man nimmt 1 Monat lang täglich 1/2 Teelöffel gepulverte Lindenholzkohle ein.

Vorgeschädigte Leber

Bei einer bereits vorgeschädigten Leber kann man mit Hausmitteln und Teemischungen dazu beitragen, daß sich unser wichtigstes Entgiftungsorgan wieder regenerieren kann und gut ausheilt.

Als Tees sind dafür geeignet: Ackergauchheil, Betonie, Boldoblätter, Dost, Ehrenpreis, Hirtentäschel, Johanniskraut, Kalmus, Leberblümchen, Löwenzahnblüten (Korbblütler!), Mariendistelsamen (Korbblütler!), Meisterwurz, Odermennig, Salbei, Selleriekraut, Walnußblätter und Wegwarte (Korbblütler!).

Bierhefetabletten

Bierhefetabletten (aus der Apotheke) sind oft hilfreich, wenn die Leberwerte bei chronischen Problemen reguliert werden sollen.
Anwendung: Täglich nimmt man – über einen Zeitraum von 3 Monaten – 30 Stück Bierhefetabletten ein.

Boldo-Johanniskraut-Tee

Boldo-Johanniskraut-Tee ist empfehlenswert nach einer Leberentzündung: Man vermischt dazu je 50 Gramm Boldoblätter, Johanniskraut und Leberblümchenblätter mit 100 Gramm gemörsertem Mariendistelsamen (Korbblütler!).
Zubereitung: 3 Eßlöffel der getrockneten Mischung überbrüht man mit 1 Liter kochendem Wasser, läßt dies 10 Minuten lang ziehen und seiht ab.
Anwendung: Mindestens 4 Wochen lang trinkt man 1 Liter Tee über den Tag verteilt.

Johanniskraut-Dost-Tee

Johanniskraut-Dost-Tee hilft gegen erhöhte Leberwerte mit vermindertem
Appetit. Man mischt je 80 Gramm
Johanniskraut und gemörserten
Mariendistelsamen (Korbblütler!) mit
je 15 Gramm Dost und Ackergauchheil-
kraut, 30 Gramm Odermennigkraut
sowie je 25 Gramm Kalmuswurzel und
Meisterwurz.
Zubereitung: 3 Eßlöffel der getrock-
neten Mischung werden mit 1 Liter
Wasser überbrüht, sollten 10 Minu-
ten lang ziehen und werden dann ab-
geseiht.
Anwendung: Man trinkt vor jeder
Mahlzeit 1/2 Tasse dieses Tees, nach
jeder Mahlzeit dann jeweils 1 ganze
Tasse.

Mariendistelsamen-Ackergauchheil-Tee

Diesen Tee sollte man bei tastbar geschwollener Leber trinken. Man vermischt dazu 80 Gramm gemörserten
Mariendistelsamen (Korbblütler!),
100 Gramm Ackergauchheilkraut und
50 Gramm Walnußblätter.
Zubereitung: 3 Eßlöffel der getrockneten Teemischung werden mit 1 Liter
kochendem Wasser überbrüht, sollten
10 Minuten lang ziehen und werden
dann abgeseiht.
Innerliche Anwendung: Man trinkt
während des Tages stündlich 1 Tasse
dieses Tees.

Äußerliche Anwendung: Mehrere Handvoll Ackergauchheilkraut werden gehackt und sollten als dicht gepackte
Auflage über die geschwollene Leber
gelegt werden.

Mariendistelsamen-Ehrenpreis-Tee

Mariendistelsamen-Ehrenpreis-Tee ist
gut, wenn der Patient erhöhte Leberwerte mit erhöhten Blutfettwerten hat.
Man vermischt dazu 80 Gramm gemörserten Mariendistelsamen (Korbblütler!), je 35 Gramm Ehrenpreiskraut, Salbeiblätter und Walnußblätter
sowie 25 Gramm Löwenzahnblüten
(Korbblütler!).
Zubereitung: 3 Eßlöffel der getrockneten Zutaten werden mit 1 Liter Wasser
überbrüht, sollten 10 Minuten lang
ziehen und werden dann abgeseiht.
Anwendung: Diese Teemenge wird
über den Tag verteilt getrunken.

Zinnkrautumschläge

Zinnkrautumschläge helfen bei Leber-
spannungsschmerz.
Anwendung: 14 Tage lang sollen täglich Umschläge mit frischem, grünem,
gehacktem Zinnkraut über der Leber
befestigt werden. Die Umschläge
werden Tag und Nacht am Körper behalten – alle 12 Stunden wechseln!

Gallenbeschwerden

Sie gehören – ob es sich nun um eine Gallenblasenentzündung, Entzündungen der Gallenwege oder Gallensteine mit Gallenkoliken handelt – auf jeden Fall in ärztliche Behandlung. Bei Gallensteinen wird unter Umständen sogar eine Operation unumgänglich sein – auch dies wird der Arzt entscheiden. Es gibt jedoch auch für Gallenbeschwerden, ja sogar für Erkrankungen der Galle probate Hausmittel, die in Abstimmung mit dem Arzt oder Therapeuten Beschwerden lindern können.

Alanttee

Alanttee (Korbblütler!) soll bei Gallenleiden gut helfen.
Zubereitung: Man macht einen Aufguß aus 1 bis 2 Teelöffeln Alantwurzel auf 1/2 Liter kochendes Wasser, läßt dies 10 Minuten lang ziehen und seiht ab.
Anwendung: Diesen Tee trinkt man über den ganzen Tag verteilt.

Brunnenkressesaft

Brunnenkressesaft lindert Gallenbeschwerden.
Anwendung: 1 Teil frischer Brunnenkressesaft wird mit 4 Teilen Wasser vermischt. Man nimmt davon täglich 3 Teelöffel ein.

Heublumensack

Der Heublumensack hat sich auch bei Gallenbeschwerden gut bewährt. Nicht nur akute, auch chronische Schmerzen lassen sich damit lindern. Man kann in der Apotheke bereits fertige Heublumensäcke kaufen.

Leberblümchenauszug

Leberblümchenauszug hilft rasch bei Gallenbeschwerden.
Zubereitung: 4 Teelöffel Kraut werden mit 1/2 Liter kaltem Wasser vermischt und sollten 8 Stunden lang stehen. Dann wird abgeseiht.
Anwendung: Jeden zweiten Tag trinkt man 2 bis 3 Tassen davon.

Löwenzahntee

Löwenzahntee reguliert den Gallefluß.
Zubereitung: 2 Teelöffel Löwenzahnwurzel mit Kraut (Korbblütler!) mit 1/4 Liter Wasser übergießen. Dies bringt man zum Sieden und nimmt es 1 Minute danach vom Herd. Man läßt alles 10 Minuten lang ziehen und seiht dann ab.
Anwendung: Täglich sollte der Patient 2 Tassen Löwenzahntee ungesüßt zu sich nehmen. Im Frühjahr und Herbst empfiehlt sich eine Teekur von jeweils 6 bis 8 Wochen.

Milch

Milch – das wußten schon unsere Großeltern – sollte man täglich als Schlaftrunk zu sich nehmen: Dann nämlich schützt sie vor Gallensteinen. Durch Milch wird die Gallenblase zur Entleerung gezwungen – es können sich keine Kristalle bilden, die später zu Gallensteinen werden.
Anwendung: Zur Vorbeugung sollte man regelmäßig abends vor dem Zubettgehen 1 Glas erwärmte Milch trinken.

Rettichsaft

Rettichsaft kann Gallenbeschwerden ebenfalls lindern.
Anwendung: Täglich nimmt man 8 bis 10 Eßlöffel frisch ausgepreßten Rettichsaft ein.

Steinbrechsamen

Steinbrechsamen in Wasser sind ein mittelalterliches Rezept aus der Medizin der Hildegard von Bingen. Kleinere Gallensteine sollen damit beseitigt werden.
Zubereitung: Man gibt 1/2 Messerspitze zerstoßenen Steinbrechsamen in 1/2 Glas Wasser.
Anwendung: Die Mischung wird regelmäßig nach jeder Mahlzeit eingenommen.

Gestörter Galleabfluß

Gestörten Galleabfluß kann man durch allerlei altbekannte Hausmittel regulieren. Zusätzlich helfen die Rezepte aus dem Hausschatz, die Galleproduktion zu fördern.

Edelgamanderaufguß

Edelgamanderaufguß wirkt positiv auf den Galleabfluß ein.
Zubereitung: 1 bis 2 Teelöffel des Krauts überbrüht man mit 1 Tasse Wasser, läßt dies 10 Minuten lang ziehen und seiht dann ab.
Anwendung: Vor den Mahlzeiten trinkt man dreimal täglich je 1 Tasse.

Himbeertee

Himbeertee ist ein altbekanntes Mittel gegen Gallenleiden.
Zubereitung: 1 bis 2 Eßlöffel Himbeerblätter werden mit 1 Tasse Wasser überbrüht, sollten 10 Minuten lang ziehen und werden abgeseiht.
Anwendung: Man trinkt diesen Tee tagsüber mehrmals.

Honigmilch

Honigmilch nimmt man bei Gallenbeschwerden, die durch einen schlechten Galleabfluß entstehen, im Rahmen einer Kur zu sich.

Zubereitung: 1 Glas abgekochte, noch warme Milch wird mit 3 Eßlöffeln Honig verrührt.
Anwendung: Täglich sollte man 2 bis 3 Wochen lang täglich zwischen den Hauptmahlzeiten je 1 Glas der Honigmilch trinken.
✳ **ACHTUNG:** Für Diabetiker ist dieses Hausmittel ungeeignet!

Kardobenediktenkraut-Ringelblumen-Tee

Kardobenediktenkraut-Ringelblumen-Tee lindert die Schmerzen, die manchmal mit Galleabflußstörungen einhergehen. Man vermischt je 30 Gramm Kardobenediktenkraut (Korbblütler!), Primelblüten, Ringelblumen (Korbblütler!), Salbeiblätter und Andornkraut mit 90 Gramm Gänsefingerkraut.
Zubereitung: 3 Eßlöffel der getrockneten Mischung werden mit 1 Liter kochendem Wasser überbrüht, sollten 10 Minuten lang ziehen und werden dann abgeseiht.
Anwendung: Man trinkt diesen Tee zur Kur (4 Wochen), täglich 1 Liter über den Tag verteilt.

Knoblauch

Knoblauch wirkt galletreibend – das wußten schon unsere Großmütter.
Anwendung: Kleingehackter Knoblauch wird bei Bedarf mehrmals täg-

lich – 1 Messerspitze – pur oder als Zusatz in Salat oder Quark eingenommen.

Kurkuma

Kurkuma bekommt man in der Apotheke. Sie ist ein Ingwergewächs und wird in der asiatischen Küche gern verwendet. Sie hat eine die Galleproduktion anregende Wirkung und wird deshalb als bewährtes Hausmittel bei Gallen- und Leberleiden verwendet.
Anwendung: Dreimal täglich nach dem Essen soll der Patient je 1/2 Gramm Kurkumapulver einnehmen. Dann trinkt man 1/4 Liter warmes Wasser.

Liebstöckel-Odermennig-Tee

Liebstöckel-Odermennig-Tee hilft, wenn der Galleabfluß durch Bewegungsmangel gestört ist. Man vermischt je 40 Gramm gemörserten Liebstöckelsamen, blühendes Odermennigkraut und blühendes Wegwartenkraut (Korbblütler!) mit je 20 Gramm Bitterklee und gemörserter Enzianwurzel.
Zubereitung: 3 Eßlöffel der getrockneten Mischung werden mit 1 Liter kochendem Wasser überbrüht, sollten 10 Minuten lang ziehen und werden dann abgeseiht.
Anwendung: Man trinkt 1 Tasse Tee etwa 1/4 Stunde vor jeder Mahlzeit

und 1 Tasse nach dem Essen. Zu jeder Tasse Tee macht man 5 Kniebeugen und fünfmal Rumpfkreisen.

Melissen-Krauseminze-Tee

Melissen-Krauseminze-Tee hilft, wenn durch den gestörten Galleabfluß die Eingeweidemuskulatur zu Verspannungen neigt. Man vermischt je 30 Gramm Krauseminze und Melissenblätter, 80 Gramm Gänsefingerkraut, 30 Gramm Angelikawurzel, je 15 Gramm gemörserten Kümmel und gemörserten Koriander sowie 30 Gramm Primelblüten.

Zubereitung: Von den getrockneten Zutaten nimmt man 3 Eßlöffel, überbrüht sie mit 1 Liter kochendem Wasser und läßt dies 10 Minuten lang ziehen. Danach wird abgeseiht.

Anwendung: Man trinkt mehrmals täglich 1 Tasse dieses Tees (zur Kur). Bei Spannungsbeschwerden nimmt man jedoch 1/2 Liter Tee innerhalb 1/2 Stunde zu sich.

Pfefferminztee

Pfefferminztee schmeckt gut, wirkt günstig auf Magen und Darm und ist auch ein hervorragendes Mittel, um gestörten Gallefluß wieder in Gang zu bringen. Außerdem hilft der Pfefferminztee, die Galleproduktion zu fördern.

Zubereitung: 1 gehäufter Teelöffel Pfefferminzblätter wird mit 1/4 Liter kochendem Wasser übergossen. Man muß den Tee 10 Minuten lang zugedeckt ziehen lassen, dann abseihen.

Anwendung: Man trinkt 2 bis 3 Tassen ungesüßten Pfefferminztee täglich.

Rettichsaft

Rettichsaft sollte kurmäßig angewendet werden. Er ist ein altes Hausmittel gegen mangelhaften Gallefluß. Sogar entzündete Gallenwege können mit einer Rettichsaftkur geheilt werden.

Anwendung: Frischer Rettichsaft wird über eine Zeitspanne von etwa 2 Wochen täglich getrunken, und zwar vor den Hauptmahlzeiten jeweils 1 Glas (50 bis 100 Gramm Rettichsaft).

Sauerampfer-Bitterklee-Tee

Sauerampfer-Bitterklee-Tee hilft gegen Übelkeit und Brechreiz, die durch einen gestörten Galleabfluß entstehen können. Man vermischt 80 Gramm Gänsefingerkraut mit je 50 Gramm Sauerampferblättern, getrockneten Schlehen und gemörserter Ingwerwurzel sowie je 30 Gramm Pomeranzenschalen, Bitterklee und Dillsamen.

Zubereitung als Tee: 2 Eßlöffel der getrockneten Mischung werden mit 1 Liter kochendem Wasser überbrüht, sollten 10 Minuten lang ziehen und werden dann abgeseiht.

Zubereitung als Trunk: 8 Eßlöffel der getrockneten Mischung werden mit 3/4 Liter Wodka aufgekocht und danach abgeseiht.

Anwendung: Den Tee trinkt man zur Kur über 3 Wochen Dauer, jeweils 1 Liter über den Tag verteilt. Vom Trunk nimmt man täglich vor jeder Mahlzeit 1 Eßlöffel ein.

Schwarzkümmel

Schwarzkümmel wird gegen Gallenleiden als Aufguß verwendet.

Zubereitung: 1 Teelöffel Schwarzkümmelsamen wird mit 1 Tasse Wasser überbrüht, sollte 10 Minuten lang ziehen und wird dann abgeseiht.

Männerbeschwerden

Frauen können ziemlich offen über ihre Unpäßlichkeiten reden. Für sie ist Gesundheit ein durchaus gesellschaftsfähiges Thema. Männer haben es da schwerer: Im Beruf, aber auch im Privatleben, will Adam nicht zugeben, daß er in die Jahre kommt, daß er sein Haar verliert und daß auch die körperliche Spannkraft nachläßt. Seine Ängste versucht der Normalmann durch besondere Leistungsbeweise zu unterdrücken. Man(n) gibt sich etwa besonders sportlich und

Anwendung: Jeden Tag sollte man von diesem Aufguß 2 Tassen zu sich nehmen.

Wurzeltrunk

Wurzeltrunk hilft bei Galleabflußstörungen, die von Appetitlosigkeit begleitet sind. Man vermischt je 30 Gramm gemörserte Zitwer-, Ingwer-, Löwenzahn- (Korbblütler!), Kalmus- und Enzianwurzel.

Zubereitung: 2 Eßlöffel der Mischung werden in einer Mischung aus 1/2 Liter Wasser und 1/4 Liter Südwein (Samos) gekocht. Dann seiht man ab.

Anwendung: Von diesem Gebräu nimmt man 9 Tage lang jede 1/2 Stunde 1 Likörgläschen ein.

pflegt den Körper (vor allem das ausfallende Haupthaar) intensiver als in jüngeren Jahren, um nur ja nicht zugeben zu müssen, daß nicht mehr alles so perfekt funktioniert. Es ist andererseits aber auch möglich, das Älterwerden als ein notwendiges, interessantes Voranschreiten zu erleben. Natürlich gibt es auch Hausmittel für spezielle Männerprobleme.

Früher wurden diese Mittel meist hinter vorgehaltener Hand weitergegeben.

Nachlassende Sexualkraft

Männerwein und Bärlauchwein sollen bei Beschwerden im sexuellen Bereich helfen und eine entspannte, befriedigende Sexualität fördern.

Männerwein

Man vermischt 80 Gramm Damianablätter, 40 Gramm Walnußblätter, 50 Gramm Weidenröschenkraut mit Blüte sowie 30 Gramm Brennesselblätter.
Zubereitung: 3 gehäufte Eßlöffel der getrockneten Zutaten gibt man zu 3/4 Liter naturreinem, trockenem Weißwein, läßt alles für 12 Minuten kochen und filtert dann ab.
Anwendung: Man kann Männerwein frisch und warm trinken oder aber zur Vorratshaltung in Flaschen abfüllen.

Bärlauchwein

Eine ähnliche Wirkung hat Bärlauchwein. Der durchblutungsfördernde Wirkstoff im Bärlauch ist zwölfmal so stark wie im Knoblauch. Der Vorteil des Bärlauchs: Die ätherischen Öle – die den starken Geruch verursachen – sind viel schneller verflogen.
Zubereitung: 1 Handbreit gehackte, frische (gibt es bis Juni in unseren Wäldern; man kann Bärlauch auch gut einfrieren!) oder dieselbe Menge tiefgefrorene Bärlauchblätter in eine 0,7-Liter-Flasche geben, mit naturreinem, herbem Wein auffüllen und im Wasserbad erhitzen – so lange, bis in der Flasche Siedeperlen aufsteigen. Die Flasche stellt man 1 Woche lang verkorkt ans Licht und seiht dann gründlich ab. Der Bärlauchwein sollte dann kühl und dunkel gelagert werden.
Anwendung: Jeden Abend trinkt man 1/4 Liter des Weins.

Streß und Erschöpfung

Herrensuppe

Herrensuppe eignet sich besonders gut für schlanke, gestreßte und erschöpfte Männer.
Zubereitung: 1 Sellerieknolle wird im Ofen in Alufolie gebacken. Ein etwa mandarinengroßes Stück davon verrührt man mit frischer Sahne zu einem sämigen Brei. Diesen Brei gießt man mit 1 Tasse guter Bouillon auf, erhitzt die Cremesuppe im Wasserbad (ohne sie aufzukochen, sonst bildet die Sahne Fettaugen!) und streut gehackte Kresse, gemörserte Kürbiskerne, Alfalfasprossen, gehackte Liebstöckelblätter, geriebene Karotten oder frische Estragonblätter darüber.
Anwendung: Man sollte diese Suppe kurmäßig 3 Wochen lang täglich als Vorspeise zur Hauptmahlzeit essen.

Männerspeise

Aus den Überlieferungen der Hildegard von Bingen stammt die folgende Männerspeise. Die kräuterkundige Hildegard empfiehlt sie für magere, erschöpfte Männer. Wegen des hohen Leberanteils ist sie allerdings nicht für Gichtkranke geeignet.

Zubereitung: Man kocht die Leber von geschlechtsreifen männlichen Tieren (Bulle, Schaf, Hirsch oder Ziegenbock). Pro Liter Kochwasser gibt man 1 Eßlöffel Kräutermischung (aus 30 Gramm Haselnußkätzchen, 10 Gramm Fetthenne und 2,5 Gramm Samen der Uferzaunwinde – alles getrocknet) sowie fettes Fleisch (Menge wie Leber) hinzu. Man würzt die Brühe nach Geschmack und seiht die Suppe dann gut ab. Das Kochfleisch dreht man durch den Wolf und macht – mit demselben Anteil magerem Frischhack – Frikadellen daraus. Die Leber wird in Portionen geschnitten und mit reichlich Suppe serviert. Oder man macht Leberknödel daraus und serviert sie als Suppeneinlage.

Fitmacher

Ein Fitmacher für all jene Männer, die sich durch zu gute Lebensart geschadet haben, wird von Pfarrer Künzle empfohlen. »Modernisiert« lautet das Rezept so:

Anwendung: Dreimal täglich vor dem Essen nimmt man 3 Monate lang je 10 Tabletten Bierhefe (aus der Apotheke) ein. Außerdem ißt man bei jeder noch so kleinen Mahlzeit einen Rohkostanteil (Obst, Salate, rohe Möhren, Gurke, Radieschen usw.). In diesem Vierteljahr verzichtet man auch strikt auf Alkohol.

Vanille-Basilikum-Tinktur

Müde Männer werden auch durch Vanille-Basilikum-Tinktur wieder munter.

Zubereitung: Man setzt 3 gemörserte Vanilleschoten, 25 Gramm gemörserte Basilikumsamen sowie 40 Gramm getrocknete und gemörserte Bertramwurzel mit 3/4 Liter gutem Wodka oder klarem Kornschnaps an. Dies läßt man gut 2 Wochen lang ziehen, erhitzt es im Wasserbad, bis Siedeperlen aufsteigen, und seiht dann gründlich ab.

Anwendung: Täglich trinkt man abends 1 Tasse Damianakrauttee, in den man 3 Eßlöffel der Vanille-Basilikum-Tinktur gegeben hat.

Kräuterklößchen

Kräuterklößchen als Suppeneinlage sollen eine aufmunternde Wirkung haben.

Zubereitung: Man nimmt 7 Blätter frische Fetthenne, 7 Stiele mit 8 Blättern Basilikum, 5 Blätter Bärlauch (oder 3 Knoblauchzehen), 7 Walnüsse, 2 frische Eidotter. Die Kräuter werden sehr fein gehackt, die Nüsse gemörsert, und alles wird unter die Dotter gerührt. Man gibt nun so viele Brösel von altbackenem Vollkorn- oder Dinkelbrot dazu, bis sich Klößchen formen lassen. Diese läßt man in siedendem Salzwasser garen (nicht kochen).

Anwendung: Man serviert diese Klößchen oft und reichlich in Bouillon, in Gemüse- oder Cremesuppen. Man kann die oben angegebenen Kräuter und Nüsse ohne Ei auch in einen frischgeernteten Salat geben, mit Zitrone säuern, mit nur wenig Vollmeersalz würzen und mit Rahm oder Distelöl abrunden.

Kochwürze

Als Kochwürze eignet sich gut folgende Mischung, die nicht nur den Appetit bei einem gepflegten Mahl anregt, sondern auch durch ihre Inhaltsstoffe Streß abbaut und neue Kräfte weckt: 100 Gramm Vollmeersalz, je 10 Gramm getrocknetes, gemörsertes Basilikumkraut und pulverisierte Ingwerwurzel, je 15 Gramm pulverisierte Bertramwurzel und Damianablätter sowie 5 Gramm pulverisierter Gelber Senf.

Zubereitung und Anwendung: Alle Zutaten werden gut miteinander vermischt. Man nimmt dies als Kochwürze für Suppen, Eintöpfe, Gemüse- und Fleischgerichte.

Haarausfall

Kuhfett und -gelee

Gegen Haarausfall sollen Kuhfett und -gelee, beides uralte Hausmittel, helfen. Wissenschaftlich erwiesen ist mittlerweile, daß östrogenhaltige Salben die Haarwurzelschädigung aufhalten können. Bei Schwächen im Skelett- und Knorpelbereich verordnet man heute auch Gelatine.

Zubereitung: Man nimmt Kochfleisch von der Kuh und 1 Kalbsfuß. Beides wird in salzlosem Wasser so lange gekocht, bis sich alle Knochen vom Fleisch gelöst haben und stumpf und rauh geworden sind. Die Brühe muß man abseihen, solange sie warm ist, weil sie sonst geliert. Dann liest man die Knochen aus dem Abgußgut (die Fleischreste kann man für Frikadellen verwenden). Ist die Brühe erkaltet, löst man die Fettschicht als ganze Platte ab. Sie wird dann unter fließendem, eiskaltem Wasser von den Geleeresten befreit.

Anwendung: Das Kuhfett verwendet man zum Einreiben der Kopfhaut. Das Gelee mischt man morgens und abends eßlöffelweise unter seine Speisen.

Prostatabeschwerden

Sie treten bei Männern über 50 Jahren sehr häufig auf. Eine Schwellung oder Entzündung der Prostata führt zu Problemen bei der Harnausscheidung. In den meisten Fällen ist die Vergrößerung der Prostata gutartig, doch sollte man auf jeden Fall bei Beschwerden einen Arzt aufsuchen und nicht selbst an sich herumdoktern. Der Facharzt – ein Urologe – kann schnell feststellen, ob die Prostatabeschwerden gut- oder bösartig sind. In manchen Fällen muß eine Prostatawucherung operativ entfernt werden. Doch man kann die ärztliche Behandlung mit Hausmitteln unterstützen und so unter Umständen um eine Operation herumkommen. Dennoch gilt gerade bei Prostatabeschwerden: Eine Facharztuntersuchung ist unerläßlich.

Brennessel-Birkenblätter-Tee

Brennessel-Birkenblätter-Tee wirkt besonders wassertreibend und ist daher bei Prostatabeschwerden zu empfehlen. Die Teemischung besteht aus 30 Gramm Weidenröschen, 20 Gramm Brennesselblättern, je 10 Gramm Birkenblättern, Bohnenschalen, Löwenzahnwurzel mit Kraut (Korbblütler!), Schachtelhalm und Orthosiphon (indischer Blasen- und Nierentee).
Zubereitung: 2 Teelöffel dieser Mischung übergießt man mit 1/4 Liter kochendem Wasser. Man läßt dies 10 Minuten lang ziehen und seiht ab.
Anwendung: Diese Teemischung sollte man zur Kur etwa 3 bis 4 Wochen lang trinken, und zwar täglich 2 Tassen ungesüßten Tee.

✳ **ACHTUNG:** Wenn der Patient unter Wasseransammlungen im Körper leidet (Ödeme), sollte er auf jeden Fall den Arzt oder Therapeuten aufsuchen. Wassertreibende Tees und Teemischungen darf man dann eigenverantwortlich nicht über einen längeren Zeitraum hinweg trinken. Zu wassertreibenden Tees rechnet man Bärentraube, Bohnenschalen, Brennessel, Birke, Gänsefingerkraut, Goldrute (Korbblütler!), Hauhechel, Liebstöckel, Orthosiphon, Quecke, Sarsaparille, Schachtelhalm, Segge und Vogelknöterich.
VORSICHT: Extrem magenempfindliche Patienten können durch den Löwenzahn (Korbblütler!) Magenschmerzen bekommen. Dann die Teekur sofort abbrechen! Man kann sie aber nach 3 Tagen – ohne Löwenzahnbeimischung – fortsetzen.

Brennesseltee

Brennesseltee ist schon seit alters als wassertreibendes Mittel bekannt. Für ihn gilt dasselbe wie für die vorhergehende Teemischung. Will man zusätzlich eine bessere Organdurchblutung erreichen, sollte man immer Blätter der Schwarzen Brennessel nehmen.
Zubereitung: 2 Teelöffel Brennesselblätter werden mit 1/4 Liter kochendem Wasser übergossen. Man läßt den Tee 10 Minuten lang ziehen und seiht ihn dann ab.

Anwendung: Vom Brennesseltee sollte man täglich 2 Tassen ungesüßt zur Kur über 3 bis 4 Wochen trinken.

✳ **ACHTUNG:** Wer unter Wasseransammlungen im Körper leidet, die durch eine eingeschränkte Herz- oder Nierentätigkeit ausgelöst werden, darf eigenverantwortlich über einen längeren Zeitraum hinweg keine wassertreibenden Tees trinken!

In diesem Fall bitte vor dieser Teekur auf jeden Fall den Arzt befragen!

Goldrutentee

Goldrutentee hilft, wenn gleichzeitig Entzündungen eingetreten sind.

Zubereitung: 2 Teelöffel Goldrutenkraut (Korbblütler!) werden mit 1 Tasse Wasser überbrüht. Man läßt den Tee etwa für 10 Minuten ziehen.

Anwendung: Über den Tag verteilt sollte man 2 bis 3 Tassen dieses Tees trinken.

Heidekrauttee

Heidekrauttee kann Prostatabeschwerden lindern.

Zubereitung: 2 Eßlöffel Heidekrautblätter werden mit 1/2 Liter kochendem Wasser überbrüht und sollten etwa 1/4 Stunde lang ziehen.

Anwendung: Zwei- bis dreimal täglich trinkt man 1/2 Tasse Tee.

Heublumenbad

Ein Heublumenbad unterstützt auf jeden Fall die Behandlung von Prostatabeschwerden.

Zubereitung: 500 Gramm Heublumen werden mit 3 Litern kochendem Wasser übergossen und danach zum Sieden gebracht. Man läßt dies 1/2 Stunde lang ziehen, seiht ab und gibt den Auszug dem Badewasser zu.

Anwendung: Die Badetemperatur sollte etwa 38 °C betragen, die Badezeit etwa 1/4 Stunde. Heublumenbäder sollte man im Wechsel mit Schachtelhalmbädern zweimal wöchentlich anwenden.

Danach ist 1 Stunde Bettruhe empfehlenswert. Das Bett sollte man unbedingt vorwärmen.

Kürbiskernkur

Die Kürbiskernkur wird sogar von Urologen empfohlen. Sie ist auch dann ohne negative Nebenwirkungen, wenn man sie über einen längeren Zeitraum hinweg anwendet. Die Kur beugt Entzündungen durch Restharnbildung vor.

Anwendung: Dreimal täglich sollte man 5 bis 10 Kürbiskerne essen und dabei gründlich kauen.

✳ **ACHTUNG:** Kürbiskerne kann man in der Apotheke oder im Reformhaus kaufen. Die im eigenen Garten geernteten schwanken je nach Bodenbeschaffenheit sehr im Wirkstoffgehalt.

Es schadet aber nichts, dann eine höhere Anzahl Kerne zu sich zu nehmen.

Schachtelhalmbad

Ein Schachtelhalmbad sollte man – wie oben schon erwähnt – im Wechsel mit dem Heublumenbad anwenden. Beide Badezusätze kann man in der Apotheke kaufen, aber auch selbst herstellen.

Zubereitung: 100 Gramm getrocknetes Schachtelhalmkraut läßt man in 3 Litern heißem Wasser ziehen, und zwar etwa 1 Stunde lang. Danach seiht man den Auszug ab und gibt ihn dem Badewasser zu.

Anwendung: Die Badetemperatur für das Schachtelhalmbad beträgt 38 °C, man sollte etwa 1/4 Stunde im Wasser bleiben. Danach empfiehlt sich eine Bettruhe von etwa 1 Stunde. Auf jeden Fall sollte man das Bett vorwärmen!

Weidenröschentee

Weidenröschentee ist ein uraltes Hausmittel, das Prostatawucherungen zurückbilden soll. Es wird auch »Wundermittel der Zigeuner« genannt.

Zubereitung: 1 gehäuften Eßlöffel getrocknete Blätter, Blüten und Stengel von Weidenröschen mit 1 Tasse heißem Wasser überbrühen, 10 Minuten lang ziehen lassen und dann abseihen.

Anwendung: Man fügt vor dem Trinken noch einige Tropfen Brennesseltinktur aus frischen Brennesselwurzeln hinzu (siehe nächstes Rezept) und trinkt morgens und abends je 1 Tasse.

Brennesseltinktur

Auch Brennesseltinktur soll dem Entstehen von Prostatabeschwerden in vielen Fällen entgegenwirken können.

Diese Tinktur bereitet man aus frischen Brennesselwurzeln zu.

Zubereitung: Die Brennesselwurzeln werden kleingeschnitten und in einem Tongefäß mit einer Mischung aus 1 Teil hochprozentigem Alkohol (guter klarer Schnaps wie Wodka oder Korn) und 1 Teil abgekochtem Regenwasser bedeckt. Dann sollten sie etwa 4 Wochen lang im Dunkeln stehen. Man muß morgens und abends schütteln. Dann die Mischung durchseihen und in dunkle Glasflaschen füllen.

Anwendung: Man gibt einige Tropfen Brennesseltinktur in den Weidenröschentee.

Zur Vorbeugung kann man regelmäßig morgens und abends je 1 Likörgläschen des Tees mit 2 Tropfen Brennesseltinktur zu sich nehmen.

Magen- und Darmbeschwerden

Magen und Darm verursachen in unserer stressigen, hektischen und schnelllebigen Zeit die weitaus meisten Beschwerden. Ob man ganz allgemein einen verdorbenen Magen hat, ob man unter Völlegefühl oder Sodbrennen leidet, ob man keinen Appetit hat oder unter Durchfall oder Verstopfung leidet: Fast jeder Mensch kennt Magen- und Darmbeschwerden. Bei manchen treten sie nur hin und wieder auf, bei manchen sind sie zu einem chronischen Leiden geworden. Nicht immer haben Magen- und Darmbeschwerden eine ernste, eine organische Ursache. Manchmal kommt es auch zu Magenverstimmungen, weil man sich – vielleicht im Urlaub – eine leichte Darminfektion geholt hat.

In den allermeisten Fällen sind sie eher psychosomatisch bedingt, haben ihre Ursache also im seelischen Bereich. Bei leichten Beschwerden im Magen-Darm-Bereich wird man nicht sofort einen Arzt hinzuziehen, sondern erst einmal auf die seit vielen Jahrhunderten bewährten Hausmittel zurückgreifen, die man in jeder Familie kennt.

Nur wenn chronische Beschwerden – wie etwa Magenschleimhautentzündung, Reizmagen, Magen- oder Zwölffingerdarmgeschwüre – vorhanden sind, muß man auf jeden Fall einen Arzt oder Therapeuten aufsuchen. Man darf auch nicht vergessen, daß sich manch ernsthafte Erkrankung – wie etwa eine Blinddarmentzündung – durch Übelkeit, Erbrechen und Appetitlosigkeit ankündigt. Wenn ein sonst bewährtes Hausmittel also nicht sofort wirkt, muß man auf jeden Fall den Arzt zu Rate ziehen. Er wird dann in einer Untersuchung feststellen, ob eine behandlungsbedürftige Krankheit vorliegt.

Behandlung je nach Ursache

Leichtere Magen-Darm-Beschwerden, die ihre Ursache in zuviel Hektik und Streß oder in Aufregungen und Genußmittelmißbrauch haben, sollte man durch eine Umstellung der Lebensweise zu beheben versuchen. Hausmittel können – wie auch »richtige« Medikamente – kaum Linderung bringen, wenn man die geistig-seelischen Ursachen der körperlichen Beschwerden nicht abzustellen versucht. Guter Appetit und geregelte Verdauung sind leider keine Selbstverständlichkeit mehr.

Bei Reizzuständen des Magens mit einem Mangel an Magensäure sollte man mit seinem Arzt oder Therapeuten Rücksprache halten, bevor man auf Hausmittel zurückgreift. In so mancher Heilpflanze sind nämlich säurelockende Stoffe enthalten, so in Andorn, Bitterklee, Enzian, Habichtskraut (Korbblütler!), Herzgespann, Hopfen,

Kalmus, Kardobenediktenkraut (Korb-blütler!), Löwenzahn (Korbblütler!), Odermennig, Tausendgüldenkraut, Ziest.
Diese aromatischen Gewürzpflanzen enthalten ebenfalls säurelockende Stoffe: Bärlauch, Basilikum, Estragon (Korbblütler!), Ingwer, Koriander, Brunnenkresse, Kümmel, Majoran, Minze, Rosmarin, Salbei, Schnittlauch, Senf, Thymian, Zwiebeln.

Appetitanregung

Appetitanregung ist – obwohl es viele übergewichtige Menschen gibt – für manche ein Problem. Meist ist Appetit-losigkeit auf eine zu geringe Magen-saftproduktion zurückzuführen. Die folgenden Tees und Teemischungen regen den Appetit an, fördern aber auch die Verdauung:

Basilikum-Hopfenbollen-Tee

Dafür mischt man je 30 Gramm Krau-seminz- und Basilikumblätter mit Hopfenbollen und gibt je 15 Gramm Quendelblättchen und Rosmarinna-deln dazu.
Zubereitung: 1 Eßlöffel der getrockne-ten Zutaten wird mit 1/2 Liter kochen-dem Wasser überbrüht, sollte für 1/4 Stunde ziehen und wird abgeseiht.
Anwendung: Jeweils 1/4 Stunde vor dem Essen trinkt man 1 Tasse des Tees.

Benediktenkrauttee

Benediktenkrauttee ist ein altes Haus-mittel, das bei Magen- und Darmbe-schwerden gut helfen soll.
Zubereitung: 1 Teelöffel Benedikten-kraut wird mit 1/2 Liter kochendem Wasser übergossen, soll für 5 Minuten ziehen und wird abgeseiht.
Anwendung: Man trinkt 1 Tasse unge-süßten Tee vor den Mahlzeiten.

Engelwurztee

Engelwurztee ist ebenfalls ein altes Rezept aus der Volksmedizin.
Zubereitung: Man übergießt 1 Teelöffel Engelwurzkraut mit 1/2 Liter kochen-dem Wasser, läßt das Ganze 5 Minu-ten lang ziehen und seiht dann ab.
Anwendung: Je nach Bedarf trinkt man 1 Tasse des ungesüßten Tees jeweils vor den Mahlzeiten.

Enziantee

Enziantee ist ein reines Bittermittel. Zur Magenkräftigung wird er gerne empfohlen, denn er enthält nur sehr wenige Gerbstoffe.
Zubereitung: 1 Teelöffel Enzianwurzel wird mit 1/4 Liter kochendem Wasser übergossen. Der Tee muß für 5 Minu-ten ziehen und wird dann abgeseiht.
Anwendung: Man trinkt 1 kleine Tasse des ungesüßten Tees mäßig warm vor den Mahlzeiten.

✳ ACHTUNG: Patienten mit Magen- und Darmgeschwüren dürfen diesen Tee nicht zu sich nehmen!

Enziantropfen

Enziantropfen bekommt man in der Apotheke. Sie haben eine ähnliche Wirkung wie der Enziantee: Appetitlosigkeit, Magenschwäche, Blähungen sowie Krampf- und Erschlaffungszustände des Magens und Darms kann man gut mit diesen Tropfen behandeln.

Anwendung: Man gibt 10 bis 15 Tropfen in 1/2 Glas Wasser, rührt um und trinkt dies vor dem Essen schluckweise.

✳ ACHTUNG: Patienten mit Magen- und Darmgeschwüren dürfen keine Enziantropfen einnehmen! Die Tropfen enthalten außerdem Alkohol!

Hopfentee

Hopfentee enthält Bitterstoffe und hat eine appetitanregende Wirkung. Zugleich beruhigt und entspannt er den Magen.

Zubereitung: 2 gehäufte Teelöffel Hopfenzapfen werden mit 1/4 Liter lauwarmem Wasser übergossen. Man läßt sie für 5 Stunden ziehen und seiht ab.

Anwendung: Täglich sollte man zweimal je 1 Tasse des ungesüßten Tees trinken, vor den Mahlzeiten.

Johanniskraut-Safran-Tee

Johanniskraut-Safran-Tee hilft bei Magenschwäche und gleichzeitiger ängstlicher Verstimmung. Man mischt 50 Gramm Johanniskraut mit je 30 Gramm Herzgespann und Hopfenbollen sowie 10 Gramm Safranfäden und 15 Gramm Lavendelblüten.

Zubereitung: 3 Eßlöffel der getrockneten Mischung werden mit 1 Liter kochendem Wasser überbrüht, sollten 10 Minuten lang ziehen und werden dann abgeseiht.

Anwendung: Man trinkt diesen Tee über den Tag verteilt zur Kur 3 Wochen lang.

Kardobenedikten-Lavendel-Tee

Im diesem Tee vereinigen sich die beruhigenden Eigenschaften der enthaltenen Kräuter zu einer harmonischen, wohltuenden Mischung. Dafür vermischt man 40 Gramm Kardobenediktenkraut (Korbblütler!), jeweils 30 Gramm Habichtskraut (Korbblütler!) und Hopfenbollen sowie je 15 Gramm Lavendelblüten und Rosmarinnadeln.

Zubereitung: 3 Eßlöffel der getrockneten Mischung werden mit 1 Liter kochendem Wasser überbrüht, sollten 10 Minuten lang ziehen und werden dann abgeseiht.

Anwendung: Man trinkt 1 Liter Tee über den Tag verteilt und sollte dies zur Kur 3 Wochen lang durchführen.

Koriandertee

Koriandertee enthält die ätherischen Öle des Korianders, die besonders krampflösend, entblähend und verdauungsfördernd wirken. Man sollte bei Verdauungsstörungen Koriander auch möglichst oft als Gewürz verwenden.

Zubereitung: 1 Teelöffel zerstoßener Koriander wird mit 1 Tasse kochendem Wasser übergossen. Man läßt den Tee 5 Minuten lang ziehen und seiht ihn dann ab.

Anwendung: Man trinkt 1 Tasse des ungesüßten Koriandertees nach den Mahlzeiten.

Kümmel-Ingwer-Tee

Man mischt je 15 Gramm Kümmelsamen und gemörserte Ingwerwurzel mit 30 Gramm Süßholz und 5 Gramm Sternanis.

Zubereitung: Von den getrockneten Zutaten nimmt man 1 Eßlöffel, überbrüht ihn mit 1/2 Liter kochendem Wasser und läßt alles 10 Minuten lang ziehen. Dann wird abgeseiht.

Anwendung: Nach dem Essen sollte man jeweils 1 Tasse Kümmel-Ingwer-Tee trinken.

Kondurangowein

Kondurangowein ist eine Zubereitung mit der Rinde der südamerikanischen Schlingpflanze Kondurango. Der Kondurangowein ist in Apotheken erhältlich. Man empfiehlt ihn als Mittel zur Appetitanregung und zur Aktivierung der Verdauung.

Anwendung: Vor dem Essen sollte man 1 Likörglas des Kondurangoweins zu sich nehmen.

Löwenzahn-Leinsamen-Tee

Man mischt je 30 Gramm Bitterklee mit Löwenzahnkraut (Korbblütler!) und Angelikawurzel sowie 50 Gramm Leinsamen.

Zubereitung: Von der getrockneten Mischung nimmt man 3 Eßlöffel, überbrüht diese mit 1 Liter kochendem Wasser, läßt alles 10 Minuten lang ziehen und seiht dann ab.

Anwendung: 1 Liter Tee trinkt man über den Tag verteilt kurmäßig 3 Wochen lang.

Safran-Ingwer-Trunk

Safran-Ingwer-Trunk hilft ebenfalls bei Magenschwäche mit Appetitlosigkeit. Man mischt je 10 Gramm Safranfäden, Pomeranzenschalen und Enzianwurzel mit 30 Gramm Hopfenbollen sowie je 15 Gramm Ingwerwurzel und Sternanis.

Zubereitung: Alle getrockneten Zutaten werden gut gemörsert und dann mit 5 Eßlöffeln Honig sowie 0,7 Liter

Gin angesetzt. Nach 14 Tagen sollte man den Ansatz gut erhitzen und abseihen.

Anwendung: Kurweise nimmt man 1 Eßlöffel dieses Trunks 10 Minuten vor dem Essen.

Bei Völlegefühl oder Magendruck trinkt man nach dem Essen 1 Likörgläschen davon.

Saure Gurken

Saure Gurken kannten schon unsere Großmütter als Mittel zur Appetitanregung, und dieses Hausmittel bewährt sich heute noch in vielen Fällen.

Anwendung: Man sollte bei Appetitlosigkeit einfach zwischen den Mahlzeiten hin und wieder 1 saure Gurke essen.

Schafgarbentee

Schafgarbentee schmeckt bitter – aber gerade deshalb wirkt er so gut bei unbestimmten Magenbeschwerden und Appetitlosigkeit.

Zubereitung: 1 Teelöffel geschnittene Schafgarbe (Korbblütler!) wird mit 1 Tasse kochendem Wasser übergossen. Der Tee soll 1/4 Stunde lang ziehen und wird dann abgeseiht.

Anwendung: Vor den Mahlzeiten trinkt man täglich dreimal je 1 Tasse des ungesüßten Schafgarbentees.

Schafgarben-Kamillen-Teemischung

Die Schafgarben-Kamillen-Teemischung ist nicht ganz so bitter und deshalb wohlschmeckender als reiner Schafgarbentee. Man mischt 30 Gramm Schafgarbenkraut (Korbblütler!) mit jeweils 10 Gramm Kamillenblüten (Korbblütler!) und Pfefferminzblättern.

Zubereitung: 1 Teelöffel der Mischung wird mit 1 Tasse kochendem Wasser übergossen, muß 1/4 Stunde lang ziehen und wird dann abgeseiht.

Anwendung: Jeden Tag dreimal trinkt man je 1 Tasse ungesüßten Tee vor den Mahlzeiten.

Speisesenf

Speisesenf ist – ebenso wie die sauren Gurken – ein uraltes Hausmittel gegen Appetitlosigkeit.

Anwendung: Man ißt hin und wieder zwischen den Mahlzeiten eine kleine Menge Senf.

Tausendgüldenkrauttee

Tausendgüldenkrauttee ist – wie viele appetitanregende und verdauungsfördernde Tees – sehr bitter. Doch ein »müder« Magen und vielerlei Verdauungsbeschwerden werden damit geheilt.

Zubereitung: 1 gehäufter Teelöffel Tausendgüldenkraut wird mit 1 Tasse

kaltem Wasser übergossen und soll dann 6 bis 10 Stunden lang kalt ziehen. Danach wird alles abgeseiht und auf Trinktemperatur erwärmt.
Anwendung: Man trinkt 1 Tasse des Tausendgüldenkrauttees leicht erwärmt jeweils vor den Mahlzeiten.

Zimtrindentee

Zimtrindentee enthält eines der ältesten Gewürze – nämlich Zimt. Zimtrinde regt den Magen an und fördert die Verdauung.
Zubereitung: 1/2 bis 1 Teelöffel Zimtrinde (aus der Apotheke) wird mit 1/4 Liter kochendem Wasser übergossen und muß 10 Minuten lang ziehen. Danach wird der Tee abgeseiht.
Anwendung: Man trinkt bei Bedarf 1 Tasse ungesüßten Zimtrindentee.

Blähungen und Völlegefühl, Schluckauf und Sodbrennen

Blähungen und Völlegefühl, Schluckauf und Sodbrennen werden, wenn keine schwereren organischen Komplikationen hinter ihnen stehen, von vielen Heilpflanzen günstig beeinflußt. Vor allem drei Gewürze helfen bei diesen Beschwerden: Anis, Fenchel und Kümmel.

Anistee

Anistee wirkt bei akuten, aber auch bei chronischen Blähungen.
Zubereitung: 1 gehäufter Teelöffel zerdrückte Anisfrüchte (oder 2 Teelöffel ganze Früchte) wird mit 1/4 Liter kochendem Wasser übergossen, muß 10 Minuten lang ziehen und wird dann abgeseiht.
Anwendung: Nach dem Essen trinkt man 1 Tasse ungesüßten Tee gut warm und schluckweise.

Fencheltee

Fencheltee wird schon kleinen Kindern gegen Blähungen gegeben. Natürlich wirkt er auch bei Erwachsenen.
Zubereitung: 1 gehäuften Teelöffel zerdrückte Fenchelfrüchte (oder 2 Teelöffel ganze Früchte) überbrüht man mit 1/4 Liter kochendem Wasser, läßt alles zugedeckt 10 Minuten lang ziehen und seiht dann ab.
Anwendung: Man trinkt gleich nach dem Essen oder über den Tag verteilt 2 bis 3 Tassen des ungesüßten Tees.

Kümmeltee

Kümmeltee ist ein uraltes Hausrezept gegen Blähungen – ob akut oder chronisch.
Zubereitung: Man nimmt 2 Teelöffel ganze Kümmelfrüchte (oder 1 Teelöffel zerdrückte Kümmelkörner), übergießt

sie mit 1/4 Liter kochendem Wasser und läßt alles für 10 Minuten zugedeckt ziehen. Dann seiht man ab.
Anwendung: Bei Bedarf trinkt man 1 Tasse des ungesüßten Tees oder über den ganzen Tag verteilt 2 bis 3 Tassen.

Kümmelschnaps

Kümmelschnaps eignet sich hervorragend zur Linderung von Blähungen. Man darf aber keinen Kümmellikör verwenden, sondern muß sich den Schnaps mit hochprozentigem Alkohol selbst herstellen.
Zubereitung: 50 Gramm zerstoßener Kümmel werden mit 3/4 Liter Kornschnaps (mindestens 35% Alkohol) übergossen, sollten 10 Tage lang ziehen und sorgfältig abgeseiht werden.
Anwendung: Bei Blähungen oder Völlegefühl trinkt man 1 Likörglas des Kümmelschnapses, möglichst kalt.

Majoransalbe

Majoransalbe hilft oftmals bei Blähungen. In der Apotheke bekommt man die Salbe mit Vaseline zubereitet. Man kann sie aber auch leicht selbst herstellen.
Zubereitung: 2 Teelöffel gepulverter Majoran werden mit 3 Teelöffeln 90%igem Weingeist (beides aus der Apotheke) vermischt. Nach 3 Stunden gibt man 3 Teelöffel frische, ungesalzene Butter dazu und erwärmt alles 10 Minuten lang im Wasserbad. Den heißen Ansatz streicht man durch ein Tuch und läßt ihn dann erkalten.
Anwendung: Die Nabelgegend wird mit der Majoransalbe eingerieben, dann mit einem warmen Tuch bedeckt, das bis zum Abklingen der Beschwerden dort bleibt.

Reizmagen mit Sodbrennen

Es gibt einige andere gute Hausmittel gegen einen Reizmagen mit Sodbrennen.

Emser Salz

Emser Salz hat sich – wie auch andere Bikarbonate (Bullrichsalz, Natriumbikarbonikum) – bei Sodbrennen gut bewährt.
Anwendung: Bei Bedarf löst man 1 Tablette Emser Salz in 1 Glas Wasser auf und trinkt dies dann.

Heilerde

Heilerde lindert Sodbrennen in Kürze.
Anwendung: Man löst mehrmals täglich 1 Teelöffel Heilerde in Wasser auf und trinkt dies dann.

Lindenholzkohle

Lindenholzkohle hilft gegen einen übersäuerten Magen.
Anwendung: Mehrmals täglich nimmt man (zur Kur über mehrere Wochen) 1 Teelöffel gepulverte Lindenholzkohle vor den Mahlzeiten ein. Man kann auch fertige Kohletabletten in der Apotheke kaufen.

Rohe Kartoffeln

Rohe Kartoffeln werden als Saft ebenfalls kurmäßig eingenommen.
Anwendung: Man trinkt mehrere Wochen lang täglich den ausgepreßten Saft von 1 Pfund rohen Kartoffeln.

Sauerrahm

Sauerrahm kann – als Drei-Tage-Kur – oft dauerhaft von Sodbrennen befreien.
Anwendung: 3 Tage lang nimmt man als einzige Speise bis zu 5 Becher Sauerrahm löffelweise zu sich.

Weißer Ton

Weißer Ton lindert Sodbrennen ebenfalls.
Anwendung: Man nimmt mehrmals täglich 1 Teelöffel weißen Ton *(Bolus alba)* in Wasser oder Tee aufgelöst ein.

Schluckauf

Gegen Schluckauf kann Propolistinktur helfen.
Anwendung: Man träufelt 10 bis 15 Tropfen Propolistinktur (gibt es in der Apotheke) auf ein Stück Würfelzucker und nimmt dies ein.
✳ **ACHTUNG:** Diabetiker müssen für dieses Hausmittel Fruchtzucker verwenden und dies dann auf ihre täglichen Broteinheiten anrechnen!

Verdauungsbeschwerden mit Übelkeit und Erbrechen

Verdauungsbeschwerden mit Übelkeit und Erbrechen kann man gut mit Hausmitteln bekämpfen. Man sollte allerdings sofort einen Arzt befragen, wenn die Übelkeit länger anhält. Denn eine ernstere Magenerkrankung sollte sicher ausgeschlossen werden.

Melissengeist

Melissengeist bekommt man in Apotheken, Drogerien und Reformhäusern. Er bringt schnelle Hilfe bei Übelkeit.
Anwendung: 1 Teelöffel Melissengeist wird auf Zucker oder in ein wenig Wasser eingenommen.
✳ **ACHTUNG:** Diabetiker dürfen Melissengeist nur in Wasser einnehmen! In den Tropfen ist Alkohol enthalten!

Pfefferminztee

Pfefferminztee ist das bekannteste Hausmittel bei Übelkeit, Brechreiz oder akutem Erbrechen. Manchmal genügt schon 1 Tasse des Kräutertees, um Besserung und Linderung zu erzielen.
Zubereitung: 1 gehäufter Teelöffel Pfefferminzblätter wird mit 1 Tasse kochendem Wasser übergossen. Der Tee muß zugedeckt 10 Minuten lang ziehen und wird dann abgeseiht.
Anwendung: Man trinkt vom warmen Tee schluckweise 1 bis 2 Tassen.
✳ **ACHTUNG:** Säuglinge und Kleinkinder vertragen den Pfefferminztee manchmal nicht gut, denn er enthält viel Menthol!

Verdauungsschwäche

Bei Verdauungsschwäche hat man das Gefühl, das Essen liege »wie ein Stein« im Magen. Dagegen gibt es Mittel aus Großmutters Hausapotheke.

Ananas

Ananas hilft vor allem dann wieder auf die Beine, wenn man Eiweiß nur schwer verdauen kann.
Anwendung: Vor der Mahlzeit ißt man einige Scheiben Ananas (roh oder aus der Dose).
✳ **ACHTUNG:** Diabetiker dürfen nur ungezuckerte Ananas zu sich nehmen!

Chili

Chili ist ein scharfes Gewürz, das den Verdauungssaft vermehrt. Nach dem Genuß von Chili verläuft die Verdauung schneller und gründlicher.

Schwedenbitter

Schwedenbitter bekommt man in der Apotheke. Er ist ein sehr altes Hausmittel gegen allgemeine Verdauungsschwäche.
Anwendung: Man nimmt 1/2 bis 1 Teelöffel Schwedenbitter mit etwas Wasser vor der Mahlzeit ein.

Verkrampfungen des Magens

Verkrampfungen des Magens sollte man vor allem erst einmal mit Wärme behandeln. Schon der mittelalterliche Gelehrte Albertus Magnus hat die Kräuterauflage empfohlen.

Kräuterauflage

Zubereitung: Je 2 Handvoll Wermut, Salbei, Mutterkraut und Dost sowie je 1 Handvoll Raute, Wasserminze, Poleiminze, Pfirsich- und Walnußlaub sowie Rainfarn- und Steinkleeblüten werden kleingeschnitten, in ein Säckchen eingenäht und dann in Wein oder Essig gekocht.

Anwendung: Dieses Säckchen legt man gut warm auf den Nabel.

Wärmflasche

Natürlich kann man aber auch ganz einfach als Erste-Hilfe-Maßnahme eine Wärmflasche auf den Magen legen.

Auch einige Tees helfen bei spastischer Gastritis (so der medizinische Fachausdruck).

Bibernell-Herzgespann-Tee

Bibernell-Herzgespann-Tee mischt man aus 25 Gramm Bibernellwurzel, 50 Gramm Gänsefingerkraut, 40 Gramm Herzgespann sowie je 15 Gramm Malvenblüten und Veilchenkraut.
Zubereitung: 3 Eßlöffel der getrockneten Mischung werden mit 1 Liter kochendem Wasser überbrüht, sollten 10 Minuten lang ziehen und werden dann abgeseiht.
Anwendung: Diesen Tee trinkt man als Drei-Wochen-Kur, und zwar täglich 1 Liter über den Tag verteilt.

Johanniskraut-Fenchel-Tee

Johanniskraut-Fenchel-Tee mischt man aus je 60 Gramm Gänsefingerkraut, Kardobenediktenkraut (Korbblütler!)

und Johanniskraut sowie je 15 Gramm Fenchel und Isländischem Moos.
Zubereitung: 3 Eßlöffel der getrockneten Mischung werden mit 1 Liter kochendem Wasser überbrüht, sollten 10 Minuten lang ziehen und werden dann abgeseiht.
Anwendung: Man trinkt diesen Tee als Vier-Wochen-Kur, und zwar täglich 1 Liter.

Kamillen-Gänsefingerkraut-Tee

Kamillen-Gänsefingerkraut-Tee wird aus 35 Gramm Kamillenblüten (Korbblütler!), je 30 Gramm Süßholz und Odermennigkraut sowie 60 Gramm Gänsefingerkraut gemischt.
Zubereitung: Von den getrockneten Zutaten nimmt man 3 Eßlöffel, überbrüht sie mit 1 Liter kochendem Wasser, läßt alles 10 Minuten lang ziehen und seiht dann ab.
Anwendung: Der Tee wird auf 5 Portionen aufgeteilt. In jede Portion rührt man 1 Teelöffel weißen Ton ein und trinkt dies warm über den Tag verteilt.

Durchfall

Durchfall gehört ebenfalls zu den Magen- und Darmbeschwerden. Er kann durch reichliches Essen, durch Infektionen oder auch Klimawechsel im Urlaub hervorgerufen werden. Bei

akuten Durchfällen sollte man eine ernsthafte Infektion ausschließen können, bevor man zu Hausmitteln greift: also immer erst den Arzt oder Therapeuten befragen. Man muß besonders darauf achten, daß der Patient die durch die Ausscheidungen verlorenen Salze ersetzt bekommt.
Bei chronischen Durchfällen kann man – ebenfalls nach Rücksprache mit dem Arzt oder Therapeuten – mit Tees und Teemischungen helfen.

Zwei Schleimrezepte haben sich bei chronischem Durchfall besonders bewährt:

Vollwertreis-Schleim

Zubereitung: In 1 Liter Wasser wird 1 Handvoll Vollwertreis so lange gekocht, bis man einen dünnen Schleim absieben kann. In diesen gibt man 2 Eßlöffel Heidelbeerblätter und läßt sie 12 Minuten lang ziehen. Dann seiht man erneut ab.
Anwendung: Man hält den Schleim in einer Thermoskanne warm und trinkt stündlich 1/2 Tasse davon.

Hafer-Kamillen-Schleim

Zubereitung: Man kocht sehr dünnen Haferschleim und seiht ihn ab. Dann läßt man auf 1 Liter Schleim 2 Eßlöffel Kamillenblüten (Korbblütler!) und 2 Eßlöffel Hirtentäschelkraut für 12 Minuten ziehen und seiht wieder ab.

Anwendung: Man hält den Schleim in einer Thermoskanne warm und trinkt stündlich 1/2 Tasse davon.

Blutwurztee

Blutwurztee hilft bei akuten und chronischen Durchfällen, wenn sie durch Gärungserreger im Darm hervorgerufen werden.
Zubereitung: 2 Teelöffel zerkleinerte Blutwurz übergießt man mit 1/4 Liter kaltem Wasser, erhitzt dieses bis zum Sieden, läßt es 5 Minuten lang kochen und seiht dann ab.
Anwendung: Man trinkt täglich dreimal 1 Tasse ungesüßten Tee nach dem Essen.

Blutwurztinktur

Blutwurztinktur ist bei plötzlichem Durchfall ebenso wirksam wie reiner Blutwurztee. Die Tinktur bekommt man in der Apotheke.
Anwendung: Man löst 30 Tropfen Blutwurztinktur in 1 Glas Wasser auf und trinkt dies dann.
✳ ACHTUNG: Die Tinktur enthält Alkohol!

Heidelbeeren

Heidelbeeren kann man als gedörrte Früchte gegen Durchfall einnehmen.

Anwendung: Man kaut vor jeder Mahlzeit 12 gedörrte Beeren, bis sie vom Speichel ganz aufgeweicht sind. Erst dann schluckt man sie hinunter.

Heidelbeerentee

Heidelbeerentee ist ein altes Hausmittel bei Durchfall. Man darf für den Tee nur getrocknete Beeren verwenden – frische können sogar die gegenteilige Wirkung erzielen.
Zubereitung: 2 Eßlöffel getrocknete Heidelbeeren übergießt man mit 1/2 Liter kaltem Wasser, bringt das Ganze zum Sieden und läßt es etwa 10 Minuten lang kochen. Danach seiht man den Tee ab.
Anwendung: Man trinkt mehrmals täglich 1/4 Tasse des ungesüßten Tees, und zwar mäßig warm.

Heilerde

Heilerde soll ebenfalls ein gutes Antidurchfallmittel sein.
Anwendung: Mehrmals am Tag nimmt man in Tee oder Mineralwasser 1 Teelöffel Heilerde ein.

Knoblauch

Knoblauch desinfiziert den Darm und ist schon deshalb ein gutes Mittel bei Darminfektionen.

Anwendung: Man hackt Knoblauch klein und ißt bei Bedarf 1 Messerspitze davon.

Königskerzentrunk

Der Königskerzentrunk ist schon seit alters als probates Mittel gegen Durchfall bekannt.
Zubereitung: Man kocht 15 Gramm Königskerzenwurzel und 15 Gramm Eichenrinde in 1 Liter naturreinem Spätburgunder.
Anwendung: Täglich trinkt man davon 1 Tasse noch warm und tunkt altbakkenes Dinkelbrot oder Zwieback ein.

Kohlepulver

Kohlepulver ist nicht nur ein altes Hausmittel, sondern auch ein ärztlich anerkanntes Medikament gegen Durchfall.
Anwendung: Bei Bedarf löst man mehrmals täglich 1 bis 2 Eßlöffel Kohlepulver (aus der Apotheke) in Wasser auf und trinkt diese Mischung.

Roher Apfel

Roher Apfel ist ein altes Hausmittel gegen Durchfall, das schon unsere Großeltern kannten. Vor allem bei Kleinkindern und älteren Menschen kann roher Apfel gut helfen.

Anwendung: 1 ungeschälter Apfel wird geschabt, geraspelt oder gerieben. Die entstehende breiartige Apfelmasse sammelt man auf einem kleinen Teller und läßt sie dann einige Minuten an der Luft stehen. Erst wenn sich die Masse durch und durch braun verfärbt hat, sollte man sie essen.

Schwarzer Johannisbeersaft

Schwarzer Johannisbeersaft aus der Apotheke, dem Reformhaus oder der eigenen Küche ist – ungesüßt! – ein gutes Antidurchfallmittel.
Anwendung: Man trinkt zweimal täglich 1 kleines Glas Johannisbeersaft.

Spitzwegerich-Brombeer-Tee

Spitzwegerich-Brombeer-Tee soll bei Durchfall ebenfalls helfen. Man vermischt je 30 Gramm Spitzwegerichsamen, Eichenrinde, Brombeerblätter und Blutwurz sowie 80 Gramm Gänsefingerkraut.
Zubereitung: 3 Eßlöffel der getrockneten Mischung werden mit 1/2 Liter kochendem Wasser überbrüht, dazu gibt man 1/2 Liter naturreinen Rotwein. Man läßt alles 10 Minuten lang ziehen und seiht dann ab.
Anwendung: Jede 1/2 Stunde sollte man 1 kleine Tasse als warmen Tee trinken und dazu Salzbrezeln kauen.

Wiesenknöterich-Eibisch-Tee

Wiesenknöterich-Eibisch-Tee hat sich gegen Durchfall gut bewährt. Man mischt 40 Gramm Wiesenknöterich mit 20 Gramm Eibischwurzel, je 30 Gramm Blutwurz und gedörrten Heidelbeeren sowie 10 Gramm Enzianwurzel.
Zubereitung: 3 Eßlöffel der getrockneten Zutaten überbrüht man mit 1 Liter kochendem Wasser, läßt alles 10 Minuten lang ziehen und seiht dann ab.
Anwendung: Man trinkt diesen Tee zur Kur über einen Zeitraum von 3 Wochen hinweg, und zwar täglich 1 Liter.

Zimt-Isländisches-Moos-Tee

Zimt-Isländisches-Moos-Tee sollte man zusammen mit Dinkelbrot gegen Durchfall einnehmen. Man mischt den Tee aus 10 Gramm Zimt, 30 Gramm Frauenmantelkraut, 15 Gramm Isländischem Moos sowie je 30 Gramm Kamillenblüten (Korbblütler!) und Malvenblüten.
Zubereitung des Tees: 1 Eßlöffel der getrockneten Kräuter wird mit 1/2 Liter kochendem Wasser überbrüht, sollte 10 Minuten lang ziehen und wird dann abgeseiht.
Zubereitung des Dinkelbrots: Man gibt in eine beliebige Menge feingemahlenes Dinkelmehl so viele geriebene Karotten, daß sich ein Teig kneten läßt. Diesen würzt man mit Salz und Muskat, gibt Bikarbonat als Backmittel zu und formt kleine Fladen. Diese backt

man mit wenig Butter auf mittlerer Hitze in einer Pfanne gar.

Anwendung: Man trinkt den Zimt-Isländisches-Moos-Tee mehrmals täglich und ißt dazu die kleinen Fladen aus Dinkelmehl.

Verstopfung

Verstopfung kann man natürlich mit zahlreichen Hausmitteln beheben. Man sollte die folgenden Rezepte aber nur bei einer akuten Verstopfung anwenden, damit der Darm in seinem Training bleibt und sich nicht unnötig an die Hilfsmittel gewöhnt.

Fencheltee

Zubereitung: Man überbrüht 2 Eßlöffel Fenchelfrüchte mit 1/4 Liter kochendem Wasser, läßt dies 10 Minuten lang ziehen und seiht dann ab.

Anwendung: Man trinkt diese Menge Tee über den Tag verteilt.

Holundertee

Zubereitung: Man überbrüht 2 Eßlöffel Blüten oder getrocknete Früchte mit 1/4 Liter kochendem Wasser, läßt alles 10 Minuten lang ziehen und seiht ab.

Anwendung: Von diesem Tee trinkt man täglich 3 Tassen.

Rizinusöl

Rizinusöl ist ein probates Hausmittel gegen Verstopfung. Es ist in seiner Wirkung sehr zuverlässig und dennoch mild. Man bekommt es in der Apotheke.

Anwendung: 1 bis 2 Eßlöffel Rizinusöl werden eingenommen; man verspürt dann nach etwa 2 bis 4 Stunden eine abführende Wirkung. Den Geschmack kann man mit einem Stück Brot oder etwas Bohnenkaffee neutralisieren.

Wer chronisch unter Stuhlverstopfung zu leiden hat, darf nicht ständig zu stark wirkenden Abführtees greifen. Dies kann nämlich zu erheblichen Darmbeschwerden führen. Es kann in der Folge sogar zu Herz- und Kreislaufstörungen und Muskelkrämpfen kommen. Auf jeden Fall sollte man den Arzt oder Therapeuten befragen, ob eine ernste Erkrankung vorliegt, die zur chronischen Verstopfung geführt hat. Ist dies nicht der Fall, versucht man mit milden Hausmitteln, seinen Darm zu »erziehen«.

Dörrpflaumen und Feigen

Dörrpflaumen und Feigen sind natürliche Mittel gegen Darmträgheit.

Anwendung: Man übergießt abends 3 bis 5 Dörrpflaumen und 1 getrocknete Feige in einem Glas mit so viel lauwarmem Wasser, daß die Früchte bedeckt sind, und läßt sie über Nacht stehen. Morgens trinkt man die Flüssigkeit sofort auf nüchternen Magen und ißt die Früchte auf. Spätestens nach 2 bis 3 Stunden setzt die Wirkung ein.

Kaltes Fußbad

Ein kaltes Fußbad, regelmäßig abends durchgeführt, kann gegen chronische Verstopfung wirken.

Anwendung: Eine hohe Fußbadewanne (oder ein Eimer) wird mit kaltem Wasser gefüllt, so daß Füße und Unterschenkel zur Hälfte bedeckt sind. Während des Bads muß man die Füße ständig bewegen. Nach 2 Minuten trocknet man die Füße ab.

Karlsbader Salz

Karlsbader Salz aus der Apotheke hat sich bei Darmträgheit bewährt.

Anwendung: Morgens nimmt man 1 große Messerspitze auf nüchternen Magen ein. Man kann auch eine Lösung aus 1/2 bis 1 Teelöffel Karlsbader Salz auf 1 Glas Wasser zubereiten und diese dann morgens trinken.

Leinsamen

Leinsamen ist schon seit alters ein Hausmittel gegen Verstopfung. Die Wirkung zeigt sich allerdings nicht sofort, sondern erst nach 2 bis 3 Tagen.

Anwendung: Morgens und abends nimmt man jeweils 2 Eßlöffel Leinsamen (zerquetscht oder grob gemahlen) mit 1/2 Liter Wasser ein. Die Wirkung wird noch verstärkt, wenn man die Leinsamen mit Fruchtmus verrührt und mit Honig oder Fruchtzucker süßt.

✳ ACHTUNG: Diabetiker dürfen nur mit Fruchtzucker süßen und müssen dies auf die täglichen Broteinheiten anrechnen!

Sauerkraut

Sauerkraut war schon unseren Großeltern als mildes, aber probates Abführmittel bekannt. Es enthält zusätzlich viele Ballaststoffe, die die Darmbewegung anregen.

Anwendung: Zur Kur nimmt man Sauerkraut etwa 3 bis 4 Wochen täglich (etwa 200 bis 300 Gramm) roh zu sich.

Weizenkleie mit Leinsamen

Weizenkleie mit Leinsamen ist ein probates Mittel bei Verstopfung.

Anwendung: Morgens nimmt man 2 bis 3 Eßlöffel Weizenkleie mit viel Wasser ein. Oder man mischt 1 Eßlöffel Weizenkleie mit 1 Eßlöffel ganzen Leinsamen und nimmt dies zwei- bis dreimal täglich zu sich.

Magengeschwür, Magenschleimhautentzündung und Zwölffingerdarmgeschwür

Magengeschwür, Magenschleimhautentzündung und Zwölffingerdarmgeschwür sind ernsthafte Krankheiten, deren Behandlung in die Hände des Arztes gehört. Er muß sorgfältig nach den Ursachen forschen, um gezielt behandeln und die Heilung herbeiführen zu können.

Dennoch gibt es einige heilsame Hausmittel, die – immer nach Rücksprache mit dem Arzt – die Therapie unterstützen können.

Kamillentee

Kamillentee ist bei chronischen Entzündungen der Magenschleimhaut und auch bei Magengeschwüren sehr nützlich.

Zubereitung: 1 bis 2 gehäufte Teelöffel Kamillenblüten (Korbblütler!) – oder auch Kamillenblüten zu gleichen Teilen gemischt mit Melisse und/oder Pfefferminz – übergießt man mit 1 Tasse kochendem Wasser. Man läßt alles 10 Minuten lang ziehen und seiht ab.

Anwendung: Man sollte den Kamillentee zur Kur über 3 bis 4 Wochen trinken. Täglich nimmt man dreimal (morgens noch nüchtern) je 1 Tasse ungesüßten Tee zu sich.

Leinsamen-Wollblumen-Tee

Leinsamen-Wollblumen-Tee mischt man aus 80 Gramm Leinsamen, je 25 Gramm Wollblume und Eibischwurzel sowie 50 Gramm Hirtentäschelkraut und 15 Gramm Blutwurz.

Zubereitung: 2 Eßlöffel der getrockneten Zutaten werden mit 1/2 Liter kochendem Wasser überbrüht, sollten 10 Minuten lang ziehen und werden dann abgeseiht.

Anwendung: Jeweils 1/4 Stunde vor dem Essen trinkt man schluckweise 1 Tasse des warmen Tees.

Man kann auch noch 1 Teelöffel weißen Ton oder pulverisierte Lindenholzkohle zugeben.

Heidelbeer-Eichenrinde-Tee

Heidelbeer-Eichenrinde-Tee mischt man aus 30 Gramm Heidelbeerblättern, 50 Gramm Hirtentäschelkraut sowie 15 Gramm Eichenrinde, 30 Gramm Isländischem Moos und 25 Gramm Malvenblüten.

Zubereitung: Man überbrüht 2 Eßlöffel der getrockneten Mischung mit 1/2 Liter kochendem Wasser, läßt alles 10 Minuten lang ziehen und seiht ab.

Anwendung: Etwa 1/4 Stunde vor den Mahlzeiten trinkt man 1 Tasse des Tees, warm und sehr langsam. Man kann auch noch 1 Teelöffel weißen Ton oder pulverisierte Lindenholzkohle zugeben.

Rollkur

Eine Rollkur sorgt dafür, daß sich der Kamillentee (oder eine Teemischung) gleichmäßig im Magen verteilt und so auf alle entzündeten Stellen einwirken kann.

Anwendung: Man trinkt morgens vor dem Aufstehen 3 Tassen ungesüßten, gut warmen, aber nicht heißen Tee. Danach legt man sich 5 Minuten auf den Rücken, dann auf den Bauch, anschließend 5 Minuten auf die eine und dann 5 Minuten auf die andere Seite. Rollkuren kann man auch mit einer Kamillen-Melissen-Teemischung aus 20 Gramm Kamillenblüten (Korbblütler!) und 5 Gramm Melissenblättern machen.

Zubereitung: 3 Eßlöffel der Mischung werden mit 1 Liter kochendem Wasser überbrüht, sollten 10 Minuten lang ziehen und dann abgeseiht werden. Auch hierbei trinkt man zur Rollkur 3 Tassen des ungesüßten Tees gut warm, aber nicht zu heiß.

Magenschmerzen

Magenschmerzen können die unterschiedlichsten Ursachen haben. Wenn nicht innerhalb kurzer Zeit eines der nachfolgenden Hausmittel nachhaltig hilft, sollte man auf jeden Fall einen Arzt oder Therapeuten aufsuchen, der den Ursachen dieser Beschwerden sorgfältig nachgehen muß.

Baldriantropfen

Baldriantropfen bekommt man in der Apotheke. Sie helfen vor allem bei nervösen Magenbeschwerden.

Anwendung: 30 Tropfen werden in etwas Wasser eingenommen.

✳ **ACHTUNG:** In den Tropfen ist Alkohol enthalten!

Heublumensack

Der Heublumensack eignet sich auch hervorragend zur Behandlung von Magenschmerzen, ja er hilft sogar bei Magen- und Darmkoliken. Man kann den Heublumensack fertig in der Apotheke kaufen oder aber selbst herstellen.

Zubereitung: Man näht einen Leinensack in der Größe der zu behandelnden Stelle und füllt ihn mit Heublumen, bis er etwa 5 bis 8 Zentimeter dick ist. Der Sack wird zugenäht, in einem Topf mit kochendem Wasser übergossen und sollte etwa 1/4 Stunde lang zugedeckt ziehen. Danach wird er zwischen zwei Holzbrettern ausgepreßt, bis er bei mäßigem Druck keine Tropfen mehr abgibt.

Anwendung: Man schlägt den Sack in ein Tuch ein und legt ihn so warm, wie es dem Patienten angenehm ist, auf die schmerzende Stelle. Mit einem Wolltuch wird er fest am Körper fixiert. Er bleibt so lange dort, bis er kalt geworden ist.

Johanniskrautöl

Johanniskrautöl eignet sich gut als Mittel zur Beruhigung eines nervösen Magens.

Anwendung: Man nimmt bei Bedarf oder auch zur Kur über längere Zeit täglich 1 bis 2 Teelöffel Johanniskrautöl ohne weitere Zusätze ein.

✳ **ACHTUNG:** Dieses Öl macht lichtempfindlich. Deshalb sollte der Patient während der Einnahme Höhensonne, Solarium und direkte Sonnenbestrahlung meiden!

Kümmelschnaps

Kümmelschnaps ist ein gutes Mittel gegen nervöse Magenbeschwerden.

Zubereitung: 50 Gramm zerstoßener Kümmel werden mit 3/4 Liter Kornschnaps übergossen. Diese Mischung muß 10 Tage lang ziehen und wird dann abgeseiht.

Anwendung: Man trinkt bei Beschwerden 1 Likörgläschen davon.

Melissentee

Melissentee beruhigt den Magen und hat außerdem eine entblähende Wirkung.

Zubereitung: 2 Teelöffel zerschnittene Melissenblätter werden mit 1 Tasse kochendem Wasser übergossen, müssen zugedeckt etwa 10 Minuten lang ziehen und werden dann abgeseiht.

Anwendung: Man trinkt täglich dreimal 1 Tasse des ungesüßten Tees.

Wärmflasche

Die Wärmflasche ist natürlich schon seit alters ein gutes Hausmittel gegen Magenschmerzen. Sie lockert außerdem verkrampfte Muskeln.

Anwendung: Man füllt eine Gummiwärmflasche mit Wasser, das so warm ist, daß der Patient es gerade noch als angenehm empfindet.

Diese wird dann mit einem Tuch umwickelt und auf die Magenregion gelegt.

Nervosität und Schlafstörungen

In unserer hektischen Zeit klagt fast jeder über Nervosität und über Schlafstörungen. Andauernde Schwierigkeiten beim Ein- oder Durchschlafen lassen viele Menschen recht schnell nach einem Schlafmittel aus der Apotheke greifen.

Solche Mittel sind, besonders wenn sie häufig genommen werden, nicht unproblematisch. Man sollte es auf jeden Fall – bevor man sich vom Arzt Schlaftabletten verschreiben läßt – mit den guten alten Hausmitteln aus Großmutters Zeit versuchen.

Baldrian-Melissen-Teemischung

Die Baldrian-Melissen-Teemischung sorgt für Entspannung und löst seelische Verkrampfungen. Man mischt dafür jeweils 10 Gramm Baldrianwurzel mit Melissenblättern.
Zubereitung: 2 Teelöffel der Mischung werden mit 1/4 Liter heißem Wasser übergossen, sollten 10 Minuten lang ziehen und werden dann abgeseiht.
Anwendung: Man trinkt täglich 2 bis 3 Tassen des ungesüßten Tees.

Baldriantee

Baldriantee ist der Tee aus einer uralten Heilpflanze. Er wirkt beruhigend auf das zentrale Nervensystem ein und ist auch krampflösend.
Zubereitung: 2 Teelöffel zerkleinerte Baldrianwurzel übergießt man mit 1/4 Liter kaltem Wasser und läßt dies 10 bis 12 Stunden lang zugedeckt ziehen. Gelegentlich sollte man umrühren. Danach wird der Kaltauszug abgeseiht und auf Trinktemperatur erwärmt.
Anwendung: Man trinkt täglich 2 bis 3 Tassen ungesüßten Tee.

Pomeranzen-Melissen-Tee

Bei allgemeiner Reizbarkeit und Nervenschwäche sollte man einmal den Pomeranzen-Melissen-Tee versuchen. Man vermischt je 30 Gramm Pomeranzen- und Melissenblätter, 50 Gramm Johanniskraut und 20 Gramm Lavendelblüten.
Zubereitung: 3 Eßlöffel der getrockneten Mischung werden mit 1 Liter kochendem Wasser überbrüht, sollten 10 Minuten lang ziehen und werden dann abgeseiht.
Anwendung: Man trinkt von dieser Teemenge je 1/4 Liter morgens und mittags, den restlichen 1/2 Liter abends. Das Ganze sollte man zur Kur über 3 Wochen durchführen.

Johanniskraut-Rosmarin-Tee

Der Johanniskraut-Rosmarin-Tee wirkt gut zur Stärkung der Nerven und ist ein empfehlenswertes Hausmittel gerade in Zeiten besonderer Belastung. Man mischt dafür 80 Gramm Johanniskraut mit jeweils 20 Gramm Rosmarinnadeln, Salbei- und Melissenblättern, Königskerzenblüten sowie 10 Gramm Sternanis.
Zubereitung: 3 Eßlöffel dieser Mischung werden mit 1 Liter kochendem Wasser überbrüht, sollen 10 Minuten lang ziehen und werden abgeseiht.
Anwendung: Je 1/4 der Teemenge trinkt man morgens und mittags, den restlichen 1/2 Liter abends.

Baldrianbad

Ein Baldrianbad wirkt als zusätzliche Maßnahme – neben Tees – ganz hervorragend. Man kann Baldrianbäder fertig in der Apotheke kaufen, aber auch selbst herstellen.

Zubereitung: 100 Gramm Baldrianwurzel werden mit 1 Liter kochendem Wasser übergossen. Alles soll 10 Minuten lang ziehen, dann abseihen.

Anwendung: Man setzt diese Flüssigkeit dem Badewasser zu. Die Badetemperatur sollte 38 °C betragen, die Badedauer etwa 1/4 Stunde.

Baldriantropfen

Baldriantropfen haben dieselbe Wirkung wie Baldriantee. Man bekommt sie in der Apotheke, und sie sind vor allem dann gut geeignet, wenn man Entspannung in bestimmten Situationen – etwa Prüfungen oder wichtigen Geschäftsverhandlungen – braucht.

Anwendung: Man nimmt etwa 1/2 Stunde vor dem entsprechenden Termin 1/2 Teelöffel Baldriantropfen in etwas Wasser ein.

✳ **ACHTUNG:** Die Tropfen enthalten Alkohol!

Entspannung und Schlafvorbereitung

Entspannung und Schlafvorbereitung sind wichtig; angespannt und mit den Sorgen des vergangenen Tages beschäftigt, kann kein Mensch die nötige Ruhe finden. Einige Hausmittel helfen, in Streßsituationen zu entspannen.

Anissamen

Anissamen, die man gründlich kaut, sind nach alter Überlieferung schlaffördernd.

Bier mit Honig

Auch Bier mit Honig soll eine gute Einschlafhilfe sein.

Zubereitung und Anwendung: Man mischt in 1/2 Liter angewärmtes Bier 1 Eßlöffel Honig und trinkt dies vor dem Schlafengehen.

✳ **ACHTUNG:** Für Diabetiker ist dieses Hausmittel nicht geeignet!

Essigstrumpf

Der Essigstrumpf ist schon von Pfarrer Sebastian Kneipp als probates Mittel gegen Nervosität und Einschlafstörungen empfohlen worden.

Zubereitung: Man gibt in 1/2 Liter zimmerwarmes Wasser 3 Eßlöffel Essig.

Anwendung: In diese Wasser-Essig-Mischung legt man Baumwollkniestrümpfe, wringt sie aus und zieht sie an. Beide Beine umwickelt man gut mit wollenen Tüchern und zieht die Essigstrümpfe nach etwa 1 Stunde wieder aus.

Heublumenbad

Das Heublumenbad dient ebenfalls zur Beruhigung, hilft aber auch gegen eine allgemeine Schwäche.

Zubereitung: 500 Gramm Heublumen werden mit 3 Litern Wasser übergossen, zum Sieden gebracht und dann nach 1/2 Stunde abgeseiht.

Anwendung: Diese Flüssigkeit setzt man dem Badewasser zu. Man sollte beim Heublumenbad eine Temperatur von 38 °C einhalten und etwa 1/4 Stunde im Wasser bleiben.

Holunder-Zaunwinden-Tee

Holunder-Zaunwinden-Tee soll helfen, wenn man unter leichtem Schlaf mit häufigem Erwachen leidet. Man vermischt dann je 30 Gramm Holunderblüten, Zaunwindensamen, grünes, blühendes Haferkraut, Johanniskraut, Hopfenbollen sowie Primelblüten.

Zubereitung: 2 Eßlöffel der getrockneten Mischung werden mit 1/2 Liter kochendem Wasser überbrüht, sollten 10 Minuten lang ziehen und werden dann abgeseiht.

Anwendung: Man trinkt diese Teemenge etwa 1 Stunde vor dem Schlafengehen langsam und schluckweise.

Kräuterkissen

Kräuterkissen sind ein altes Heilmittel der Volksmedizin – auch gegen Einschlafstörungen. In der Apotheke bekommt man fertige Kräuterkissen; man kann sie aber auch selbst herstellen. Kräuter gegen Schlaflosigkeit sind Primeln, die Blüten von Lilien, Baldrian, Holunder und Federnelken, Hopfen und Lavendel.

Zubereitung: Man näht eine kleine Kissenhülle, füttert sie mit Verbandswatte und füllt dann die Duftkräuter aus der Apotheke ein. Ein Teil der Kräuter sollte grob gepulvert sein, der andere Teil geschnitten.

Anwendung: Man legt das Kräuterkissen abends unter das Kopfkissen oder direkt unter den Kopf.

Lavendelbad

Ein Lavendelbad ist bei nervösen Einschlafstörungen sehr zu empfehlen. Es wirkt entspannend und beruhigend.

Zubereitung: 50 bis 60 Gramm Lavendelblüten werden mit 1 Liter Wasser übergossen, zum Sieden gebracht und dann nach 10 Minuten abgeseiht.

Anwendung: Diesen Absud gibt man dem Badewasser zu. Man sollte bei 38 °C baden und etwa 1/4 Stunde im Wasser bleiben.

Heiße Milch mit Primeln und Honig

Heiße Milch mit Primeln und Honig ist ein Rezept, das schon unseren

Großmüttern überliefert wurde. Es soll ebenfalls das Einschlafen fördern.
Zubereitung und Anwendung: In 1 Glas heiße Milch gibt man 1 Teelöffel getrocknete Primeln sowie 2 Teelöffel Honig und trinkt dies vor dem Schlafengehen.

✳ **ACHTUNG:** Diabetiker verwenden Fruchtzucker und müssen dies auf ihre täglichen Broteinheiten anrechnen!

Melissenbad

Das Melissenbad wirkt bei Nervosität ausgleichend und entspannend. Man kann es fertig in der Apotheke oder im Reformhaus kaufen, aber auch selbst herstellen.
Zubereitung: 50 bis 60 Gramm Melissenblätter werden in 1 Liter kaltem Wasser angesetzt, zum Sieden gebracht und dann nach 10 Minuten abgeseiht.
Anwendung: Diesen Sud gibt man dem Badewasser zu. Die Badetemperatur sollte 38 °C betragen; man sollte nicht länger als 1/4 Stunde in der Wanne bleiben.

Melissentee

Melissentee war schon zu Zeiten Karls des Großen als Heilmittel gegen Nervosität und Überreizung bekannt. Eine Kur mit Melissentee ist für all jene Menschen richtig, die abends keine Ruhe finden, weil sie tagsüber überlastet sind. Der Melissentee hilft ihnen, abzuschalten.
Zubereitung: 3 Teelöffel geschnittene Melissenblätter werden mit 1/4 Liter kochendem Wasser übergossen, müssen zugedeckt etwa 10 Minuten lang ziehen und werden dann abgeseiht.
Anwendung: Zur Kur trinkt man 6 Wochen lang täglich 3 Tassen Melissentee. Man kann die Wirkung des Tees durch Zugabe von Bienenhonig verstärken.

✳ **ACHTUNG:** Diabetiker dürfen ihren Tee nicht mit Honig süßen!

Melissenwein

Melissenwein spielte schon früher in der Volksmedizin eine wichtige Rolle. Als beruhigenden Medizinalwein kann man ihn bei nervöser Unruhe und bei Schlafstörungen einnehmen.
Zubereitung: 1 Liter Weißwein wird mit 50 Gramm Melissenblättern versetzt und sollte gut verschlossen 2 Wochen lang bei Zimmertemperatur ziehen. Danach seiht man ihn durch ein Tuch oder einen Papierfilter ab.
Anwendung: Man trinkt täglich zwei- bis dreimal 1 Likörglas Wein.

Milch-Fenchel-Honig

Milch-Fenchel-Honig ist eine gute Einschlafhilfe.

Zubereitung: Man kocht 2 Teelöffel zerdrückte Fenchelfrüchte mit 1/4 Liter Vollmilch auf, seiht alles durch ein Sieb und verrührt es nach dem Abkühlen mit 2 Eßlöffeln Honig.
Anwendung: Etwa 1/2 Stunde vor dem Zubettgehen trinkt man den Milch-Fenchel-Honig.
✳ **ACHTUNG:** Diabetiker sollten keinen Honig zu sich nehmen! Man kann dieses Rezept aber auch mit Fruchtzucker zubereiten.

Oliventee

Oliventee wird immer öfter auch als Mittel zur Entspannung eingesetzt.
Zubereitung: 2 gehäufte Teelöffel Olivenblätter werden mit 1/4 Liter kochendem Wasser übergossen. Man läßt das Ganze 10 Minuten lang ziehen und seiht dann ab. Nach Geschmack kann man noch mit Honig oder Fruchtzucker süßen.
Anwendung: Zur Kur trinkt man Oliventee 3 Wochen lang, und zwar abends 1 Tasse lauwarm.
✳ **ACHTUNG:** Diabetiker dürfen ihren Tee nur mit Fruchtzucker süßen und müssen dies auf die täglichen Broteinheiten anrechnen!

Primel-Hopfen-Tee

Primel-Hopfen-Tee hilft dann, wenn man unter massiven Einschlafstörungen leidet. Man vermischt dafür je 30 Gramm Hopfenbollen, Holunderblüten, blühendes Waldmeisterkraut und Primelblüten sowie 50 Gramm grünes, blühendes Haferkraut.
Zubereitung: 3 Eßlöffel der getrockneten Mischung werden mit 3/4 Liter kochendem Wasser überbrüht, sollten 10 Minuten lang ziehen und werden dann abgeseiht.
Anwendung: Je 1/4 der Teemenge trinkt man 2 Stunden, 1 Stunde und 20 Minuten vor dem Zubettgehen.

Rotwein mit Zusätzen

Rotwein mit Zusätzen kann ein besonders wirksamer Schlaftrunk sein. Nicht der Alkohol, sondern die Komposition ist dabei entscheidend.
Zubereitung: Man zerstößt jeweils 10 Gramm Baldrianwurzel, Hopfenblüten, Melissenblätter und Johanniskraut sowie 5 Gramm Lavendelblüten sehr fein in einem Mörser. Die Kräuter gibt man in eine Literflasche, die dann mit einem mittelschweren Rotwein aufgefüllt wird. Man schüttelt alles gut durch, gibt noch 1 Stange Zimt dazu und läßt die Mischung 10 Tage lang ziehen. Zwischendurch schüttelt man die Flasche hin und wieder und seiht den Wein dann ab.
Anwendung: Vor dem Zubettgehen trinkt man jeweils 1 Likörglas des Kräuterweins.

Wassertreten

Wassertreten, Tautreten oder – im Winter – kurzes Umhergehen im Schnee ist nicht nur erfrischend, sondern nützt auch, wenn man unter Einschlafstörungen leidet.

Anwendung: Man geht 1 bis 3 Minuten (auf keinen Fall länger!) in kaltem Wasser, Tau oder Schnee. Danach rubbelt man die Füße mit einem rauhen Handtuch warm.

Rheuma und Gicht

Im Volksmund nennt man vieles Rheuma, was medizinisch gesehen gar keine Rheuma ist. Rheuma im medizinischen Sinne kann eine Folge von akuten bakteriellen Infektionen sein. Nach vereiterten Mandeln, nach Scharlach oder auch bei Zahneiterungen kommt es dann zu massiven Schmerzen, Schwellungen und Fieber – es können sogar schwere Herzklappenfehler entstehen. Solche Kranke gehören auf jeden Fall in die Hände des Facharztes.

Seit dem Altertum kennt man die Krankheit Rheuma, und bis heute gibt es kein Wundermittel dagegen. Ganz allgemein versteht man im Volksmund unter Rheuma sowohl die Schmerzen, die nach Überlastungsschäden und Bindegewebsverlust auftreten, wie auch Polyarthritis, bei der es zu Verdickungen und Sehnenverkürzungen an den Gelenken kommt.
Rheuma kann noch nicht geheilt werden und gibt, sowohl hinsichtlich der Diagnose als auch hinsichtlich der Behandlung, noch viele Rätsel auf.

Auch Ärzte und Therapeuten können nur versuchen, den Fortgang der Krankheit aufzuhalten und die Schmerzen zu lindern. Ein echtes Gegenmittel gibt es nicht.
Die Volksmedizin kennt allerdings allerlei Mittel gegen das Zipperlein, das so manchen Mitmenschen plagt.

Die Gicht ist eine Stoffwechselerkrankung, bei der im Körper zuviel Harnsäure eingelagert wird.
Die Folge ist eine schmerzhafte Entzündung zunächst der kleineren, dann auch der größeren Gelenke mit Einlagerungen von Harnsäureverbindungen. Typisch für diese Krankheit sind die sogenannten Gichtknoten. Gegen Gicht hat die Schulmedizin allerhand Mittel und Therapien entwickelt. Aus der Hausapotheke kommen noch einige hinzu.

Birkenblättersaft

Birkenblättersaft sollte man kurmäßig zu sich nehmen. Vor allem Gichtkranke empfinden eine Kur mit Birkenblättersaft als vorteilhaft. Den Saft kann man in Apotheken, Reformhäusern und Drogerien kaufen.

Anwendung: 4 Wochen lang sollte man täglich zwei- bis dreimal 1 Eßlöffel Birkenblättersaft einnehmen.

Birkenblättertee

Birkenblättertee sorgt dafür, daß rheumatische Beschwerden gelindert werden. Er regt den gesamten Körperstoffwechsel an.

Zubereitung: 2 gehäufte Teelöffel Birkenblätter werden mit 1/4 Liter kochendem Wasser übergossen, sollten 10 Minuten lang ziehen und werden dann abgeseiht.

Anwendung: Den Tee trinkt man zur Kur 4 bis 8 Wochen lang, und zwar täglich 2 bis 3 Tassen.

✳ **ACHTUNG:** Tees mit wassertreibender Wirkung sollten Patienten, die unter Wasseransammlungen im Körper infolge eingeschränkter Herz- und Nierentätigkeit leiden, nur nach ärztlicher Beratung einnehmen!

Birkenblätter-Liebstöckel-Tee

Birkenblätter-Liebstöckel-Tee hilft, die angesammelten Harnsäuren aus dem Körper zu leiten. Man vermischt für diesen Tee jeweils 30 Gramm Liebstöckelwurzel, Birkenblätter, blühendes Mädesüß, Brennesselblätter und

Queckenwurzel sowie 50 Gramm Goldrute (Korbblütler!).

Zubereitung: 4 Eßlöffel der getrockneten Mischung werden mit 1 1/2 Litern kochendem Wasser überbrüht, sollten 1/4 Stunde lang ziehen und werden dann abgeseiht.

Anwendung: Den Tee trinkt man als Tagesration kurmäßig 3 Wochen lang. Dann legt man 10 Tage Pause ein, bevor man wieder mit einer Drei-Wochen-Kur beginnt.

Bohnenschalen-Haferstroh-Tee

Bohnenschalen-Haferstroh-Tee soll helfen, die Gicht auszuleiten, und ist vor allem für solche Patienten geeignet, die gleichzeitig unter Diabetes leiden. Man vermischt je 30 Gramm Bohnenschalen, Haferstroh, Syzygiumsamen, Basilikumsamen sowie je 60 Gramm Birken- und Silberweidenblätter und gibt dazu noch je 15 Gramm Enzian- und Kalmuswurzel.

Zubereitung: 4 Eßlöffel dieser getrockneten Mischung werden mit 1 1/2 Litern kochendem Wasser überbrüht, müssen 1/4 Stunde lang ziehen und werden dann abgeseiht.

Anwendung: Auch diese Teemischung trinkt man zur längeren Kur: Die Tagesmenge von 1 1/2 Litern wird zunächst 3 Wochen lang getrunken, dann folgen – vor erneuten Trinkkuren – immer wieder 10 Tage Pause.

Breitwegerich-Schachtelhalm-Tee

Breitwegerich-Schachtelhalm-Tee hilft gegen sogenannte Abnützungen. Man mischt dafür jeweils 30 Gramm Schachtelhalmkraut, Breitwegerichblätter, Bruchkraut, Hohlzahn und Heidekraut.

Zubereitung: 3 Eßlöffel der getrockneten Mischung werden mit 1 Liter kochendem Wasser überbrüht und nach 10 Minuten abgeseiht.

Anwendung: Diese Teemenge wird täglich zur Kur für die Dauer von 3 Wochen getrunken.

Brennesselsaft

Brennesselsaft bekommt man in der Apotheke, im Reformhaus und in Drogerien. Er ist ebenfalls wirksam gegen rheumatische Beschwerden.

Anwendung: Zur Kur nimmt man 4 Wochen lang täglich zwei- bis dreimal 1 Eßlöffel Brennesselsaft zu sich.

✳ ACHTUNG: Bei Ödemen infolge eingeschränkter Herztätigkeit darf man diesen Saft nicht einnehmen!

Brennesseltee

Brennesseltee wird kurmäßig getrunken, wenn man unter Muskelrheumatismus leidet. Auch für Gichtkranke ist er sehr bekömmlich.

Zubereitung: 1 gehäufter Teelöffel Brennesselkraut wird mit 1/4 Liter

kochendem Wasser übergossen. Alles soll 5 bis 10 Minuten lang ziehen und wird dann abgeseiht.

Anwendung: Zur Kur trinkt man diesen Tee 4 bis 8 Wochen lang, und zwar täglich 3 Tassen ungesüßt.

Brunnenkresse-Brennessel-Tee

Brunnenkresse-Brennessel-Tee soll gegen Schwellungen mit Frostigkeit helfen. Man vermischt dafür je 60 Gramm Brunnenkresse, Brennesselblätter, blühendes Mädesüß und Breitwegerichblätter sowie je 15 Gramm Süßholz, Sandelholz und Enzianwurzel.

Zubereitung: Von den getrockneten Zutaten werden 3 Eßlöffel mit 1 Liter kochendem Wasser überbrüht, sollten 10 Minuten lang ziehen und werden dann abgeseiht.

Anwendung: Man trinkt diese Menge als Tagesdosis, zur Kur 4 mal 4 Wochen mit jeweils 10 Tagen Pause.

Ehrenpreis-Mädesüß-Tee

Ehrenpreis-Mädesüß-Tee hilft beim Ausleiten der Gicht, wenn gleichzeitig erhöhte Blutfettwerte vorliegen. Man mischt 80 Gramm blühenden Ehrenpreis und 60 Gramm blühendes Mädesüß mit jeweils 30 Gramm Ringelblumenblüten (Korbblütler!), dreifarbigem Stiefmütterchenkraut, Ulmenrinde sowie 60 Gramm Birkenblättern.

Zubereitung: 4 Eßlöffel der getrockneten Mischung werden mit 1 1/2 Litern kochendem Wasser überbrüht, sollten 10 Minuten lang ziehen und werden dann abgeseiht.
Anwendung: Als Drei-Wochen-Kur trinkt man diese Teemenge täglich. Danach macht man 10 Tage Pause, bevor man erneut mit einer dreiwöchigen Kur beginnt.

Eukalyptusöl

Eukalyptusöl aus der Apotheke wird als Hausmittel gegen rheumatische Schmerzen empfohlen.
Anwendung: Bei Bedarf gibt man einige Tropfen Öl auf die schmerzenden Stellen und massiert sie leicht damit.
✳ ACHTUNG: Auf ätherische Öle reagieren manche Menschen allergisch. Dann muß dieses Hausmittel sofort abgesetzt werden! Eukalyptusöl ist für Säuglinge und Kinder unter fünf Jahren ungeeignet!

Franzbranntwein

Franzbranntwein ist ein sehr altes Mittel aus dem Hausschatz unserer Großeltern. Auch heute noch wird er als Einreibemittel mit vielfältigen günstigen Wirkungen bei Rheuma und Gicht verwendet.
Anwendung: Mehrmals täglich reibt man die schmerzenden Stellen mit Franzbranntwein ein. Akut von Gicht befallene Stellen bedeckt man mit einem in Franzbranntwein getränkten Mulläppchen.

Gierschauflage

Die Gierschauflage ist schon aus alten Überlieferungen als Gichtmittel bekannt.
Zubereitung: Man zerquetscht frische Gierschblätter zu einem Brei.
Anwendung: Der Brei wird auf die schmerzende Stelle gelegt.
Die Auflage muß alle 2 Stunden erneuert werden.
✳ ACHTUNG: Giersch ist ein Doldengewächs. Man darf die Pflanze nur dann selbst sammeln, wenn man sie genau kennt! Denn es gibt auch sehr giftige Doldengewächse.

Gierschtee

Der Gierschtee ist ein uraltes Hausmittel für Patienten, die unter Gicht leiden.
Zubereitung: 1 gehäufter Teelöffel geschnittene, getrocknete Gierschblätter wird mit 1/4 Liter kochendem Wasser überbrüht. Man läßt alles 10 Minuten lang ziehen und seiht dann ab.
Anwendung: Zur Kur trinkt man Gierschtee höchstens 2 Wochen lang, täglich 3 Tassen.

Heublumenbad

Ein Heublumenbad kann Gicht und auch Rheuma spürbar lindern. Man kann dieses Bad fertig in der Apotheke kaufen, aber auch selbst herstellen.

Zubereitung: 500 Gramm Heublumen werden mit 3 Litern Wasser übergossen, zum Sieden gebracht und dann nach 1/2 Stunde abgeseiht.

Anwendung: Diese Flüssigkeit setzt man dem Badewasser zu. Man sollte beim Heublumenbad eine Temperatur von 38 °C einhalten (im Bedarfsfall heißes Wasser nachgießen!) und etwa 1/4 Stunde im Wasser bleiben.

Heublumensack

Der Heublumensack ist ein wichtiges Naturheilmittel gegen Rheuma. Die Auflage dieses Sacks begünstigt den Gewebestoffwechsel, entkrampft die Muskeln und lindert nachhaltig den Schmerz.

Zubereitung: Man näht einen Leinensack in der Größe der zu behandelnden Stelle und füllt ihn mit Heublumen, bis er etwa 5 bis 8 Zentimeter dick ist. Der Sack wird zugenäht, in einem Topf mit kochendem Wasser übergossen und sollte etwa 1/4 Stunde lang zugedeckt ziehen. Danach wird er zwischen zwei Holzbrettern ausgepreßt, bis er bei mäßigem Druck keine Tropfen mehr abgibt.

Anwendung: Man schlägt den Sack in ein Tuch ein und legt ihn so warm, wie es der Patient gut aushält, auf die schmerzende Stelle. Mit einem Wolltuch wird er fest am Körper fixiert. Er bleibt dann so lange dort, bis er kalt geworden ist.

Holunderbeersaft

Holunderbeersaft soll gegen schmerzhafte Rheumaanfälle helfen. Den Saft bekommt man in der Apotheke und im Reformhaus.

Anwendung: 4 Wochen lang trinkt man – zur Kur – dreimal täglich 1/8 Liter Holunderbeersaft.

Holunderblütentee

Holunderblütentee wird vor allem solchen Patienten empfohlen, die unter chronischem Rheuma leiden. Man kann mit diesem Tee die Schmerzen lindern und auch vorbeugend wenigstens die Abstände zwischen den Rheumaanfällen vergrößern.

Zubereitung: 1 gehäufter Teelöffel Holunderblüten wird mit 1/4 Liter kochendem Wasser übergossen. Man läßt den Tee 10 Minuten lang ziehen und seiht ihn dann ab.

Anwendung: Zur Kur trinkt man Holunderblütentee 4 bis 6 Wochen lang, und zwar täglich 2 bis 3 Tassen ungesüßt und nicht zu warm.

Johanniskrautöl

Auf Johanniskrautöl (aus der Apotheke) können rheuma- und gichtkranke Menschen kaum verzichten.

Anwendung: Man reibt die erkrankten Körperstellen oder die »gichtigen« Gelenke mehrmals täglich mit Johanniskrautöl ein.

Kalter Wasserguß

Ein kalter Wasserguß ist ein sehr altes Hausmittel, das man vor allem dann anwendet, wenn die Schmerzen in der Schulter auftreten und jede Bewegung des Arms schmerzhaft ist.

Anwendung: Man füllt eine Gießkanne mit kaltem Wasser. Dann begießt man zuerst den Handrücken, die Außenseite des einen Arms bis zur Schulter, danach die Arminnenseite von oben bis hin zur Innenseite der Hand. Der ganze Arm sollte von einem »Wassermantel« umhüllt sein. Den anderen Arm behandelt man anschließend auf dieselbe Weise. Der kalte Wasserguß wird zweimal wiederholt.

✽ **ACHTUNG:** Es gibt wärme- und kälteempfindliche Typen. Je nachdem kann dieses Hausmittel auch einmal nicht wirken.

Kampferspiritus

Kampferspiritus, eine Mischung aus Weingeist und Kampfer, kannten schon unsere Großeltern als bewährtes Hausmittel gegen Rheuma und Gicht.

Anwendung: Man reibt die erkrankten Stellen mehrmals täglich mit Kampferspiritus ein. Von Gicht befallene Gelenke bedeckt man mit einem Mullläppchen, das vorher in Kampferspiritus getaucht worden ist.

Löwenzahn-Labkraut-Tee

Löwenzahn-Labkraut-Tee soll die Gicht ausleiten, vor allem dann, wenn gleichzeitig die Galle und die Verdauung nur träge arbeiten. Man mischt 50 Gramm Löwenzahnkraut mit Wurzel (Korbblütler!) mit jeweils 30 Gramm Labkraut, Brunnenkresse, Birken- und Brennesselblättern sowie 30 Gramm Angelikawurzel.

Zubereitung: 4 Eßlöffel der getrockneten Mischung werden mit 1 1/2 Litern kochendem Wasser überbrüht, sollen 10 Minuten lang ziehen und werden dann abgeseiht.

Anwendung: Diese Teemenge wird zur Kur täglich über einen Zeitraum von 3 Wochen getrunken. Danach legt man 10 Tage Pause ein, bevor man wieder eine dreiwöchige Teekur beginnt.

Löwenzahnsalat

Löwenzahnsalat ist eine gute Ergänzung zu einer Kur mit Löwenzahntee oder -saft.

Dieselbe Wirkung erreichen Rheuma-
patienten auch mit Brennessel- oder
Birkenblättersalat.

Löwenzahntee

Löwenzahntee ist bei fast allen rheumatischen Beschwerden wirksam. Eine
Teekur sorgt für bessere Durchblutung
des Bindegewebes und die allgemeine
Anregung des Stoffwechsels. Rheuma-
schmerzen werden verringert, auch
die Rheumaanfälle werden bei einer
konsequenten Anwendung des Löwen-
zahntees seltener.
Zubereitung: 1 bis 2 Teelöffel zerschnittene Löwenzahnwurzel mit Kraut
(Korbblütler!) mit 1 Tasse kaltem Wasser übergießen, zum Sieden bringen
und 10 Minuten lang ziehen lassen.
Dann seiht man ab.
Anwendung: Zur Kur trinkt man Löwenzahntee mindestens 8 Wochen lang
täglich zweimal, und zwar morgens
zum oder nach dem Frühstück 1 Tasse,
abends vor dem Zubettgehen wieder
1 Tasse.
✳ ACHTUNG: Patienten, die unter
einem Verschluß oder einer Entzündung der Gallenwege leiden, dürfen
diesen Tee nicht trinken, ebensowenig
magenempfindliche Menschen – bei
ihnen kann es nach dem Genuß von
Löwenzahn zu Magenschmerzen
kommen. Dann muß man die Teekur
sofort beenden!

Mädesüß-Isländisches-Moos-Tee

Mädesüß-Isländisches-Moos-Tee soll
helfen, wenn die sogenannten Abnützungen mit Schmerzen einhergehen.
Man mischt 50 Gramm blühendes
Mädesüß mit jeweils 30 Gramm Ringelblumenblüten (Korbblütler!), Isländischem Moos und Vogelknöterich
sowie 80 Gramm Schachtelhalmkraut.
Zubereitung: Von den getrockneten
Zutaten werden 3 Eßlöffel mit 1 Liter
kochendem Wasser überbrüht, sollten
10 Minuten lang ziehen und werden
dann abgeseiht.
Anwendung: Man trinkt 1 Liter Tee als
Tagesmenge, und dies kurmäßig
3 Wochen lang.

Moor-Schwefel-Bad

Das Moor-Schwefel-Bad ist ein altes
Hausmittel bei Rheuma und Gicht.
Man kann das Bad fertig in der Apo-
theke kaufen, sollte aber vorher den
Arzt befragen.
Anwendung: Man wendet dieses Bad
nach der Packungsanleitung an.

Quecken-Blutwurz-Tee

Quecken-Blutwurz-Tee soll helfen,
wenn beim sogenannten Rheuma
(also Abnutzungserscheinungen)
gleichzeitig Gelenkergüsse (z. B.
Wasser im Knie) auftreten.

Man mischt jeweils 30 Gramm Isländisches Moos, Schachtelhalm, Schafgarbe (Korbblütler!), Blutwurz und Heidekraut mit 50 Gramm Queckenwurzel und 50 Gramm Liebstöckelwurzel.
Zubereitung: Von den getrockneten Zutaten werden 3 Eßlöffel mit 1 Liter kochendem Wasser überbrüht, sollten 10 Minuten lang ziehen und werden dann abgeseiht.
Anwendung: Man trinkt 1 Liter Tee als Tagesmenge, und zwar kurmäßig 3 Wochen lang.

Ringelblumensalbe

Ringelblumensalbe ist seit alters ein bekanntes Hausmittel gegen Rheuma und Gicht. (Die Ringelblume ist ein Korbblütler!)
Die Salbe ist in der Apotheke und in Drogerien erhältlich.
Anwendung: Man hält sich an die Angaben auf der Packung.

Ringelblumen-Sonnenhut-Tee

Ringelblumen-Sonnenhut-Tee hilft gegen morgendliche Gelenksteifheit.
Man mischt dafür 50 Gramm Ringelblumenblüten (Korbblütler!) mit jeweils 30 Gramm Sonnenhutwurzel (Korbblütler!), Löwenzahnwurzel (Korbblütler!), Ulmenblättern, Silberweidenblättern, Bärentraubenblättern und 80 Gramm Gänsefingerkraut.

Zubereitung: Von den getrockneten Zutaten nimmt man 3 Eßlöffel, überbrüht sie mit 1 Liter kochendem Wasser, läßt alles 10 Minuten lang ziehen und seiht dann ab.
Anwendung: Man macht mit diesem Tee (Tagesmenge: 1 Liter) eine Kur von insgesamt 4 mal 4 Wochen Dauer. Dazwischen werden jeweils 10 Tage Pause eingelegt.

Schachtelhalmbad

Das Schachtelhalmbad wurde schon von unseren Großeltern als linderndes Heilmittel gegen Rheuma und Gicht empfohlen.
Zubereitung: 100 Gramm Schachtelhalm werden mit 2 Litern kochendem Wasser übergossen, nach 1 Stunde zum Sieden gebracht, 1/4 Stunde lang gekocht. Danach wird der Sud abgeseiht.
Anwendung: Diesen Sud setzt man dem Badewasser zu. Die Temperatur des Bads sollte 38 °C betragen, die Badezeit etwa 10 bis 15 Minuten. Danach sollte man eine Bettruhe von 1 Stunde einlegen.

Senfpflaster

Das Senfpflaster und die Senfauflage waren schon früher beliebte Heilmittel gegen Rheuma. Diese Anwendungen haben einen guten Ruf und werden auch von vielen Medizinern empfohlen. Das Senfpflaster lindert die Schmerzen, entspannt die verkrampfte Muskulatur und führt zu vermehrter Durchblutung an der Anwendungsstelle. So kann es zur Regenerierung der betroffenen Gelenke beitragen.

Heute kann man Senfpflaster fertig in der Apotheke kaufen. Man kann es aber auch selbst herstellen.

Zubereitung: 1 Handvoll milde Schwarze Senfkörner wird im Mörser zerstoßen, dann mit 3 bis 4 Eßlöffeln warmem Wasser übergossen. Man wartet ab, bis ein starker, beißender Geruch entstanden ist.

Anwendung: Der Senfbrei wird auf ein etwa handtellergroßes Leinentuch gestrichen, das man dann auf die schmerzende Stelle legt. Nachdem man noch ein Wolltuch darübergelegt hat, bleibt die Auflage ein paar Minuten auf dem Körper. Sobald die Wärme in Brennen übergeht, muß das Pflaster entfernt werden, damit keine Blasen entstehen. Man wäscht die Körperstelle danach mit lauwarmem Wasser ab. Senfpflaster kann man alle 2 Tage auflegen; bei zu häufiger Anwendung würde die Haut zu stark gereizt werden.

✳ **ACHTUNG:** Die hautreizende Wirkung des Senfpflasters ist, da sie die Durchblutung anregt, eigentlich ein erwünschter Effekt. Jedoch reagieren manche Menchen sehr stark auf Senf, so daß die Haut durch die Senfauflage zu stark in Mitleidenschaft gezogen würde. Wenn ein Brennschmerz auftritt, muß die Auflage sofort entfernt werden!

Sonnenhut-Weidenrinde-Tee

Sonnenhut-Weidenrinde-Tee eignet sich bei chronisch entzündlicher Gelenkerkrankung zur Unterstützung der ärztlichen Therapie und unter Kontrolle des Arztes.

Man vermischt je 50 Gramm Sonnenhutwurzel (Korbblütler!), Weidenrinde und Schafgarbe (Korbblütler!) sowie je 30 Gramm Heidekraut, Wiesenknopf, Liebstöckelwurzel und Queckenwurzel.

Zubereitung: 3 Eßlöffel der getrockneten Zutaten werden mit 1 Liter kochendem Wasser überbrüht, sollen 10 Minuten lang ziehen und werden dann abgeseiht.

Anwendung: Man trinkt diesen Tee als Tagesmenge. Die Kurdauer beträgt insgesamt 4 mal 4 Wochen mit jeweils 10 Tagen Pause.

Teufelskrallentee

Teufelskrallentee stammt ursprünglich aus Afrika und hilft bei Rheuma und Arthrose. Man sollte auch diesen Tee (aus der Apotheke) zur Kur anwenden.

Anwendung: Dosierungsvorschriften auf der Packung befolgen!

Sonnenbrand

Heute muß sich niemand mehr einen Sonnenbrand holen: Zu gut schützen uns die entsprechenden Sonnenschutzmittel der Kosmetikindustrie. Die meisten sind allergiegetestet und außerdem mit hohen Lichtschutzfaktoren für jeden Hauttyp zu haben. Auch wegen der Hautkrebsgefahr sollte man einen Sonnenbrand auf jeden Fall vermeiden.

Kräuterauflagen

Wenn es doch einmal passiert ist, empfehlen sich folgende Pflanzen als Auflagen: Knöterich, Kohl, Portulak, Sauerampfer und Wegerich.
Anwendung: Man blanchiert die frischen Kräuter 1 bis 2 Minuten (aus Desinfektionsgründen!) und läßt sie auf Handwärme abkühlen. Zerkleinert werden sie dann, in eine dünne Gazeschicht eingeschlagen, auf die sonnenverbrannten Körperstellen gelegt.

Heilerdebäder

Heilerdebäder sind ebenfalls ein gutes Mittel, wenn man sich einen Sonnenbrand auf größeren Flächen zugezogen hat.
Zubereitung: 8 Eßlöffel weißen oder roten Ton gibt man in ein nicht zu warmes Vollbad.

Anwendung: Darin badet man und duscht sich nachher nicht ab. Die Haut sollte, wenn möglich, lufttrocknen.

Lehmpackungen

Auch Lehmpackungen helfen bei Sonnenbrand.
Zubereitung: 5 Eßlöffel weißer oder roter Ton werden mit abgekochtem Wasser glattgerührt, bis die Masse eine gipsähnliche Konsistenz hat. Man kann auch noch einige Tropfen Glyzerin beimischen.
Anwendung: Man streicht dies direkt auf die Haut und spült es nach 1/4 Stunde mit reichlich lauwarmem Wasser ab, ohne jedoch zu reiben.

Quarkauflage

Die Quarkauflage ist ebenfalls ein bewährtes Mittel gegen Sonnenbrand.
Zubereitung: 5 Eßlöffel Vollfettquark werden mit so viel Milch gemischt, daß der Quark gut streichfähig ist.
Anwendung: Man streicht den Quark auf einen Leinenlappen und legt diesen auf die vom Sonnenbrand betroffenen Stellen. Solange die Quarkauflage kühlt, läßt man sie liegen; danach erneuert man den Umschlag.

Verbrennungen und Verbrühungen

Verbrennungen und Verbrühungen sind beim Kochen oder im Sommer beim Grillen leider keine Seltenheit. Schwere Verbrennungen oder Verbrühungen, Verkohlungen oder gar große Brandwunden muß man sofort vom Arzt behandeln lassen.

Kaltes Wasser

Kaltes Wasser (etwa 20 °C) ist bei Verbrennungen ein Wundermittel; es kann sogar Brandblasen verhindern.

Nicht umsonst wird es vom Roten Kreuz als Erste-Hilfe-Mittel empfohlen. **Anwendung:** Die verbrannten Stellen werden sofort unter fließendes kaltes Wasser gehalten. Kleinere Stellen kann man nach dem Kühlen mit einem Quarkpflaster versehen – aber nur dann, wenn die Haut noch intakt ist. Bei offenen Brandwunden gibt man Eiswürfel in einen Beutel, bedeckt die verbrannte Hautstelle mit einer keimfreien, nichtklebenden Brandgaze und legt den Eisbeutel darauf.

Verletzungen

Verletzungen leichterer Art passieren immer wieder einmal. Ob beim Sport oder bei der Garten- und Hausarbeit, ob auf dem Spielplatz – einige Hausmittel sind als Erste-Hilfe-Maßnahme bei leichten Verletzungen gut anzuwenden.
Bei schweren Verletzungen muß man selbstverständlich einen Arzt aufsuchen. Achten sollte man außerdem darauf, daß man eine Tetanusschutzimpfung (bzw. die entsprechenden Auffrischungsimpfungen) hat. Schon eine kleine Verletzung bei der Gartenarbeit oder ein Kratzer der Hauskatze kann sonst zu einer Tetanusinfektion und zum lebensbedrohlichen Wundstarrkrampf führen. Folgende Anzei-

chen nach einer Verletzung könnten auf eine Tetanusinfektion hinweisen: Fieber, Kältegefühl, Blässe, Schüttelfrost, Müdigkeit, Appetitlosigkeit, Schwächegefühl. Bei Tetanusverdacht ist sofortige ärztliche Behandlung erforderlich.

Verstauchungen, Zerrungen, Prellungen

Essigsaure Tonerde

Essigsaure Tonerde ist eines der bekanntesten Hausmittel bei Zerrungen, Prellungen, Blutergüssen, Verstauchungen und Verrenkungen.

Zubereitung: 1 Eßlöffel essigsaure Tonerde wird mit 1 Glas Wasser verrührt.
Anwendung: Man tränkt ein Stückchen Mullverband oder Watte mit dieser Mischung, legt es auf die schmerzenden Stellen und umwickelt alles mit einer Mullbinde. Wenn der Umschlag ausgetrocknet ist, muß man ihn erneut mit der Flüssigkeit tränken, ohne ihn jedoch abzunehmen. Er sollte aber immer luftdurchlässig, also ohne Plastikumhüllung, angelegt sein.

Franzbranntwein

Franzbranntwein spielte in der Hausapotheke unserer Großmutter eine wichtige Rolle – auch zur Kühlung bei Prellungen, Zerrungen, Verstauchungen oder Knochenbrüchen.
Anwendung: Man tränkt ein Stückchen Mullbinde oder Watte mit Franzbranntwein, legt es auf die verletzte Stelle und umwickelt diese mit einer Mullbinde. Ist der Umschlag ausgetrocknet, muß man ihn erneut befeuchten. Auch hierbei ist wichtig: Der Verband muß immer luftdurchlässig bleiben.

Kaltes Wasser

Kaltes Wasser ist eine der besten Erste-Hilfe-Maßnahmen bei Zerrungen, Verrenkungen und Blutergüssen. Man kann Schwellungen und Schmerzen vermeiden, wenn man sofort nach der Verletzung einen Kaltwasserumschlag macht.
Anwendung: Man tränkt ein Stück Mullverband oder ein Stück Watte mit kaltem Wasser und legt es auf die Stelle. Es wird mit einer Mullbinde umwickelt und – wenn es ausgetrocknet ist – erneut mit kaltem Wasser beträufelt. Der Verband braucht dabei nicht abgenommen zu werden, er muß aber luftdurchlässig sein.

Lehmumschlag

Ein Lehmumschlag wurde als bewährtes Hausmittel schon von Pfarrer Sebastian Kneipp empfohlen. Er hilft vor allem bei Verstauchungen.
Zubereitung: 1 Handvoll Lehm (gereinigter weißer oder roter Ton aus der Apotheke: *Bolus alba* oder *Bolus rubra*) wird mit so viel Wasser versetzt, daß eine streichbare Masse entsteht. Das Wasser muß etwas Essig enthalten.
Anwendung: Die Lehm-Wasser-Masse wird dick auf einen Leinenlappen aufgetragen. Diesen legt man kalt auf die schmerzende Stelle und umwickelt ihn mit einer Mullbinde. Sobald der Lehm trocken ist, muß man den Umschlag erneuern.
✴ **ACHTUNG:** Ein Lehmumschlag darf niemals auf eine offene Wunde gelegt werden! Es besteht sonst Infektionsgefahr!

Majoransalbe

Majoransalbe enthält viele ätherische Öle, die auch bei Verrenkungen, Prellungen, Zerrungen und Verstauchungen den Schmerz lindern können. Man kann die Salbe fertig in der Apotheke kaufen oder aber selbst herstellen.

Zubereitung: 3 Teelöffel gepulverter Majoran werden mit 1 Eßlöffel Weingeist übergossen und ein paar Stunden stehengelassen. Diesen Ansatz vermischt man mit 2 Eßlöffeln frischer, ungesalzener Butter und erhitzt alles 5 Minuten lang im Wasserbad. Danach wird durch ein Mulltuch abgeseiht, und die Salbe muß abkühlen.

Anwendung: Man bestreicht ein Mullläppchen mit der Majoransalbe und legt dieses dann auf die Wunden oder schmerzenden Stellen. Alles wird mit einer Mullbinde fixiert. Der Verband sollte täglich gewechselt werden.

Arnikaaufguß, Arnikasalbe und Arnikatinktur

Arnikaaufguß, Arnikasalbe und Arnikatinktur sind empfehlenswert bei Verstauchungen, Verrenkungen, Zerrungen oder Schwellungen nach Knochenbrüchen. Schlecht heilende Wunden werden mit Arnikaumschlägen und -bädern behandelt; Blutergüsse heilen schneller, wenn man sie mit dem alten Hausmittel Arnika behandelt. Auch bei den manchmal hartnäckigen Unterschenkelgeschwüren ist diese Heilpflanze das richtige Rezept.

Zubereitung des Aufgusses: Man übergießt 2 Teelöffel getrocknete Arnikablüten (Korbblütler!) mit 1/4 Liter kochendem Wasser, läßt das Ganze 10 Minuten lang ziehen, seiht ab und läßt auf Zimmertemperatur abkühlen.

Zubereitung der Tinktur: 1 Teelöffel der Arnikatinktur aus der Apotheke wird mit 1/4 Liter lauwarmem Wasser verdünnt.

Anwendung: Man tränkt Verbandmull oder Watte mit dem Arnikaaufguß oder der verdünnten Tinktur, legt dies auf die zu behandelnde Stelle und umwickelt es mit einer Binde. Sobald der Umschlag getrocknet ist, muß man ihn erneut mit der Flüssigkeit befeuchten – der Verband muß dabei nicht unbedingt abgenommen werden. Er sollte aber auf jeden Fall luftdurchlässig sein – also nicht mit Plastik abdecken!

Arnikasalbe kann man in der Apotheke kaufen. Sie lindert u. a. auch rheumatische Schmerzen.

Anwendung: Man geht nach den Angaben auf der Packung vor.

Wundheilung

Damit wir an offenen Verletzungen nicht verbluten, hat die Natur einen weisen Erste-Hilfe-Mechanismus eingerichtet: Das Blut, das aus der Wunde austritt, gerinnt und verschließt so durch Verkleben die offenen Gefäße. Doch dieser erste Wundverschluß ist nur ein Provisorium. Das verletzte Gewebe muß wieder zusammenwachsen, in einem langwierigen Prozeß wird Zelle um Zelle nach dem ursprünglichen Plan wieder aufgebaut. Dieser Vorgang kann durch umsichtige Pflege mit bewährten Hausrezepten natürlich unterstützt werden.

Zur Wundheilung eignen sich außer Arnika noch folgende Pflanzen: Dost, Ehrenpreis, Gänseblümchen (Korbblütler!), Hirtentäschel, Kamille (Korbblütler!), Labkraut, Ringelblumenblüten (Korbblütler!), Schafgarbe (Korbblütler!), Wegerich und Nußlaub.

Quetschungen

Quetschungen – ein eingezwickter Fuß oder ein vom Hammerschlag verletzter Daumen – sind sehr schmerzhafte Deformationen des Gewebes. Meist sind auch Blutgefäße betroffen, so daß sich ein Bluterguß bildet. Für Quetschungen sind geeignet: Arnika (Korbblütler!), Bitterklee, Enzian, Habichtskraut (Korbblütler!), Kreuzkraut und Ringelblumen (Korbblütler!). **Anwendung:** Man gibt den Tee aus diesen Pflanzen zu trinken und macht Kräuterauflagen.

Schorf

Schorf ist der erste Verschluß einer blutenden Wunde. Unter seinem Schutz kann die Wundheilung beginnen. Damit sich Schorf bildet und die Wunde sich zusammenzieht, sollte man Tee aus folgenden Pflanzen machen: Blutwurz, Eichenrinde, Heidelbeerblätter, Hirtentäschel, Nußlaub, Schafgarbe (Korbblütler!) und Ulmenrinde.

Anwendung: Man kocht Tee aus den Kräutern, trinkt diesen und verwendet die abgekochten Kräuter, in Gaze gewickelt, als Auflage.

Kamillenaufguß

Der Kamillenaufguß eignet sich besonders gut zur Behandlung von Schürfwunden, von schlecht heilenden Wunden und von Entzündungen.

Zubereitung: Man übergießt 2 Teelöffel Kamillenblüten (Korbblütler!) mit 1/4 Liter kochendem Wasser, läßt dies 10 Minuten lang ziehen und seiht ab. **Anwendung:** Ein Stück Watte oder Verbandmull wird in den Kamillenaufguß eingetaucht, auf die schmerzende Stelle gelegt und mit einer Binde umwickelt. Sobald der Umschlag ausgetrocknet ist, wird er erneut befeuchtet. Man muß ihn dabei aber nicht abnehmen. Der Verband muß luftdurchlässig angelegt sein.

Hausmittel für die Schönheit

*Natürliche Pflegemittel für Ihre Schönheit, die Sie indi-
viduell auf Ihre Bedürnisse abstimmen können, das ist
das Besondere an den Hausmitteln für die Schönheit.
Dabei sind diese Mittel nicht schwer herzustellen. Und
daß sie hervorragend wirken, das können Sie sich leicht
beweisen.*

Melisse (siehe Seite 301)

Lavendel (siehe Seite 301)

Brunnenkresse (siehe Seite 299)

Eibisch (siehe Seite 299)

Holunder (siehe Seite 300)

Rosmarin (siehe Seite 302)

Ihr Wissen um natürliche Schönheitsmittel half unseren Großmüttern in der guten alten Zeit, die vorhandene Schönheit zu unterstreichen und zu bewahren. Damals ging man nicht einfach ins Geschäft und holte sich die Cremes und Salben, die man brauchte.

Damals stellte man seine Kosmetik – ob pflegend oder dekorativ – selbst her. In der Natur und in der Küche fand man ja alles, was man dazu brauchte.

Heute besinnen wir uns wieder auf die natürliche Kosmetik vergangener Tage. Nicht nur deshalb, weil Schönheitsmittel aus der Natur preiswerter sind als die teuren Cremetiegel der Kosmetikindustrie, sondern auch, weil man mit einfachen und natürlichen Mitteln gesünder schön bleibt.

Ebenso ist es mit der natürlichen Körperpflege: Mutter Natur hält in vielen Pflanzen, aber auch im Wasser und in anderen Substanzen, allerlei Stoffe bereit, die – wenn man sie richtig aufbereitet und anwendet – eine sorgsame und schonende Körperpflege unterstützen.

Pflanzenwirkstoffe

Für Kosmetik aus der Natur, wie sie unsere Großmütter selbst herstellten, sollte man nur solche Wirkstoffe verwenden, die Pflanzenextrakte sind oder aus Pflanzenextrakten oder Milch stammen.

Nachfolgend stellen wir Ihnen die wichtigsten Pflanzenwirkstoffe für die natürliche Schönheit vor.

Allantoin

entsteht aus Abkochungen von Weizenkeimen, Roßkastanienrinde oder den Wurzeln des Beinwells. Es fördert die Regenerierung überbeanspruchter und angegriffener Haut. Allantoin macht die Haut wieder glatt und geschmeidig – und es normalisiert überempfindliche Haut. Allantoin braucht man für Lotionen, Gesichtswässer und Cremes.

....

Aloe vera

gewinnt man aus dem Aloe-vera-Gel, das im schleimigen, farblosen Blattinneren der Aloepflanze enthalten ist. Aloe vera hat eine natürliche Lichtschutzwirkung. Sie ist feuchtigkeitsspendend und -bindend, wirkt beruhigend, abschwellend und regenerierend, sie pflegt und schützt. Man findet Aloe vera in Lotionen, Gesichtswässern, in Feuchtigkeitscremes sowie Nachtcremes wie auch Packungen für die empfindliche und anspruchsvolle Haut.

Arnika

stammt aus den Blüten der Pflanze. Sie wirkt entzündungshemmend und wird deshalb vor allem bei unreiner Haut und Akne angewendet. Arnikaextrakte nimmt man für Lotionen, Gesichtswässer und Cremes.

Augentrost

wird aus dem Kraut der Pflanze gewonnen. Der Extrakt wirkt entzündungshemmend und stärkend. Man nimmt ihn als Kompresse für müde Augen.

Baldrian

Seinen Wirkstoff für natürliche Schönheit gewinnt man aus den Wurzeln der Pflanze. Bäder aus dem Pflanzenextrakt wirken beruhigend und schlaffördernd.

Birke

Der Baum speichert in seinen Blättern Wirkstoffe, die seit langem für Haarpflegemittel verwendet werden. Sie fördern die Durchblutung, wirken zusammenziehend und desinfizierend. Birkenextrakte wendet man bei fettigem Haar und Schuppenbildung an.

Brennesseln

enthalten ebenfalls kosmetische Wirkstoffe. Die Extrakte werden aus allen oberirdischen Teilen der Brennessel gewonnen. Sie helfen gegen Kopfschuppen und bei Haarausfall und sind in Haarwässern und Haarpflegepräparaten enthalten. Man kann seine Haare sogar mit Brennesseltee waschen. Die entzündungshemmenden Wirkstoffe der Brennessel finden sich in Packungen für empfindliche Haut.

Brunnenkresse

wirkt klärend und straffend bei unreiner Haut. Sommersprossen und Altersflecken sollen bei Anwendung der Brunnenkresseextrakte verschwinden. Sie sind in Gesichtswässern, Kompressen und Packungen enthalten.

Efeu

Die Extrakte seiner Blätter wirken durchblutungsfördernd, zusammenziehend, abschwellend und antibakteriell. Efeu nimmt man als Badezusatz z. B. bei Zellulitis und als Haarpflegemittel bei Schuppen.

Eibisch

soll beruhigen und lindern. In Gesichtsmasken wirkt Eibischwurzel feuchtigkeitsspendend, in Haarspülungen gegen fettendes Haar.

Fenchel

ist nicht nur ein leckeres Gemüse, sondern enthält auch wichtige Wirkstoffe, die man für Augenkompressen (bei müden Augen) und für Gesichts- und Haarwässer verwendet. Fenchel hat eine stärkende Wirkung, belebt die Augen und glättet Haut und Haar.

Gänseblümchen

findet man das ganze Jahr hindurch auf unseren Wiesen. Die Blüten enthalten einen Wirkstoff, der die Talgproduktion der Haut herabsetzt. Bei fettender Haut wendet man deshalb Kompressen und Bäder an.

Hafer

kennen wir als Getreide und als Flocken zum Frühstück. Gemahlener Hafer wird, ähnlich wie Mandelkleie, für Peelings und Masken oder Bäder bei unreiner Haut verwendet.

Henna

ist ein bekanntes Haarpflegemittel. Es kräftigt das Haar und tönt es auch leicht rötlich. Henna wird aus den pulverisierten Blättern der Pflanze zubereitet.

Holunder

enthält einen Wirkstoff, der gegen unreine, großporige Haut hilft. Man verwendet die Blüten in Gesichtsdampfbädern und als Lotion.

Hopfen

wirkt durchblutungsfördernd, straffend und beruhigend auf die Haut. Die Pflanze wird in Kompressen und Badezusätzen verwendet.

Johanniskraut

gibt es nicht nur als Johanniskrautöl, das man leicht selbst herstellen kann (siehe S. 304). Die frisch gepflückte Pflanze wird auch als Packung und Badezusatz bei unreiner Haut verwendet. Denn die Wirkstoffe heilen, beruhigen, sind antibakteriell und gelten als durchblutungsfördernd.

Kamille

ist besonders entzündungshemmend. Die Wirkstoffe der Kamille gewinnt man als Destillat aus den Blüten: das sogenannte Kamillenblauöl, außerdem die Wirkstoffe Chamazulen und Alpha-Bisabolol. Bei empfindlicher Haut ist Kamille besonders wichtig, ebenso bei Couperose; Kamille beruhigt außerdem sensible Haut. Die Kamillenwirkstoffe sind in Lotionen, Gesichtswässern, Cremes und Packungen enthalten. Außerdem kann man Waschungen und Kompressen mit Kamillenee machen.

Klettenwurzel

gilt von alters her als Haarpflegemittel. Die Wirkstoffe der Pflanze sind antibakteriell und kräftigen das Haar. Auszüge der Klettenwurzel verwendet man als Einreibung gegen Schuppen und Haarspliß.

Kornblumen

Die Blüten enthalten augenstärkende Wirkstoffe; außerdem sollen sie graues und weißes Haar leicht bläulich färben. Den Extrakt der Blüten verwendet man für Augenkompressen und Haarspülungen.

Lavendel

enthält Stoffe, die beruhigend, entzündungshemmend, desinfizierend und entspannend wirken. Man nimmt Blätter und Blüten der Pflanze für Gesichtsdampfbäder, für Kompressen und Badezusätze.

Leinsamen

sind die Samenkörner des Leins, die Öl, Schleimstoffe, Linolsäure und Lezithin enthalten. Geschrotet verwendet man Leinsamen als Gesichtsmaske bei unreiner und fettender Haut.

Lindenblüten

kann man nicht nur als Gesundheitstee, sondern auch als Schönheitsmittel anwenden. Die Extrakte der Pflanze wirken durchblutungsfördernd, pflegend, befeuchtend für trockene Haut und trockenes Haar. Lindenblüten verwendet man für die natürliche Schönheitspflege in Gesichtswässern, in Cremes, in Badezusätzen und als Haarspülung.

Mandeln

finden in der Schönheitspflege äußerliche Anwendung in Form von Mandelkleie. Diese wird aus feingemahlenen Mandeln gewonnen oder aber aus den Rückständen, die bei der Mandelölpressung anfallen. Mandelkleie verwendet man als Peeling bei unreiner und fettender Haut.

Melisse

kennen viele nur als Tee, dabei ist die Pflanze auch ein Mittel für Kosmetik: Sie wirkt beruhigend bei trockener, sensibler Haut und entspannt als Badezusatz. Die Wirkstoffe der Melissenblätter findet man in Massageölen.

Pfefferminze

wirkt erfrischend und desinfizierend. Bei fettender, unreiner Haut und Schuppen verwendet man Pfefferminze in Gesichtsdampfbädern, in Lotionen, als Badezusatz und in Haarwässern.

Rhabarber

war bei unseren Großmüttern ein beliebtes Haarpflegemittel. Die pulverisierte Wurzel hat aufhellende und pflegende Wirkung auf blondes Haar.

Ringelblume

wirkt ebenfalls entzündungshemmend. Der Extrakt wird aus den Blütenständen der Ringelblume gewonnen. Bei kleineren Hautdefekten, bei Akne wirkt er regenerierend. Extrakte aus Ringelblumen kommen in Lotionen, Gesichtswässern, Cremes für Haut- und Handpflege vor.

Rosmarin

enthält Wirkstoffe, die heilen und die Durchblutung fördern. Man findet den Extrakt der Blätter in Gesichtsdampfbädern, in Lotionen, Badezusätzen, Haar- und Rasierwässern.

Roßkastanie

Der Extrakt ihrer Früchte wirkt straffend und durchblutungsfördernd; außerdem hat er eine leichte Sonnenschutzwirkung. Roßkastanie findet man in Badezusätzen, die gegen Zellulitis helfen sollen.

Sandelholz

– besonders das Rote – wird gerne als pflegende und tönende Haarspülung verwendet. Es färbt dunkles Haar leicht rötlich.

Salbei

enthält Stoffe, die antiseptisch, heilend, schweißhemmend und zusammenziehend wirken. Man findet die Pflanzenextrakte in Cremes und Masken für fettende und unreine Haut, in Badezusätzen, in Deodorants und Haarspülungen.

Schafgarbe

ist in Kompressen, Haarpflegemitteln und in Badezusätzen für unreine, gerötete und gereizte Haut enthalten. Die Extrakte sind entzündungshemmend, antiseptisch, zusammenziehend und durchblutungsfördernd.

Schlüsselblumen

enthalten in ihren Wurzeln Stoffe, die bei unreiner Haut zusammenziehend, antiseptisch und heilend wirken.

Seifenkraut

wird in Haarshampoos verwendet. Die Extrakte der Blätter wirken antibakteriell und anregend.

Spitzwegerich

wirkt bei unreiner Haut antibakteriell. Die Extrakte aus den Blättern findet man in Gesichtswässern, in Kompressen und Badezusätzen.

Stiefmütterchen

sind für Aknehaut gut geeignet, denn sie haben eine blutreinigende und heilende Wirkung. Der Extrakt der Blüten und Blätter der Pflanze wird in Gesichtsdampfbädern, in Kompressen und Badezusätzen verwendet.

Thymian

kennen wir als Küchengewürz. Er ist jedoch auch ein Schönheitsmittel: Das Kraut wirkt bei Aknehaut antiseptisch, durchblutungsfördernd und heilend. Thymian ist in Gesichtsdampfbädern, in Kompressen, Cremes und Badezusätzen enthalten.

Veilchenwurzel

oder eigentlich der Extrakt aus der Schwertlilienwurzel riecht besonders angenehm. Man verwendet ihn für Körperpuder.

Walnußschalen

stammen von den Früchten des Walnußbaums. Sie färben Haare und Haut bräunlich und werden in Haarpflegemitteln, Ölen und Cremes verwendet.

Zaubernuß

oder Hamamelis sind Extrakte aus den Blättern und der Rinde dieser in Nordamerika heimischen Pflanze. Sie enthalten Gerbstoffe und ätherische Öle, die zusammenziehend, straffend und kräftigend wirken – vor allem dann, wenn man unter fettiger und unreiner Haut leidet. Hamamelis ist in vielen Lotionen, Gesichtswässern und Cremes enthalten.

Zinnkraut

wird auch Ackerschachtelhalm genannt. Der Extrakt der Blätter wirkt zusammenziehend, entzündungshemmend, durchblutungsfördernd und kräftigt die Kopfhaut. Man verwendet ihn in Kompressen, in Badezusätzen und in Haarwässern.

Ätherische Öle

Natürlich kennt man noch viele andere Wirkstoffe aus der Natur, die wichtig sind, wenn man seine eigene Kosmetik herstellen und natürliche Körperpflege betreiben will. Ätherische Öle

kennen wir ja schon aus der Heilkunde. Sie sind aber auch für Körperpflege und Schönheit unerläßlich. Man sollte ätherische Öle immer nur tropfenweise verwenden, denn sie können bei zu starker Dosierung hautreizend wirken. Ätherische Öle kann man z. B. aus folgenden Pflanzen für die Kosmetik gebrauchen:

- Anis
- Bergamotte
- Geranium
- Lavendel
- Kamille
- Melisse
- Nelke
- Orangenblüte
- Patschuli
- Rosmarin
- Sandelholz
- Thymian
- Zimt
- Zitrone

Öle und Fette

Aber nicht nur ätherische Öle, auch andere Pflanzenöle benötigen Sie, wenn Sie im Schatzkästchen unserer Großmütter kramen, dort einige Schönheitsmittel entdecken und dann selbst herstellen wollen.
Hier eine kleine Auswahl der wichtigsten Öle und Fette, die bei unseren Schönheitsrezepten im nachfolgenden Kapitel unerläßlich sind.

Avocadoöl

stammt aus der Pressung der entkernten und getrockneten Avocadofrüchte. Avocadoöl schützt vor Austrocknung, es pflegt die trockene, die anspruchsvolle und die empfindliche Haut. Das Öl der Avocado findet man in Lotionen, in Reinigungsmilch, in Cremes, Packungen und in Massageprodukten.

Distelöl

ist hervorragend für Kosmetika geeignet. Man gewinnt es aus den Samen der Färberdistel; es ist sehr vitaminreich und enthält viele essentielle Fettsäuren.

Erdnußöl

ist sehr reich an essentiellen Fettsäuren und auch an Vitamin E. Es wird kaum ranzig und ist aus diesem Grund für Ölbäder und Packungen gut geeignet.

Johanniskrautöl

kann man leicht selbst herstellen, indem man die Blüten von Johanniskraut mit einem Pflanzenöl übergießt und an der Sonne ausziehen läßt. Das Öl färbt sich rot durch den Stoff Hypericin. Johanniskrautöl wirkt entzündungshemmend und beruhigt die empfindliche Haut. Das Öl wird in Lotionen, Cremes und Massageölen verwendet.

Jojobaöl

wird aus den nußartigen Jojobasamen gepreßt; eigentlich ist es ein Wachs. Damit wird auch gleich erklärt, warum es für die Kosmetik so wichtig ist: Es wird nicht ranzig und ähnelt dem menschlichen Hauttalg. Jojobaöl wirkt hautschützend und bindet Feuchtigkeit. Bei normaler, anspruchsvoller Haut normalisiert es den Hydrolipidmantel. Jojobaöl ist in Emulsionen, in Cremes und in Packungen enthalten.

Kakaobutter

wird aus der Kakaobohne gewonnen. Sie riecht leicht nach Schokolade, ist hellgelb und relativ stabil gegen das Ranzigwerden. Sie läßt sich gut mit pflanzlichen Ölen mischen, zieht schnell ein und gibt trockener Haut ausreichend Fett.

Mandelöl

ist geruch- und geschmacklos und deshalb besonders gut als Schönheitsmittel geeignet. Es ist mild und deshalb für jeden Hauttyp verwendbar. Mandelöl ist relativ haltbar und wird in der Kosmetik für Cremes, Lotionen und Badezusätze verwendet.

Reisöl

oder besser Reiskeimöl ist ein pflanzliches Öl mit hohem Vitamin-E-Gehalt.

Es ist sehr haltbar und gut hautverträglich.

Rizinusöl

ist in Alkohol löslich. Es gibt schönen Glanz; deshalb verwendet man es zur Wimpernpflege, für trockenes und splissiges Haar sowie für Lippenstifte.

Sesamöl

wird aus Sesamsamen gepreßt und ist sehr hautfreundlich. Es weist eine gewisse Lichtschutzwirkung auf. Gegen das Ranzigwerden ist es jedoch kaum stabil.

Sojaöl

enthält reichlich Lezithin und Vitamin E. Für die Herstellung von Cremes und Badeölen ist es deshalb gut geeignet.

Sonnenblumenöl

ist für kosmetische Zwecke gut verwendbar, denn es enthält Lezithin und Vitamine.

Weizenkeimöl

ist ein Preßöl aus Weizenkeimen. Es enthält etwa 50% Linolsäure, die dafür sorgt, daß die Haut nicht zu rasch verhornt und vor Infektionen und zu starker Lichteinwirkung geschützt ist. Weizenkeimöl ist das Vitamin-E-reichste Öl. Es schützt die Haut vor Austrocknung und fördert – gerade bei trockener, anspruchsvoller Haut – die Regeneration, ebenso bei empfindlicher Haut. Weizenkeimöl

dient bei Mischungen mit anderen Ölen zur Anreicherung mit Vitamin E. Es ist in Lotionen, Emulsionen, Cremes, Packungen und Massageölen enthalten.

Vitamine

Unerläßlich für eine schöne und gesunde Haut sind Vitamine. Die folgenden Vitamine wirken von außen, aber auch von innen. Man kann sie mit der Nahrung zu sich nehmen und so schon etwas für die Schönheit tun.

Vitamin A

und seine Vorstufe Karotin sind öllöslich. Es schützt die Oberhaut vor vorzeitiger Verhornung. Man wendet es bei trockener Haut an, bei fettender und unreiner Haut sowie bei Akne. Vitamin A wird direkt in die Haut aufgenommen. Es ist in roten und gelben Früchten und Wurzeln, in Butter, Pflanzenöl sowie in Lebertran enthalten.

Vitamin D

ist ebenfalls ein öllösliches Vitamin. Es unterstützt die Heilung der Haut. Vitamin D entsteht aus der mit der Nahrung aufgenommenen Vorstufe des Vitamins durch UV-Bestrahlung der Haut und ist in Butter und Pflanzenölen sowie Lebertran enthalten.

Vitamin E

ist ein öllösliches Vitamin. Man findet es in Weizenkeimen, Weizenkeimöl und anderen Pflanzenölen. Es schützt fettsäurehaltige Öle vor dem Ranzigwerden. Vitamin E verbessert die Sauerstoffnutzung der Haut und den Stoffwechsel; es fördert die Durchblutung und damit die Ernährung der Haut, ist mitverantwortlich für ihre Elastizität und wird auch Anti-Alterungs-Vitamin genannt.

Vitamin B1

sowie der gesamte Vitamin-B-Komplex sind wasserlöslich. Man findet diese Vitamine in den Randschichten und Keimen von Getreide. Besonders reich an B-Vitaminen sind Weizenkeime und Hefe.

Vitamin C

ist ebenfalls wasserlöslich. Es ist in Zitrusfrüchten und vielen anderen Gemüse- und Obstsorten enthalten.

Gemüse und Obst

Grundstoffe für selbsthergestellte Schönheitsmittel können auch Gemüse und Obst (oder ihre Säfte) sein. Hier ein paar Beispiele:

Bananen

enthalten die Hautvitamine A, B und E, viele Mineralstoffe und Spurenelemente. Äußerlich wendet man Bananen als Gesichtsmaske, vor allem bei trockener Haut, an.

Gurke

enthält Schleimstoffe, Enzyme, Vitamine, Mineralstoffe und Spurenelemente, die glättend und straffend wirken. Gurkensaft wird bei fettender Haut verwendet; man kann aber auch frische Gurkenscheiben als Gesichtsmaske auflegen.

Als Masken, die beleben und befeuchten, sind besonders gut folgende Obstsorten geeignet:

- Apfel
- Avocado
- Erdbeeren (Vorsicht bei Allergien!)
- Papaya
- Pfirsich
- Zitrusfrüchte

Zitronen

sind ein vielseitiges Hausmittel für die Schönheit. Als Zusatz zu Badewasser finden sie ebenso Verwendung wie als Gesichtswasserzusatz gegen fettende Haut, als Zusatz zu Reinigungslotionen und Handcremes und als neutralisierende Spülung nach der Haarwäsche.

Milch und Honig

Milch und Honig waren schon im Alten Testament Symbole für Überfluß und vollkommene Bedürfnisbefriedigung. Es sind ja auch in der Tat hervorragende und gesunde Nahrungsmittel. Auch bei der äußerlichen Anwendung haben sie besondere Qualitäten. Sie waren schon im Altertum beliebte Schönheitsmittel:
Kleopatra soll in Milch gebadet haben,

ebenso die römische Kaiserin Poppäa. Und daß Honig nicht nur zum Süßen verwendet wurde, zeigen zahlreiche uralte Schönheitsrezepte, in denen Honig (oder andere Produkte der Bienen) eine große Rolle spielen.
✳ ACHTUNG: Honig und Honigprodukte können bei Pollenallergikern eine Allergie auslösen!

Aus der Küche

Aus der Küche stammt noch so manch anderer Grundstoff für kosmetische Hausmittel. Zum guten Schluß hier eine kleine Auswahl.

Agar-Agar

ist ein Gelbilder, der aus Meeresalgen gewonnen wird. Er ist in Pulverform im Reformhaus oder Naturkostladen zu haben. Agar-Agar quillt in kaltem Wasser und geliert beim Erhitzen. Man braucht es für straffende Bäder z. B. bei Zellulitis oder für Gesichtsmasken.

Bier

ist nicht nur als Getränk zu verwenden. Es enthält viel Protein, Vitamin B und ist ein bewährtes Haarpflegemittel. Bier hilft gegen übermäßige Talgproduktion und gibt dem Haar Festigkeit und Glanz.

Eigelb

enthält neben Eiweißen, Fett und Kohlenhydraten reichlich Lezithin, Vitamine und Mineralstoffe. Für frisch zubereitete Kosmetika (Gesichtsmasken, Haarpackungen) nimmt man gerne Eigelb.

Hefe (frische Bäckerhefe)

enthält besonders viel Vitamin B. Man nimmt sie für Masken und Pakkungen sowie als Badezusatz – für glatte und weiche Haut.

Meersalz

enthält besonders viele Mineralstoffe und Spurenelemente (Eisen, Jod, Brom). Man verwendet es als durchblutungsfördernden Badezusatz für Voll- und Fußbäder.

Pottasche

kennt man vom Backen. Man braucht sie auch zur Shampooherstellung.

Obstessig

wird durch Gärung aus Most gewonnen und äußerlich als Badezusatz sowie als saure Spülung nach der Haarwäsche verwendet. Das Haar wird dann leichter frisierbar, Kalkrückstände werden aus dem Haar entfernt.

Schwarzer Tee

ist ein altes Hausmittel gegen großporige Haut und zur Farbauffrischung von dunklem Haar.

Stärke (Kartoffel- und Maisstärke)

ist als Grundlage für kosmetische Puder geeignet.

Schönheit mit natürlichen Mitteln

Nun haben Sie all die Stoffe kennengelernt, mit denen unsere Großmütter sich gepflegt und geziert haben.
Es war in früheren Zeiten sicher oft nicht so bequem, sich mit allen benötigten Mitteln zu versorgen. Viele Wanderungen durch die Natur, durch blühende Wiesen und Felder, durch Obstgärten und Wälder waren notwendig, bis die Schönheiten von früher alle ihre Pflanzen gefunden und gesammelt hatten. Auch gehörte viel Geduld dazu, denn das eine Kraut mußte man im Frühjahr ernten, ein anderes im Sommer, und ein drittes wurde vielleicht erst im Herbst reif. So verlangte das Herstellen von Hausmitteln auch eine überlegte Planung, dazu noch eine Menge Phantasie. Denn meistens kann man eine erwünschte Wirkung mit mehreren verschiedenen Pflanzen erzielen. Wenn einmal eine Zutat nicht zu erhalten war, mußte eine andere dafür ausprobiert werden. Da ist es heute wesentlich einfacher, den Kosmetikschrank für jeden Wunsch auszustatten.

Doch wie schön, wie spannend und wie anregend waren all die kleinen Mühen, die man früher auf sich nehmen mußte. Die Nähe zur Natur, die frische Luft und die Bewegung waren selbst schon ein Teil der Schönheitspflege. Und waren dann die Extrakte, Öle, Cremes und Wässerchen bereitet,

konnten unsere Großmütter eine Schönheitspflege entfalten, wie sie heute kaum reichhaltiger sein könnte. Eines war bei den altüberlieferten Schönheitsmitteln selbstverständlich: Auf ihre Inhaltsstoffe konnte man sich verlassen, sie waren natürlich, gesund und ohne riskante Nebenwirkungen.

Alte Mittel – wieder modern

Heute interessieren sich viele Menschen wieder verstärkt für die alten Überlieferungen und versuchen, das Gute der alten Zeit auch für die moderne Welt nutzbar zu machen.
Oft kann man feststellen, daß das Altbewährte gegenüber dem Zeitgemäßen Vorteile hat. Dies gilt oft auch für die überlieferten natürlichen Heil- und Schönheitsmittel. Sie zu nutzen, muß ja nicht heißen, sie zu überschätzen. Denn alles hat seine Vorzüge und auch seine Nachteile und Grenzen; das ist bei dem Erfahrungsschatz unserer Großmütter nicht anders als bei den Methoden der modernen Medizin und Wissenschaft.

Und nun ans Werk!

Im nächsten Kapitel finden Sie bewährte Schönheitsrezepte für glatte Haut genauso wie für glänzendes Haar, für feste Fingernägel und schöne Zähne, für gepflegte Hände und Füße.

Bewährte Schönheitsrezepte

Verschreiben Sie sich Ihre eigenen Schönheitsmittel, freundlich zur Umwelt und freundlich zu Haut und Haar. Die nachfolgenden Rezepte sind wärmstens zur Nachahmung empfohlen. Aber auch Experimentieren ist erlaubt. Vertrauen Sie Ihrem Fingerspitzengefühl!

Lein (siehe z. B. Seite 320)

Walnuß (siehe z. B. Seite 316)

Fenchel (siehe z. B. Seite 336)

Linde (siehe z. B. Seite 315)

Gänseblümchen (siehe z. B. Seite 319)

Johanniskraut (siehe z. B. Seite 315)

Sie brauchen heute nur das Verkaufsangebot einer Drogerie anzusehen, um für nahezu sämtliche Bedürfnisse der Körper- und Schönheitspflege ein Mittel – meist sogar mehrere Mittel verschiedener Marken – vorzufinden. Bei diesem reichhaltigen Angebot könnte man doch eigentlich darauf verzichten, sich selbst nach individueller Rezeptur seine Schönheitsmittel zuzubereiten.

Dieser Standpunkt mag seine Anhänger haben. Und doch bieten die selbst hergestellten Naturmittel Vorzüge, die bei der industriell produzierten Ware kaum zu finden sind. Nur bei der eigenen Herstellung haben Sie die Kontrolle über Qualität und Reinheit der Rohstoffe. Bei den eigenen Mitteln ist selbstverständlich, daß sie frei von Konservierungsstoffen und anderen fremden Substanzen sind. Sie können Ihre Mittel ganz auf Ihre individuellen Gegebenheiten und Bedürfnisse abstimmen. Und Sie erfahren das Gefühl, sich selbst etwas Gutes tun zu können, viel intensiver, wenn Sie selbst die pflegenden und heilenden Substanzen zusammenstellen. Denn auch das gehört zum Schönsein und zu einer anziehenden körperlichen Ausstrahlung: das Bewußtsein, daß Sie sich selbst die Aufmerksamkeit und liebevolle Pflege wert sind.

Wir stellen unseren Hauttyp fest

Bevor Sie sich in die alten Schönheitsmittel unserer Großmütter vertiefen, sollten Sie feststellen, welchen Hauttyp Sie haben.
Von alters her gilt die Regel:
Nur wer seinen Hauttyp kennt, kann auch gezielt Körperpflege betreiben.

Wir unterscheiden

Normale Haut
Sie ist feinporig, glatt, rosig und glänzt matt. Feuchtigkeitshaushalt und Talgproduktion sind in Ordnung. Normale Haut findet man meist bei jungen Menschen. Denn mit zunehmendem Alter wird die Haut trockener.

Trockene Haut
Sie ist feinporig, oft spröde und ohne Glanz. Sie spannt leicht und neigt zu Rötungen. Sie produziert zu wenig Talg, deshalb speichert sie weniger Feuchtigkeit. Wenn trockene Haut außerdem noch dünn ist, zeigen sich schon in relativ jungem Alter die ersten Falten.

Fettende Haut

Sie hat große Poren und neigt zu Mitessern und Pickeln. Diese Haut glänzt, weil übermäßig Talg produziert wird; sie erscheint dicker, weil mehr Fett und Feuchtigkeit in ihr gespeichert sind. Doch fettende Haut hat einen Vorteil: Es bilden sich weniger Falten. Auch für fettende Haut gilt: Meist findet man sie bei jungen Menschen.

Mischhaut

Sie hat fettende Hautpartien an Stirn, Nase und Kinn. Die übrige Haut ist trocken.

Wie stellt man nun seinen Hauttyp fest? Schon unsere Großmütter hatten dafür einen ganz einfachen Test: Man vermischt den Saft von 1 Zitrone, 1/2 Tasse destilliertes Wasser, 1 Teelöffel Olivenöl und 3 Eiswürfel. Sind die Eiswürfel geschmolzen, trägt man diese Mischung auf das gereinigte Gesicht auf und wartet 3 Stunden. Dann

befeuchtet man einen Wattebausch und reibt vorsichtig über die Stirn. Ein zweiter Wattebausch wird für die Nase, ein dritter fürs Kinn benutzt. Bleiben alle drei Wattebäusche sauber, so schließt man auf trockene Haut.
Werden sie dunkel, ist die Haut fettig. Sind die Wattebäusche nur leicht beschmutzt, hat man eine Mischhaut.

Heute machen wir es uns einfacher: Abends wäscht man sein Gesicht, ohne es danach einzucremen. Am nächsten Morgen drückt man ein Zellstofftuch (Papiertaschentuch) kurz aufs Gesicht. Hält man es danach gegen das Licht, kann man an den sichtbaren Fettflecken feststellen, welcher Hauttyp man ist. Entdeckt man dagegen keine Fettflecken, gehört man zu den Menschen mit trockener Haut. Ist dieser kleine Test gemacht, kann man anfangen, Großmutters Schönheitsmittel anzuwenden. Sie finden auf den folgenden Seiten eine ganze Reihe altbewährter und wirksamer Rezepte.

Glatte Haut

Das Wichtigste für Ihre Haut: Sie muß immer gut gereinigt werden. Wasser als einziges Hautreinigungsmittel reicht leider nicht aus, und Seife – gerade parfümierte Seife – ist im Gesicht verboten! Trockene und empfindliche

Haut trocknet nämlich sonst noch mehr aus. Fettende und unreine Haut dagegen kann man mit einer milden Seife (am besten ohne Zusätze) reinigen. Milder als Seifen sind Reinigungsemulsion und Reinigungsmilch.

Reinigungsemulsionen und Reinigungsmilch

Für jeden Hauttyp:
Zitronen-Buttermilch
*100 ml Buttermilch, 1 Eßlöffel frisch-
gepreßter Zitronensaft und 1 Eßlöffel
Honig* werden in einer Flasche gemischt und kräftig geschüttelt. Dann
einen Wattebausch mit der Flüssigkeit
tränken und Gesicht, Hals und Dekolleté großzügig damit reinigen. Ein
paar Minuten einwirken lassen, dann
mit lauwarmem Wasser abwaschen.

Bei trockener, anspruchsvoller Haut:
Weizenkeimöl-Lotion
*1 Eigelb, 15 ml Obstessig, 1 Teelöffel
Traubenzucker, 50 ml Weizenkeimöl*
Eigelb, Obstessig und Traubenzucker
verrühren, nach und nach das Öl zugeben, bis eine mayonnaiseähnliche
Lotion entsteht. Abfüllen, kalt stellen.
Die Haut mit leicht kreisenden Bewegungen damit reinigen, mit viel lauwarmem Wasser abwaschen.

Bei anspruchsvoller, alternder Haut:
Aloe-vera-Reinigungsöl
*200 ml Aloe-vera-Gel, 80 ml Sesamöl,
4–5 Tropfen ätherisches Zitronenöl*
miteinander in einer Flasche vermischen und gut schütteln. Das Öl dann
auftragen, ein paar Minuten einwirken
lassen. Mit einem angefeuchteten

Wattebausch abnehmen und lauwarm
nachspülen.

Bei trockener, empfindlicher Haut:
Avocado-Reinigungsmilch
*20 g Trockenmagermilch, 1 Eßlöffel
Honig, 100 ml Rosenwasser, 20 ml
Avocadoöl, 20 ml Mandelöl*
Die Trockenmagermilch und den flüssi-
gen Honig im leicht erwärmten Rosen-
wasser auflösen. Die Öle hinzugeben,
in eine Flasche füllen, gut schütteln.
Kaltstellen. Die Haut damit einreiben,
danach mit einem wassergetränkten
Wattebausch abnehmen.

Bei Mischhaut und fettender Haut:
Mandelkleie-Waschpaste
*125 ml Vollmilch, 1 Tasse Mandelkleie,
15 ml Mandelöl* werden zu einer
streichfähigen Paste verrührt. Diese
sofort aufs Gesicht auftragen (besonders Nase, Stirn und Kinn – Augenpar-
tie aussparen!). Mit leicht kreisenden
Bewegungen einmassieren, mit reichlich lauwarmem Wasser abwaschen.

Gesichtswässer

Zur Nachreinigung der Haut kannten
auch unsere Großmütter schon das
Gesichtswasser. Gesichtswässer sind
immer auch pflegend und für jeden
Hauttyp unterschiedlich.

Bei trockener Haut:
Rosen-Gesichtswasser

*30 ml Rosenwasser, 10 ml Orangen-
blütenwasser, 20 ml Fencheltee,
20 ml Lindenblütentee, 1 Teelöffel
Honig, 5 ml Obstessig*
Das Rosen- und das Orangenblütenwasser werden mit den Tees leicht
erwärmt, der Honig wird darin aufgelöst. Nach dem Abkühlen gibt man
den Obstessig dazu, füllt die Mischung in eine gut verschließbare
Flasche ab und schüttelt das Ganze
noch einmal kräftig durch.

*Bei fettender, unreiner und
großporiger Haut:*
Hamamelis-Gesichtswasser

*100 ml Hamameliswasser, 1 Teelöffel
Honig, 5 ml Kampferspiritus, 5 Tropfen ätherisches Melissenöl*
Das Hamameliswasser wird leicht erwärmt, so daß sich der Honig darin
auflöst. Abgekühlt gibt man diese Mischung dann zusammen mit den anderen Zutaten in eine Flasche. Kräftig
schütteln.

Bei fettender und unreiner Haut:
Petersilien-Gesichtswasser

*1 Handvoll frische Petersilie,
100 ml 70%iger Alkohol,
300 ml destilliertes Wasser*
Die gewaschene, feingewiegte Petersilie in einem Schraubdeckelglas mit
dem Alkohol übergießen. Fest ver-

schließen und 1 bis 2 Wochen stehenlassen. Dann durch einen Papierfilter
gießen und mit dem destillierten
Wasser versetzen.

Bei Mischhaut und fettender Haut:
Salbei-Gesichtswasser

*2 Eßlöffel getrocknete Salbeiblätter,
100 ml destilliertes Wasser, 20 ml
70%iger Alkohol, evtl. 1–2 Tropfen
ätherisches Salbeiöl*
Salbeiblätter mit kochendem Wasser
übergießen, 8 bis 10 Minuten lang
ziehen lassen, abfiltern und abkühlen
lassen. Diesen Aufguß mit Alkohol und
Salbeiöl in einer Flasche gut schütteln.
Tip: Statt Salbeiblätter kann man auch
Gänseblümchen (Blüten) oder Zinnkraut verwenden.

Bei normaler und fettender Haut:
Kräuter-Gesichtswasser

*3 gehäufte Eßlöffel gemischte getrock-
nete Kräuter (z. B. Kamille, Ringelblume, Johanniskraut), 100 ml destilliertes Wasser, 20 ml 70%iger Alkohol, 50 ml Rosenwasser, evtl. 15 ml
Zitronensaft*
Aus den Kräutern einen Kaltauszug
herstellen: mit Wasser und Alkohol
übergießen, in einem Schraubdeckelglas über Nacht ziehen lassen. Dann
filtern und mit Rosenwasser (sowie
evtl. Zitronensaft) vermengen. Kräftig
schütteln.

Für jeden Hauttyp:
Honig-Gesichtswasser
100 ml destilliertes Wasser, 1 Eßlöffel Honig, 15 ml Zitronensaft
Das Wasser leicht erwärmen, den Honig darin auflösen. Abkühlen lassen, dann zusammen mit dem Zitronensaft in eine Flasche geben und gut durchschütteln.

Bei strapazierter und unreiner Haut:
Beinwell-Gesichtswasser
200 ml destilliertes Wasser, 1 Eßlöffel Honig, 10 ml Kamillenextrakt, 10 ml Allantoin (Beinwell)
Das Wasser wird leicht erwärmt, der Honig darin aufgelöst. Nach dem Abkühlen wird das Honigwasser zusammen mit den anderen Zutaten in eine Flasche abgefüllt und zum Schluß kräftig durchgeschüttelt.

Lotionen

Lotionen werden ebenfalls zur Reinigung verwendet. Sie sind meist schonender zur Haut als Gesichtswässer, denn sie enthalten keinen Alkohol.

Bei trockener Haut:
Orangenblüten-Lotion
50 ml Orangenblütenwasser, 50 ml destilliertes Wasser, 20 ml Glyzerin
Das Orangenblütenwasser wird mit dem Wasser und dem Glyzerin einfach

zusammen in eine verschließbare Flasche abgefüllt und kräftig durchgeschüttelt.

Bei trockener, strapazierter Haut:
Gurkenlotion
1/2 Salatgurke, 1/2 Zitrone, 60 ml Karottensaft, 30 ml Mandelöl
Die Gurke schälen und reiben. Diese Masse durch ein feines Sieb streichen, dann filtern. Mit den übrigen Zutaten gut mischen. Jeweils vor der Anwendung kräftig schütteln.

Bei fettender, unreiner Haut:
Walnußblätter-Lotion
1 Handvoll kleingeschnittene Walnußblätter, 200 ml destilliertes Wasser, 50 ml Hamameliswasser
Die Walnußblätter etwa 1/2 Stunde lang mit dem Wasser köcheln lassen, abfiltern und dann mit dem Hamameliswasser mischen.

Bei fettender, großporiger Haut:
Kornblumen-Lotion
2 Handvoll Kornblumenblüten, 250 ml destilliertes Wasser, 25 ml Hamameliswasser
Aus Kornblumen und kochendem Wasser einen Aufguß herstellen, 8 bis 10 Minuten lang ziehen lassen und dann filtern. Erkaltet mit dem Hamameliswasser mischen.

Friktionen

Friktionen sind Abreibungen für den gesamten Körper. Diese Anwendung sorgt für eine gute Durchblutung und besonders gründliche Pflege der Haut. Auch dafür kannten unsere Großmütter so manches Rezept.

Bei normaler Haut:
Lavendel-Friktion
1 Handvoll getrocknete Lavendel-blüten, 100 ml 50%iger Alkohol, 300 ml destilliertes Wasser, 1 Eßlöffel Honig, evtl. 3–4 Tropfen ätherisches Lavendelöl
Die Lavendelblüten mit dem Alkohol in einer Flasche (auf weiten Hals achten!) verschlossen etwa 4 Wochen im Dunkeln ziehen lassen. Danach auspressen und filtern. Im leicht erwärmten Wasser den Honig auflösen, Lavendelöl zugeben. Alles gut mischen und abfüllen.

Bei normaler Haut:
Rosen-Friktion
150 ml Rosenwasser, 1 Eßlöffel Honig, 100 ml 50%iger Alkohol, 15 ml Zitronensaft (oder 2–3 Tropfen ätherisches Zitronenöl)
Den Honig im leicht erwärmten Rosenwasser auflösen. Abkühlen lassen und dann mit Alkohol und Zitronensaft (oder Zitronenöl) in einer Flasche gut durchschütteln.

Hautcremes

Hautcremes sind nicht leicht selbst herzustellen. Aber ein paar ganz einfache Rezepte kannte man früher auch schon. Immerhin fast 1800 Jahre alt ist diese

Hautcreme nach dem römischen Rezept des Galenus
4 Eßlöffel Olivenöl, stark duftende Rosenblüten, 1 Eßlöffel Bienenwachs, destilliertes Wasser
Man erhitzt das Olivenöl im Wasserbad und gibt so viele Rosenblütenblätter wie möglich hinein. Zudecken und ein paar Tage ziehen lassen. Wenn das Öl den Duft der Rosen aufgenommen hat, filtert man es und füllt es in ein Glas. Das Bienenwachs wird in einer Pfanne langsam erhitzt, bis es zähflüssig geworden ist. Dann gibt man das Rosenöl zu, nimmt die Pfanne vom Herd und rührt so lange, bis die Masse erkaltet ist. Nach und nach gibt man ein paar Tropfen des destillierten Wassers hinzu, bis die Hautcreme die richtige Beschaffenheit hat, und füllt sie dann in ein Glas.

Für alternde Haut:
Bienencreme
10 g Bienenwachs schmelzen und *3 Eßlöffel Bienenhonig* unterrühren. Erkalten lassen und dann auftragen.

Unsere Großmütter machten sich vielleicht nicht immer die Mühe, Cremes selbst von Grund auf herzustellen. Aber sie verfeinerten ganz normale Hautcreme, indem sie besondere Zutaten untermischten.

Belebend und glättend:
Hautcreme mit Früchten
- 1/2 Aprikose, zerdrückt und unter die Hautcreme gemischt, soll die Haut beleben und glätten
- Weiches Avocadofleisch, auf dieselbe Weise untergemischt, macht die Haut glatt, weich und samtig
- 2 bis 3 Erdbeeren, zerdrückt und untergemischt, wirken kühlend und beruhigend

Hautunreinheiten kennt man nicht erst in unserer Zeit. Man verwendete dagegen auch früher schon besondere Schönheitsmittel. Aus der Überlieferung unserer Großmütter stammen folgende Hausrezepte:

Gegen Pickel, Sommersprossen, Hautschäden, Flecken und Falten:
- Bei spröder, rissiger Haut helfen Waschungen mit Honigwasser (1–2 Eßlöffel Honig auf 1 Liter Wasser).
- Großporigen Teint wäscht man mit heißer Milch.
- Oder man reibt das Gesicht nach dem Waschen hin und wieder mit Zitronensaft ab.
- Bei spröder Haut setzt man dem Waschwasser etwas Milch zu.
- Die Haut wird klar und weich, wenn man das Gesicht mit Schafgarbentee wäscht.
- Schönen Teint bekommt man, wenn man sich täglich mit Schwarzem Tee abreibt.
- Zart und rosig wird die Haut, wenn man sie mit dem Inneren einer Melonenschale abreibt.
- Straff wird die Haut, wenn man sie regelmäßig mit Brennesseltee wäscht.
- Falten verschwinden, wenn man sich täglich mit Buttermilch wäscht.
- Kocht man die grünen Zapfen einer Edeltanne aus und wäscht sich mit dem abgefilterten Sud, verschwinden Gesichtsfalten.
- Gesichtsröte verschwindet, wenn man sich morgens und abends mit roher Milch wäscht.
- Auch der Saft einer frischen grünen Gurke, abends vor dem Schlafengehen aufgetragen, läßt Gesichtsröte verschwinden.
- 10 Gramm Borax in 150 Gramm Rosenwasser läßt Sommersprossen verblassen.
- Auch regelmäßiges Betupfen der Sommersprossen mit Zitronensaft soll sie schwächer werden lassen.
- Ebenfalls ein Rezept gegen Sommersprossen aus Großmutters Zeiten: grüne Sellerieblätter mit kochendem

Wasser übergießen; die Blätter nach dem Abkühlen für 10 Minuten aufs Gesicht legen.

- Pigmentflecken auf der Haut verschwinden, wenn man sie mit Ringelblumensalbe behandelt.
- Geschälte Roßkastanien, gerieben und dann dem Waschwasser zugesetzt, bringen besonders reine Haut.
- Waldbeerenbrei läßt Hautmale und Flecken verschwinden.
- Gegen Pickel hilft eine Kompresse mit dem Sud aus Klettenwurzeln.
- Pickel heilen schneller ab, wenn man sie mit Zitronensaft betupft.
- Auch das Betupfen mit einer angeschnittenen Knoblauchzehe soll helfen.
- Unreine Hautpartien werden klar und rein, wenn man sie mit einem Aufguß aus Gänseblümchen (Blättern und Blüten) behandelt.
- Mitesser vertreibt man durch Gesichtsdampfbäder und Einreiben mit Zitronensaft.
- Glatte Haut erhält man, wenn man sie mit rohen Kartoffelstücken abreibt.
- Eine rohe Sauerkrautauflage (15 Minuten) hilft gegen fettige Haut.

Packungen, Masken und Kompressen

sind eine Wohltat für die Haut. Man wendet sie vor allem an den beson-

ders exponierten Körperpartien an: im Gesicht, am Hals und am Dekolleté. Sie sollen

- erfrischen
- straffen
- klären
- durchbluten
- beruhigen

und das je nach Hautzustand und -typ.

- Packungen sind meist geschmeidig und wirken besonders pflegend und beruhigend
- Masken haben dagegen – dadurch, daß sie auf der Haut etwas fester werden – eher eine straffende und durchblutende Wirkung
- Kompressen und Gesichtsbäder erfrischen, reinigen und pflegen zugleich

Sowohl Masken und Packungen wie auch Kompressen und Gesichtsbäder werden immer nur bei frisch gereinigter Haut angewendet. Wenn nichts anderes angegeben ist, werden Masken und Packungen immer lauwarm abgewaschen.

Bei normaler und trockener Haut:
Sahne-Honig-Maske
2 Eßlöffel saure Sahne, 1 Eßlöffel Honig, Weizenkeimflocken
Sahne und Honig mischen. So viele Weizenkeimflocken zufügen, daß ein dickflüssiger Brei entsteht. 15 Minuten lang einwirken lassen.

Bananen-Quark-Packung

2 gestrichene Eßlöffel Quark, 1 Eßlöffel Sahne, 1 kleine Banane, 1 Eigelb
Alles mischen und schaumig rühren, auf Gesicht und Hals auftragen und dann 1/2 Stunde einwirken lassen.

Karotten-Maske

2 Karotten, 1/2 Eigelb, 2 Tropfen Öl
Die Karotten raspeln und auspressen, dann mit Eigelb und Öl vermischen, einreiben und 15 Minuten einwirken lassen.

Mandelmilch-Packung

20 g blanchierte, geschälte Mandeln, 125 ml Vollmilch, einige Tropfen ätherisches Rosen- oder Rosmarinöl
Die Mandeln sehr fein mahlen, mit Milch und Öl vermischen, auftragen und 20 Minuten einwirken lassen.

Öl-Ei-Packung

1 Eigelb, 5 ml Weizenkeimöl, 125 ml Rosmarintee
Eigelb und Öl verrühren und auf das Gesicht auftragen. 20 Minuten einwirken lassen, dabei mit einer warmen Rosmarinkompresse abdecken.

Quark-Petersilien-Packung

3 Eßlöffel Quark, 1 Bund feingehackte Petersilie
Quark cremig rühren, mit der Petersilie vermischen, auftragen. 1/2 Stunde einwirken lassen.

Bei fettender, grobporiger und unreiner Haut:

Joghurt-Maske

75 ml Vollmilchjoghurt, 125 ml Vollmilch
Den Joghurt aufs Gesicht tupfen und antrocknen lassen. Dann mit der lauwarmen Vollmilch abwaschen und mit kaltem Wasser erfrischen.

Brennessel-Maske

2 gestrichene Eßlöffel Heilerde, 125 ml Brennesseltee, einige Tropfen Arnikatinktur
Die Heilerde mit dem noch warmen Brennesseltee und der Arnikatinktur verrühren, auftragen und 20 Minuten einwirken lassen.
Bei akuter Akne zweimal wöchentlich anwenden.

Papaya-Maske

1 Papaya, 2–3 Eßlöffel Sahne miteinander vermischen, auftragen und etwa 30 Minuten einwirken lassen.

Leinsamen-Maske

2 gestrichene Eßlöffel frischgeschroteter Leinsamen, destilliertes Wasser, 125 ml Gänseblümchentee
Den Leinsamen im Wasser anrühren

und quellen lassen. Auftragen und etwa 15 bis 20 Minuten einwirken lassen. Dabei mit einer Kompresse aus Gänseblümchentee bedecken.

Bierhefe-Maske

4 gestrichene Eßlöffel Bierhefe, 1 Teelöffel Honig, destilliertes Wasser
Die Bierhefe mit dem flüssigen Honig und so viel Wasser verrühren, daß eine streichfähige Paste entsteht. Auftragen, etwa 10 bis 15 Minuten einwirken lassen.

Eiweiß-Honig-Maske

1 Eiweiß, 2 Teelöffel Honig
Beide Zutaten locker miteinander mischen und auftragen. 25 Minuten einwirken lassen.

Apfelmaske

1 Apfel, 1 Eßlöffel Honig
Den geschälten Apfel reiben, mit flüssigem Honig verrühren, auftragen und 20 Minuten einwirken lassen.

Bei müder oder faltiger, reifer Haut:
Aufbaupackung

3 gestrichene Eßlöffel Quark, 1 Eigelb, 1 geschlagenes Eiweiß, 1 Eßlöffel Traubenzucker, frischgepreßter Saft von 1/2 Zitrone oder 1 kleinen Orange
Alles gut vermischen, auftragen und 30 Minuten einwirken lassen. Nach

dem lauwarmen Abwaschen kalt nachspülen.

Gurken-Maske mit Aloe

1/2 Salatgurke (gerieben), 2–3 Eßlöffel Sahne, 2 Eßlöffel Aloe-vera-Gel
Alle Zutaten miteinander vermischen, auftragen und etwa 15 Minuten auflegen. Dann mit klarem, kaltem Wasser abwaschen.

Für jeden Hauttyp:
Quark-Honig-Packung

1 Eßlöffel Quark, 1 Eigelb, 1/2 Teelöffel Honig, 1 Teelöffel Weizenkeimflocken, 1/2 Teelöffel Zitronensaft, 1 Teelöffel Sahne
Alle Zutaten gut vermischen, auf die Haut auftragen und 20 Minuten einwirken lassen.

Kieselerde-Maske

1 Eigelb, 4 Eßlöffel Vollmilch, 1 Teelöffel Honig, Kieselerde
Eigelb, Milch und Honig verrühren, mit so viel Kieselerde vermengen, daß ein streichfähiger Brei entsteht. 15 Minuten einwirken lassen.

Zur Erfrischung und Straffung:
Gurken-Packung

2 gestrichene Eßlöffel Quark, 1/4 Salatgurke
Den Quark und die gewaschene, mit

der Schale pürierte Salatgurke vermischen und danach auf Gesicht und Hals streichen. 20 Minuten einwirken lassen und mit kaltem Wasser abwaschen.

Straffungsmaske

1 Ei, 1 Messerspitze Agar-Agar,
1/2 Teelöffel Honig
Ei und Agar-Agar klümpchenfrei verrühren, flüssigen Honig untermengen. Auftragen, 20 Minuten einwirken lassen. Dann mit einer feuchtwarmen Kompresse aufweichen und lauwarm abwaschen.

Kräuterkompressen

Kräuterkompressen kann man aus fast allen Heilpflanzen herstellen und damit den jeweiligen Kräutersud direkt auf die Hautpartie wirken lassen. Dazu nimmt man
2 Eßlöffel getrocknete Kräuter oder Blüten, 1/2 l Wasser
Pflanzenteile mit kochendem Wasser übergießen, 10 bis 15 Minuten lang ziehen lassen, abseihen, dabei alles gut ausdrücken. Eine Stoffserviette (aus Leinen oder Baumwolle) mit dem warmen Aufguß tränken, 5 bis 15 Minuten auf das vorher gereinigte Gesicht legen. Danach für 3 bis 5 Minuten ein in kaltes Wasser getauchtes und ausgedrücktes Tuch auflegen. Trockentupfen und eincremen.

Kräuter bei unreiner und fettender Haut sind

- Arnika
- Gänseblümchen
- Johanniskraut
- Kamille
- Lindenblüten
- Ringelblume
- Salbei
- Schafgarbe
- Thymian
- Zinnkraut

Kräuter bei schlaffer Haut und roten Äderchen sind

- Birkenblätter
- Feigwurz
- Thymian
- Zinnkraut

Kräuter bei müder, schlecht durchbluteter Haut sind

- Efeu
- Kornblumen
- Rosmarin
- Thymian
- Zinnkraut

Kräuter bei trockener und nervöser Haut sind

- Kamillenblüten
- Lavendelblüten
- Lindenblüten
- Ringelblumen
- Rosenblüten

Kräuteröle

Nicht nur im Gesicht, am ganzen Körper muß man die Haut pflegen. Vor allem dann, wenn man unter trockener Haut leidet: Da muß nach jedem Vollbad, nach jeder Dusche, nach jedem Saunabesuch der Körper mit einem Körperöl oder einer Emulsion gepflegt werden. Es gibt auch Kräuteröle, die gegen so manchen Schönheitsfehler helfen sollen.

Bei normaler und trockener Haut:
Sesam-Massageöl
*50 ml Sesamöl, 25 ml Rizinusöl,
10 ml Weizenkeimöl, 3–4 Tropfen
ätherisches Duftöl (je nach Geschmack)*
Alle Öle in einer Flasche gut durchschütteln. Nach dem Baden den Körper damit massieren.

Für müde, schlecht durchblutete Haut:
Arnika-Körperöl
*2 gehäufte Eßlöffel getrocknete
Arnikablüten, 100 ml Distelöl,
100 ml Mandelöl*
Die Arnikablüten mit dem Öl in einer Flasche mischen und etwa 2 Wochen verschlossen an einem warmen Platz stehenlassen. Täglich kräftig schütteln. Dann auspressen, filtern und mit dem Mandelöl mischen. Neu abfüllen.
✳ ACHTUNG: Arnika kann Allergien verursachen. Deshalb vorher testen!

Gegen Zellulitis:
Algengel
*1 Handvoll getrocknetes Zinnkraut,
250 ml destilliertes Wasser, 1/2 Päckchen (etwa 3 g) Agar-Agar-Pulver*
Das Zinnkraut mit kochendem Wasser übergießen und ziehen lassen (etwa 10 Minuten). Filtern, dann das Agar-Agar-Pulver zugeben. Alles nochmals erhitzen und dann abfüllen. Etwa 10 Minuten vor dem Duschen auf den Körper, besonders auf die Problemzonen, auftragen. Nach dem Einwirken lauwarm abduschen.

Efeuöl
*1 Handvoll frische Efeublätter,
200 ml Weizenkeimöl, 2 Tropfen
ätherisches Rosmarinöl*
Die Efeublätter in einem Schraubdeckelglas mit dem Öl übergießen und etwa 2 Wochen verschlossen an einem warmen Platz stehenlassen. Abfiltern und mit dem Rosmarinöl versetzen. Mit kreisenden Bewegungen in die Problemzonen einmassieren.

Zur Pflege von Busen und Dekolleté:
Busenlotion mit Jojoba
*50 ml Weizenkeimöl, 20 ml Jojobaöl,
20 ml 70%iger Alkohol, 10 Tropfen
ätherisches Geraniumöl*
Alle Zutaten in einer Flasche kräftig schütteln. Dekolleté und Busen damit massieren.

Busenlotion mit Aloe vera

Saft von 1/2 Zitrone, 30 ml Avocado-oder Mandelöl, 10 ml Aloe-vera-Gel
Alle Zutaten in einer Flasche gut mischen. Vor Gebrauch jeweils kräftig schütteln. Busen und Dekolleté damit massieren.

Bäder

Bäder dienen nicht nur der Entspannung, sondern natürlich auch der Schönheit. Im alten Hausschatz aus Großmutters Zeiten haben wir die folgenden Rezepte gefunden:

• Gegen Hautunreinheiten hilft ein Weizenkleiebad: 1 Handvoll Weizenkleie in einem Leinenbeutel unter den Warmwasserhahn hängen. In diesem Wasser dann 15 Minuten baden – nicht abtrocknen!
• Zitronenbäder verhelfen zu zarter Haut: in Scheiben geschnittene Zitronen einige Stunden in einen Topf mit Wasser legen und dann ins Badewasser abseihen
• Essigbäder sind gut bei großporiger Haut: 1/2 Liter Essig auf ein Vollbad genügt

Milchbäder

Nicht nur Kleopatra badete in Milch – auch unseren Großmüttern war dieses probate Schönheitsmittel noch bekannt. Milchbäder machen die Haut zart und geschmeidig, glatt und schön; Hautreizungen klingen ab, Hautunreinheiten verheilen.

Buttermilch-Bad

2–3 l Buttermilch werden zunächst in die Wanne gegossen. Dann sollte man das Wasser mit steigender Temperatur laufen lassen. Die Buttermilch sollte nicht flockig werden. Nach dem Baden nicht duschen, sondern nur trockentupfen.

Für jeden Hauttyp:
Milch-Honig-Bad

1 Tasse Honig, 2 l Vollmilch
Den Honig zunächst in der warmen Milch auflösen und dann alles ins Badewasser geben.

Bei trockener und Mischhaut:
Mandelmilch-Bad

2 Eßlöffel sehr fein gemahlene Mandeln, 125 ml Vollmilch, 15 ml Mandelöl
Mandelmehl mit Milch und Öl vermischen und ins Badewasser geben.

Bei unreiner, leicht gereizter Haut:
Kleiebad

250 g Weizenkleie, 3 l Milch
Beide Zutaten zusammen aufkochen und dann die Flüssigkeit durch ein

Mulltuch ins Badewasser pressen. Etwa 20 Minuten baden.

Hefebad
80 g Bäckerhefe, 1/8 l Milch, 1 Teelöffel Zucker
Die Zutaten zum Gären bringen und dann ins Badewasser geben. Etwa 15 Minuten darin baden.

Molkebad
2–3 l Molke ins Badewasser gießen.

Kräuter- und Blütenbäder
Kräuter- und Blütenbäder sind ebenfalls schon seit alters bekannt und beliebt. Man gibt dem Badewasser dabei duftende und heilende Kräuter- und Blütenauszüge bei.

Kamillenbad
150 g getrocknete Kamillenblüten, 50 g getrocknete Lindenblüten, evtl. noch zusätzlich 50 g getrocknete Lavendelblüten
Die Blüten in ein Stoffsäckchen (Leinen oder Baumwolle) geben und dicht verschließen. Das Säckchen in die Badewanne legen, etwas heißes Wasser darüberlaufen und dann 15 Minuten ziehen lassen. Erst dann das restliche Badewasser einlaufen lassen

und kurz vor dem Bad das Säckchen gründlich ausdrücken.

Blütenbäder kann man mit folgenden Pflanzen machen (jeweils 150 bis 200 Gramm Kräuter oder Blüten):
- Heublumen
- Hopfen
- Lavendel
- Malve
- Melisse
- Pfefferminze
- Rose
- Rosmarin
- Salbei

- Noch intensiver wird das Kräuter- oder Blütenbad, wenn man zusätzlich noch ein paar Tropfen des entsprechenden ätherischen Öls in das Badewasser mischt
- Man kann auch zunächst einen starken Sud aus den Pflanzen machen und diesen dann zum Badewasser geben (20 Minuten köcheln lassen)
- Trockene Haut wird besonders zart, wenn man ins Kräuterbad etwas Honig gibt

Ringelblumen-Bad
50 g getrocknete Ringelblumen, 1/2 l Wasser, 3 Eßlöffel Honig
Die Blüten mit kochendem Wasser übergießen, 20 Minuten ziehen lassen. Filtern, den Sud mit dem Honig ver-

mischen und dann den Aufguß ins Badewasser geben.

Malven-Kleie-Bad

Je 1 Handvoll Malvenblüten und Weizenkleie (etwa 100 g)
Die Kräuter in ein Säckchen geben und für 1/4 Stunde ins heiße Badewasser hängen.

Badesalze

Badesalze haben unsere Großeltern ebenfalls selbst zubereitet. Das ist gar nicht schwer.

Lavendel-Badesalz

1 Handvoll getrocknete Lavendelblüten, 500 g Meersalz
Lavendelblüten und Salz in einem fest verschließbaren Gefäß gut mischen und 1 Woche stehenlassen. Dann in ein Säckchen füllen und für 1/4 Stunde ins Badewasser hängen. Diese Mischung reicht für 5 bis 6 Wannenbäder. Danach muß man sich gut abduschen.

Sonnenschutzmittel

Zwar wird das Thema Sonnenschutz bzw. Sonnenbrand auch in Kapitel vier behandelt. Wir möchten Ihnen aber trotzdem ein paar alte Hausmittel aus Großmutters Schatzkästlein präsentieren:

- Man viertelt 4 grüne Walnüsse, gibt sie zusammen mit 1/2 Liter Olivenöl in eine Glasflasche und läßt dies 2 bis 3 Wochen in der Sonne stehen. Dann erhält man ein Nußöl als Sonnenöl.
- Einen braunen Teint erhält man, wenn man sich täglich mit Karottensaft abreibt. Auf diese Weise kann man sich auch seine Urlaubsbräune erhalten.
- Frische Erdbeeren wirken bei Sonnenbrand beruhigend und kühlend: 2 bis 3 Erdbeeren mit einer Gabel zerdrücken, mit etwas Zitronensaft verrühren und auf dem Gesicht etwa 1/4 Stunde einwirken lassen.
- Buttermilch oder mit kühlem Kamillentee getränkte Wattebäusche lindern ebenfalls den Sonnenbrand. Man muß sie etwa 1/2 Stunde einwirken lassen.
- Ein Absud aus Quittenkernen (1 Eßlöffel Kerne auf 1 Glas Wasser, 1/4 Stunde kochen lassen!) lindert – als Kompresse aufgelegt – den Sonnenbrand.
- Eine Maske aus Papaya lindert von der Sonne gestreßte Haut: 1 Papaya zerdrücken, auf die Haut auftragen, 10 Minuten einwirken lassen. Lauwarm abwaschen.
- Eine kühlende Maske aus Buttermilch, Quark oder Joghurt über aufgetragenem Zitronensaft hilft ebenfalls.

Glänzendes Haar

Glänzendes Haar war der Stolz unserer Großmütter. Sie gingen ja nicht regelmäßig zum Friseur, sondern pflegten ihre Haarpracht selbst.
Von der österreichischen Kaiserin Elisabeth (»Sissi«) ist bekannt, daß sie um ihr prachtvolles Haar, das ihr angeblich bis zu den Fersen reichte, einen wahren Kult trieb. Zwar wurde es – wie in der damaligen Zeit üblich – nur alle drei Wochen gewaschen, dann aber mit immer neuen, kostbaren Essenzen. Doch auf ein altes Hausmittel schwor die Kaiserin von Österreich: Kognak und Ei als Mischung erzielten einen ganz besonderen Glanz.

Shampoos

Schon seit vielen Jahrhunderten werden pflanzliche Rohstoffe – wie Kamillenblüten, Birkenblätter, Henna oder Klettenwurzeln – zur Haarpflege eingesetzt. Auch unsere Großmütter kannten so manches Geheimrezept. Das Haarshampoo stellten zwar auch sie in den seltensten Fällen selbst her, sie kannten allerdings dieses Grundrezept:

Grundrezept
50 g feste Seife (Kernseife), 750 ml destilliertes Wasser (oder Kräutersud), 10 g Pottasche
Die Seife wird in dem siedenden Wasser (oder Kräutersud) gelöst. Dann kann man die Pottasche zugeben und alles etwa 1/2 Stunde im offenen Topf köcheln lassen. Wenn alles abgekühlt ist, ist das Shampoo gebrauchsfertig.

Kräutersud
Einen Kräutersud stellt man folgendermaßen her:
1 Handvoll Kräuter (Brennessel, Kamillenblüten, Lindenblüten, Ringelblume, Rosmarin oder Salbei) mit *750 ml Wasser* etwa 10 Minuten sieden, dann weitere 10 Minuten ziehen lassen und abseihen.
Man kann das Shampoo auch noch mit ein paar Tropfen ätherischem Öl der entsprechenden Pflanze aromatisieren. Pflegende Wirkung hat außerdem die Zugabe von 10 bis 15 ml Aloe-vera-Gel.

Bewährt hat es sich auch, bestimmte Pflanzen je nach Haarfarbe zu verwenden:
- Für blondes Haar: Kamillenblüten- oder Rhabarberwurzelauszug, Zitronensaft
- Für dunkles Haar: Rosmarin- oder Birkenblättertee, Obstessig
- Für graues Haar: Kornblumenblütentee, Obstessig

Schönes, gepflegtes Haar war schon immer ein anziehender Blickfang, den man auch in früheren Zeiten wirkungsvoll einsetzte. Aus Großmutters Hausschatz stammen daher auch die folgenden Haarwaschmittel:

Für schönen Glanz:
Zitrusshampoo
2 Eßlöffel Seifenkraut, 1/2 l Wasser, 2 Eßlöffel Zitronen- oder Orangensaft, 2 Eigelb, 2 Tropfen ätherisches Zitronen- oder Orangenöl
Das Seifenkraut mit dem Wasser aufkochen und die übrigen Zutaten unterschlagen. 10 Minuten ziehen lassen, dann abfüllen.

· ·

Bei trockenem Haar:
Eishampoo
2 Eigelb, 1 Eiweiß, 1 Teelöffel Honig, Saft von 1 Zitrone, 5–10 ml Pflanzenöl (z. B. Weizenkeimöl)
Alle Zutaten gut vermischen, Haar und Kopfhaut damit massieren und gründlich ausspülen.

· ·

Zur Kräftigung:
Hennashampoo
1 Ei, 1 Eßlöffel Rum, 125 ml destilliertes Wasser, 1 Eßlöffel neutrales (farbloses) Henna
Alle Zutaten gut vermischen. Das Haar damit einreiben und dann gut ausspülen.

· ·

Spülungen

Spülungen sollen das Haar von Kalkrückständen des Wassers befreien und nochmals – vor allem nach der Haarwäsche mit Seifenshampoos – pflegen.

Grundrezept
1 Eßlöffel getrocknete Kräuter oder Blüten, 100 ml Wasser, 60 ml Zitronensaft (oder Obstessig)
Die Kräuter oder Blüten mit dem kochenden Wasser übergießen, 10 Minuten ziehen lassen, abfiltern. Dann mit dem Obstessig bzw. Zitronensaft mischen. Nach der Haarwäsche gibt man diese Spülung ins Haar und wäscht sie nicht mehr aus.

· ·

Kräuterspülungen gibt es für alle Haartypen.

Für fettendes Haar:
Anti-Fett-Spülung
Je 1 Teelöffel Thymian, Zinnkraut, Salbei und Rosmarin

· ·

Für feines blondes Haar:
Kräftigungsspülung
Je 1 gehäufter Teelöffel Brennesselblätter und Rosmarin, 1 Teelöffel Kamillenblüten

· ·

Für alle Haartypen, belebend und kräftigend:
Birken-Lavendel-Essig
Je 1 Teelöffel getrocknete Birkenblätter und Lavendelblüten, 1 l Obstessig, einige Tropfen ätherisches Lavendelöl
Kräuter und Essig in eine Flasche füllen, verschließen und 1 Woche ziehen lassen. Dann abfiltern und das Lavendelöl zugeben. Bei jeder Anwendung mischt man 1 Teil dieser Spülung mit 2 Teilen Wasser und massiert damit Haar und Kopfhaut. Die Spülung wird nicht ausgewaschen.

Für glänzendes Haar:
Brennessel-Essig
1 Handvoll frische Brennesselblätter, 1/2 l Wasser, 1/4 l Obstessig
Die Brennesselblätter mit dem kochenden Wasser überbrühen, 3 Stunden zugedeckt ziehen lassen. Abseihen, dann den Sud mit dem Essig mischen und in eine Flasche füllen. Nach jeder Haarwäsche das Haar gründlich mit diesem Aufguß spülen, die Kopfhaut einige Minuten massieren. Die Spülung wird nicht ausgewaschen.

Für besseren Haarwuchs und glänzendes Haar:
Bierspülung
125 ml Bier
Die Hälfte dieser Biermenge nach dem Waschen im Haar verteilen, ein paar Minuten einwirken lassen. Dann das Haar nochmals waschen, das restliche Bier einmassieren und nicht mehr ausspülen.

Für weiches, seidiges Haar:
Milchspülung
125 ml Vollmilch
Die Milch mit einem Frottierwaschlappen ins Haar reiben und 1/4 Stunde einwirken lassen. Dann mit Wasser ausspülen.

Festiger

Nicht nur in unserer modernen Zeit benötigt man Haarfestiger. Man verteilt sie vor dem Einlegen oder Fönen im frottierten, aber noch feuchten Haar. Auch wenn unsere Großmütter ihr Haar noch nicht fönen konnten, kannten sie doch schon ein paar Hausmittel, um das Haar besser frisierbar zu machen und in Form zu halten.

Honigfestiger
1 Eßlöffel Honig, 250 ml destilliertes Wasser, 1 Teelöffel Obstessig
Der Honig wird im warmen Wasser aufgelöst, dann gibt man den Essig zu.

Sogar farblich tönende Haarfestiger kannte man früher schon.

- Für helles Haar nahm man statt des destillierten Wassers einen Kamillenblüten- oder Rhabarberwurzelauszug
- Für dunkles und rotes Haar löste man 1 Eßlöffel rot färbendes Henna im destillierten Wasser auf, ließ es etwa 10 Minuten köcheln (nicht kochen!) und gab danach den Honig zu

Färben und Tönen

Von alters her kannte man genügend Rezepte, um die Haarfarbe zu verändern. Mit ganz natürlichen Mitteln aus dem Pflanzenreich konnte man seine natürliche Haarfarbe intensivieren. Eines der ältesten Haarfärbemittel ist Henna: Es war schon im Altertum beliebt und wurde damals nicht nur fürs Haar verwendet, sondern auch für Fuß- und Fingernägel. Henna gibt dem Haar nicht nur Farbe, sondern auch Glanz. Und es kräftigt und pflegt das Haar.

Überliefert und bewährt ist folgendes Rezept:
- Das Haar nach der Wäsche gut ausspülen
- 1 Tasse Hennapulver mit 60 °C heißem Wasser oder Rotwein zu einem streichfähigen Brei verrühren

- Bei trockenem Haar kann man 1 Eßlöffel Olivenöl oder 1 Eigelb daruntermischen
- Diesen Brei einige Zeit ziehen lassen
- Mit einem flachen Pinsel auf das Haar auftragen. Zum Schutz vor der Farbe unbedingt Handschuhe tragen!
- In Wärme (Sonne, Plastik- oder Trockenhaube) einwirken lassen
- Je nach gewünschter Farbintensität 1/2 bis 3 Stunden einwirken lassen
- Gründlich ausspülen

Auch eine Reihe anderer Haarfärbemittel waren schon unseren Großmüttern bekannt.

Bei blondem Haar:
Tönen mit Rhabarberwurzel
- 1 Tasse Rhabarberwurzel (in der Kaffeemühle gemahlen oder fertig gekauft) wird mit heißem Wasser und etwas Zitronensaft zu einem streichfähigen Brei angerührt
- Bei trockenem Haar kann man ebenfalls Öl und/oder Eigelb zumischen.
- Mit dem Pinsel auftragen
- 10 Minuten ziehen lassen
- In Wärme einwirken lassen
- Dann 30 bis 60 Minuten einziehen lassen
- Gründlich ausspülen

Aufhellend wirkt eine Spülung aus dem Sud der Römischen Kamille (2 Handvoll Kamillenblüten auf 1 Liter Wasser).

Bei braunem Haar:

Tönen mit Walnußschalen

- Für eine Farbspülung rechnet man 1/2 Tasse pulverisierte Walnußschalen auf 1/2 Liter Wasser
- Für eine Färbung nimmt man die Menge von 1 bis 2 Tassen auf dieselbe Menge Wasser
- Mit 1 Eßlöffel Öl dann zu einem streichfähigen Brei verrühren
- Sonst genauso wie Henna anwenden
- Die Walnußschalenmischung je nach der gewünschten Farbintensität 20 bis 40 Minuten lang einwirken lassen
- Schwarzes Haar bekommt durch die Walnußschalen einen wärmeren Farbton
- Braunes Haar kann man auch durch eine Spülung mit Schwarzem Tee farblich auffrischen

Haarwässer

Haarwasser soll erfrischen und desinfizieren. Wenn man es einmassiert, wird die Kopfhaut besser durchblutet. Haarwässer verändern aber nichts an der Haarstruktur und regen auch kaum den Haarwuchs an.

- Haarwasser besteht meist aus geruchlosem Alkohol und Kräuterzusätzen
- Man kann Haarwässer aus Birkenblättern und -knospen, aus Brennesselblättern, Fenchelsamen, Kamillenblüten, Klettenwurzel, Lavendelblüten, Rosmarin, Thymian oder Zinnkraut herstellen
- Menthol erhöht die erfrischende Wirkung eines Haarwassers
- Haarwasser hat eine gute Haltbarkeit; man kann es auf Vorrat herstellen

Grundrezepte

Unsere Großmütter kannten diese beiden Grundrezepte:

- *200 ml 50%iger Alkohol, 20 ml Kräutertinktur, evtl. 1–2 Kristalle Menthol oder 2–3 Tropfen ätherisches Blütenöl*

Alle Zutaten durch Schütteln gut vermischen und dann abfüllen.

- *150 ml Kräutersud, 50 ml 70%iger Alkohol, evtl. 2–3 Tropfen ätherisches Blütenöl*

Alle Zutaten durch Schütteln gut vermischen und dann abfüllen.

Gegen Haarausfall, fettende Kopfhaut und Schuppen:

Hamamelis-Haarwasser

3 Tropfen ätherisches Melissenöl, 20 ml Birkenblättertinktur, 80 ml Hamameliswasser

Das Melissenöl wird in der Birkenblättertinktur aufgelöst. Dann fügt man das Hamameliswasser hinzu, mischt alles gut durch und füllt es in eine Flasche (am besten mit Spritzverschluß) ab. 2 Wochen lang wird dieses Haarwasser morgens und abends jeweils 5 Minuten in die Kopfhaut einmassiert.

Packungen und Kuren

Haarpackungen und Haarkuren sollen das Haar entscheidend verbessern: Sie bekämpfen spröde und gespaltene Haarspitzen, geben dem Haar mehr Glanz, machen es leichter frisierbar. Man wendet Haarkuren und -packungen zwischen der ersten und zweiten Haarwäsche an, massiert sie leicht ein und läßt sie dann unter einem warmen Tuch (oder unter der Sonne oder einer Trockenhaube) 1/4 bis 1 Stunde einwirken.

Aus dem Hausmittelschatz unserer Großmütter stammen die folgenden Rezepte:

Bei sprödem Haar:
Ölpackung
1–2 Eßlöffel Öl (Mandel-, Oliven-, Avocado-, Rizinus- oder Karotinöl)
Das erwärmte Öl wird im nassen Haar verteilt und sollte 1 Stunde einwirken. Danach muß man diese Ölpackung gut auswaschen.

Bei angegriffenem, glanzlosem Haar:
Öl-Zitronen-Kur
30 ml Olivenöl, 30 ml Zitronensaft
Das angewärmte Öl und der Zitronensaft werden vermischt und im nassen Haar verteilt. 1 Stunde einwirken lassen, dann gründlich auswaschen.

Bei dünnem, brüchigem Haar:
Ei-Bier-Packung
1 Ei, 30 ml Bier
Ei und Bier vermischen, im nassen Haar verteilen, mindestens 1/4 Stunde einwirken lassen. Danach gut auswaschen.

Bei stumpfem Haar:
Ei-Aloe-Kur
1 Eigelb, 1 Teelöffel Aloe-vera-Gel, 1 Glas Kornschnaps
Alle Zutaten vermischen, ins nasse Haar geben und 1/2 Stunde einwirken lassen. Gut auswaschen.

Bei trockenem, sprödem Haar:
Öl-Henna-Packung
1 Eßlöffel Avocadoöl (oder anderes Pflanzenöl), 1 Eßlöffel farbloses, neutrales Henna, evtl. 1 Eigelb
Alle Zutaten zu einem Brei verrühren und im nassen Haar (vor allem in den Spitzen) verteilen. Eine 1/2 bis 1 Stunde einwirken lassen, danach gründlich auswaschen.

Bei strohigem Haar:
Klettenwurzelkur
1 Eigelb, 1 Eßlöffel Klettenwurzelöl,
2 Eßlöffel Zitronensaft
Eigelb und Öl (tropfenweise zugeben!)
mischen. Dann – nachdem eine mayonnaiseähnliche Creme entstanden ist –
den Zitronensaft zugeben. Ins nasse
Haar, besonders in die Spitzen, einmassieren. 1/2 Stunde einwirken lassen. Gut auswaschen.

Für weiches, geschmeidiges Haar:
Glyzerin-Ei-Packung
1 Eßlöffel Glyzerin, 1 Eßlöffel Weizen-
keimöl, 2 Eßlöffel Vollmilch, 1 Eigelb,
2 Eßlöffel Zitronensaft, evtl. etwas
destilliertes Wasser
Alle Zutaten zusammenrühren, bei
Bedarf mit dem destillierten Wasser
verdünnen. 1 Stunde lang einwirken
lassen und dann gut auswaschen.

Bei strapaziertem Haar:
Kräuter-Öl-Packung
60 ml Olivenöl (oder ein anderes
Pflanzenöl), je 1 Teelöffel getrocknete
Kamillenblüten, Brennessel- und Bir-
kenblätter, 1 Eigelb, 1 Eßlöffel Honig,
1 Teelöffel Zitronensaft, 2–3 Tropfen
ätherisches Rosmarinöl
Das Olivenöl wird im Wasserbad erwärmt; dann gibt man die Kräuter zu
und läßt sie darin 1/2 Stunde ziehen.
Filtern und danach Eigelb, Honig und
Zitronensaft sowie das Rosmarinöl
zugeben, wenn das Olivenöl fast abgekühlt ist. Die Kräuter-Öl-Packung
wird dann im nassen Haar und auf der
Kopfhaut verteilt und soll 1 Stunde
einwirken. Danach muß sie gut ausgewaschen werden.

Glänzendes Haar – wir erwähnten es
schon – war der Stolz unserer Großmütter. Was Wunder, daß es im alten
Hausmittelschatz noch eine ganze
Menge Tips für die Haarpflege gibt:
- Beim Haarewaschen nie zu heißes
  Wasser verwenden. Es laugt das
  Haar aus.
- Zu kaltes Wasser ist ebenfalls schädlich: Es regt die Talgdrüsen noch
  mehr an – das Haar fettet schneller.
- Bürsten und Kämme sollte man
  waschen können. Beim Kauf darauf
  achten.
- Bei Haarausfall hilft Pferdemark:
  nach dem Waschen einmassieren
  und einige Stunden einwirken las-
  sen. Dann auswaschen.
- Auch Schwedenkräuter helfen gegen
  Haarausfall.
- Oder eine Einreibung des Haar-
  bodens mit Kochsalz – zweimal
  wöchentlich.
- Haare werden nicht so schnell grau,
  wenn man sie regelmäßig mit verdünntem Apfelessig einreibt.
- Gegen Kopfschuppen hat sich eine
  Waschung mit Lindenblütentee bestens bewährt.

Schöne Hände

Die Hände sind unsere wichtigsten »Werkzeuge«. Sie geben Auskunft über unser Alter. Und: Man kann sie nicht liften lassen. Deshalb sollte man seine Hände ganz besonders gut pflegen.

- Gerade weil man die Hände oft wäscht, sollte man eine besonders milde Seife benutzen.
- Das Eincremen nach dem Waschen nie vergessen.
- Einmal die Woche dürfen auch die Hände mit einer Spezialbehandlung verwöhnt werden: zunächst mit einem Peeling, dann mit einer Handmaske.
- Das Peeling kann man als Enzympackung (gibt es zu kaufen) machen. Das Pulver anrühren und den Brei auf die Hände auftragen.
- Auch eine Packung aus warmem Kartoffelbrei erfüllt diesen Zweck.
- Oder ein Brei aus 2 Eßlöffeln Weizenkleie, vermischt mit 5 bis 8 Eßlöffeln Buttermilch.
- Dazu zieht man Baumwollhandschuhe an, die man mit einer Mischung aus Weizenkeimöl, Maiskeimöl und Avocadoöl getränkt hat.
- 20 Minuten einwirken lassen.

Aus Großmutters Hausschatz stammen folgende Pflegetips:
- Gegen spröde Hände hilft ein lauwarmes Olivenölbad einmal wöchentlich.

- Auch warme Milchbäder (zwei- bis dreimal in der Woche) lassen Rötungen auf den Händen verschwinden.
- Melkfett ist gegen rauhe Hände ein bewährtes Mittel.
- Oder ein Bad in Haferflocken, die man mit kochendem Wasser übergießt.
- Hände, die vom Kartoffelschälen schmutzig geworden sind, reinigt man durch Abreiben mit saurem Obst, mit Essig oder Zitronensaft.
- Nikotinflecken an den Händen verschwinden, wenn man etwas Puderzucker mit Zitronensaft durchfeuchtet und die Hände mit dieser Mischung abreibt.
- Bevor man Zwiebeln, Rotkohl oder ähnliches schneidet, sollte man die Hände mit Olivenöl einreiben. Dann nehmen sie den Geruch nicht an.
- Gegen Zwiebel- oder Fischgeruch an den Händen hilft auch eine Abreibung mit feuchtem Salz.
- Gegen Handschweiß sind Waschungen mit Kampferspiritus geeignet.
- Einige Körnchen Alaun, in lauwarmem Wasser aufgelöst, helfen ebenfalls gegen Schweißhände.
- Gepflegte Hände erhält man, wenn man sie abends mit Glyzerin einreibt und über Nacht Waschlederhandschuhe anzieht.
- Rote Hände werden rosig, wenn man sie oft mit dem Brei mehliger Kartoffeln einreibt.

Gepflegte Fingernägel

Feste Fingernägel gehören zu einer gepflegten Hand. Genauso sollte man darauf achten, daß die Haut um die Nägel fein und zart bleibt, ohne Risse, Schwielen und eingerissene Nagelhaut. Es gibt viele alte Hausmittel dafür:

- Bei spröden, brüchigen Fingernägeln sollte man die Hände in mit Mandelkleie versetztem Wasser baden. Die Hände dann abtrocknen und mit lanolinhaltiger Handcreme eincremen.
- Eichenrindentee, in dem man die Fingernägel badet, hilft gegen brüchige Nägel.
- Rissige Nagelhaut verschwindet, wenn man die Fingerspitzen 10 Minuten lang in warmem Mandel- oder Olivenöl badet. Danach das Öl einmassieren.
- Brüchige Fingernägel werden wieder fest, wenn man sie mehrmals mit einer aufgeschnittenen Zwiebel einreibt.
- Beim Zurückschieben der Nagelhaut nur einen Holzstab verwenden.

- Die Nagelhaut niemals schneiden!
- Stark verschmutzte Fingernägel reinigt man in warmem Wasser, dem man etwas Haarshampoo oder Wollwaschmittel zugesetzt hat.

Handcreme

Natürlich kann man sich auch eine Handcreme selbst herstellen.

Handcreme aus Ringelblumen

1 Handvoll getrocknete Ringelblumenblüten, 100 ml Olivenöl, 20 g Bienenwachs, evtl. 3–4 Tropfen ätherisches Melissenöl

Die Blüten etwa 20 Minuten im Olivenöl kochen lassen, dann herausfiltern. Bienenwachs zum Öl geben, unter vorsichtigem Erwärmen schmelzen. Vom Herd nehmen und kaltrühren, dabei eventuell das ätherische Öl zugeben. Abfüllen. Handcreme aus Ringelblumen hält sich kühl gelagert etwa 1/2 Jahr.

Glänzende Augen

Die Augen sind der »Spiegel der Seele«, und deshalb sollten sie immer strahlend sein. In den Überlieferungen unserer Großmütter finden sich viele Gedanken über die Augen – und dazu folgende Ratschläge:

- Strahlende Augen bekommt man, wenn man einen Gazebeutel (heute geht auch ein Teebeutel) mit gekochter Kamille – nicht zu heiß – für 10 Minuten auf die geschlossenen Augen legt.

- Wäscht man die Augen mit Schwarzem Tee, werden sie glänzend.
- Lange Wimpern erhält man, wenn man sie jeden Abend mit Rizinusöl bestreicht.
- Kompressen aus lauwarmer Milch sorgen für schöne, wache Augen. 10 Minuten auflegen, dann mit Wasser abspülen.
- Bei überanstrengten Augen helfen Kompressen mit Borwasser.
- Gegen unschöne Tränensäcke hilft eine Mischung aus Eischnee mit etwas Kaffeesatz. Auftragen, einwirken lassen und mit lauwarmem Wasser abwaschen.
- Ringe unter den Augen lindert man mit jeweils 1 Scheibe Salatgurke, die man auf die Augen legt.
- Kornblumenwasser (1 Handvoll Kornblumenblüten auf 1/2 Liter kochendes Wasser, 10 Minuten ziehen lassen, filtern) pflegt die Augen ebenfalls.

Antifalten-Augen-Gel

Selbst herstellen kann man ein Antifalten-Augen-Gel:
1 Teelöffel getrockneter Fenchel, Efeublätter, Kornblumenblüten, 100 ml destilliertes Wasser, 30 ml Rosenwasser, 3 g Agar-Agar-Pulver
Die Pflanzenteile mit dem kochenden Wasser übergießen, 2 Stunden ziehen lassen und dann filtern. Das Rosenwasser erwärmen und das Agar-Agar-Pulver darin erhitzen. Mit dem Aufguß verrühren, abfüllen und kaltstellen.

Weiche Lippen und schöne Zähne

Auf Lippen und Zähne schaut man im Gesicht besonders. Sie drücken Jugendfrische und Energie aus. Ein strahlendes Lächeln wirkt noch mehr auf das Gegenüber, wenn die Zähne gepflegt und strahlendweiß sind.

So sind die letzten Schönheitsrezepte in diesem Buch diesem Thema gewidmet:
- Aufgesprungene Lippen bestreicht man mit Sahne oder ungesalzener Butter.
- Gegen rissige, rauhe Lippen ist Kakaobutter ein bewährtes Mittel.
- Spröde Lippen bestreicht man täglich – am besten abends – mit Honig.
- Schöne rote Lippen bekommt man, wenn man sie öfter mit einer Zahnbürste und Salz massiert. Auf jeden Fall sollte man sie aber nachher eincremen.
- Schöne Zähne bekommt man durch Zähneputzen mit warmem Salbeitee. Er festigt auch das Zahnfleisch.

- Blendend weiß werden die Zähne, wenn man sie gelegentlich mit Kochsalz putzt.
- Auch Erdbeeren verhelfen zu strahlendweißen Zähnen: 1 Erdbeere zerdrücken, auf die Zahnbürste streichen und die Zähne damit putzen.
- Alte Hausmittel sind außerdem das Putzen mit Zitronensaft, Backpulver oder Soda.

Frischer Atem

Gegen Mundgeruch ist so manches Kraut gewachsen. Großmutter kannte die folgenden Tricks:
- Stark abgekochtes Zinnkraut nahm man als Mundspülung gegen übelriechenden Atem
- Oder man aß 1 Apfel vor dem Schlafengehen
- Sogar gegen Knoblauchgeruch sollte das Kauen von Aniskörnern helfen
- Auch das Kauen von frischer Petersilie half gegen Mundgeruch

Mundwässer

Mundwässer, die zu frischem Atem verhelfen, kann man aus Kräutern und Heilpflanzen leicht selbst herstellen. Die folgenden Mischungen lindern auch Entzündungen:

Quitten-Mundwasser
2 Eßlöffel Quittensamen, 1,1 l kochendes Wasser, 1 Eßlöffel Sherry
Den Quittensamen mit dem Wasser 10 Minuten köcheln lassen. Vom Herd nehmen, erkalten lassen, dann den Sherry zufügen. In ein Glas füllen.

Rosmarin-Minze-Mundwasser
2 Teelöffel Rosmarin, 2 Teelöffel Minze, 570 ml kochendes Wasser, 1 Teelöffel Myrrhetinktur
Die Kräuter mit kochendem Wasser übergießen, 10 Minuten ziehen lassen. Abseihen und nach dem Erkalten die Myrrhetinktur zugeben. In ein Glas füllen, vor Gebrauch gut schütteln.

Kornblumen-Mundwasser
1 Handvoll Kornblumenblüten, 1 Teelöffel Myrrhetinktur, 1,7 l kochendes Wasser
Die Blüten in einer Pfanne mit kochendem Wasser übergießen, zudecken und 2 Stunden ziehen lassen. Nach dem Erkalten filtern, die Myrrhetinktur zugeben und dann in ein Glas umfüllen.

Hamamelis-Mundwasser
15 Eßlöffel Wasser, 3 Eßlöffel Hamameliswasser
Die Zutaten mischen und dann in eine Flasche abfüllen.

Über die Autorin

Franziska von Au war Ressortleiterin und Textchefin bei mehreren Familien- und Frauenzeitschriften. Heute lebt sie als freie Autorin und Literaturagentin in der Nähe von München

Bezugsquellenverzeichnis

Die Heilmittel und Kräuter, die in den Rezepten enthalten sind, kann man in allen größeren Apotheken erwerben. Dort kann man sich auch die angegebenen Mischungen zubereiten lassen.

Bildnachweis

Umschlagbild: Richard Beer, München (Einklinker)
Alle Illustrationen aus dem Innenteil stammen aus dem Archiv der Bayerischen Staatsbibliothek, München

Impressum

© 1996 Südwest Verlag GmbH & Co. KG, München
Alle Rechte vorbehalten. Nachdruck – auch auszugsweise – nur mit Genehmigung des Verlages.

Redaktion: Werner Lord
Redaktionsleitung: Josef K. Pöllath
Umschlag: Heinz Kraxenberger, München
Produktion: Manfred Metzger
Grafisches Konzept: Till Eiden
Layout · DTP/Satz: Dirk Risch
Druck und Bindung: Westermann Druck Zwickau GmbH, Zwickau
Printed in Germany

Gedruckt auf chlor- und säurearmem Papier
ISBN 3-517-01906-2

Hinweis

Das vorliegende Buch ist sorgfältig erarbeitet worden. Dennoch erfolgen alle Angaben ohne Gewähr.
Weder Autor noch Verlag können für eventuelle Nachteile oder Schäden, die aus den im Buch gemachten praktischen Hinweisen resultieren, eine Haftung übernehmen.

Register

Heilpflanzen

W

Y

Z

Beschwerden

A

B

D

E

F

Anwendungen